U0029822

大腦營養學全書

減輕發炎、平衡荷爾蒙、優化腸腦連結的抗老化聖經

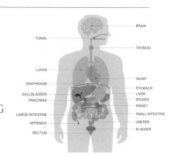

NUTRITION FOR YOUR BRAIN

AN ANTI-AGING BIBLE OF ALLEVIATING INFLAMMATION, BALANCING HORMONE, AND OPTIMIZING GUT-BRAIN AXIS

本書從實證角度建立「大腦營養學」的知識架構，
告訴你如何經由大腦症狀的系統性分析、功能醫學檢測的應用，
巧妙運用營養醫學策略，讓疾病遠離自己！

遠離失眠、焦慮、憂鬱、分心、健忘等大腦症狀的居家必備寶典！

從生活方式、飲食、營養、藥草、正念、心理諮詢、運動各方面，
徹底解決腸道共生菌失調、免疫系統過度發炎、荷爾蒙失調、
飲食營養失衡、肝臟解毒異常等病症。

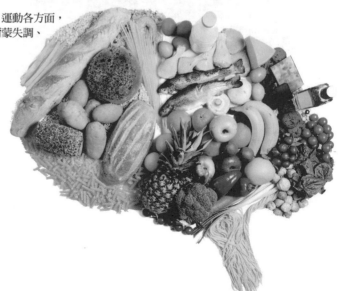

營養醫學專家/臺大主治醫師 張立人 ——著

CONTENTS

推薦序一　養生必先養心，從大腦保養起／吳明賢　　　　009

推薦序二　成為健康的守門人／李明濱　　　　011

推薦序三　關乎全身健康的「葵花寶典」／陳俊旭　　　　012

推薦序四　豐富多元的營養學專書／曾漢棋　　　　014

推薦序五　善用整合醫學保健大腦／蘇冠賓　　　　015

自　　序　大腦的預防醫學革命　　　　017

大腦症狀問卷　　　　019

第 **1** 部

認識大腦與症狀

第 1 章　發現大腦的結構與症狀　　　　024

腦神經細胞與膠細胞・不同類型的膠細胞・
關於大腦神經遞質・大腦各分區的功能・自律神經系統的奧妙・
大腦的病理表現：以憂鬱症為例・大腦的治療困境

第 2 章　大腦症狀的最新治療趨勢　　　　041

以功能醫學解析大腦症狀・整合醫學給大腦的禮物・
結合傳統與現代醫學

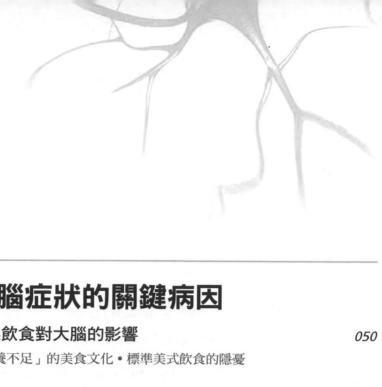

第 **2** 部

大腦症狀的關鍵病因

第 3 章　錯誤飲食對大腦的影響　　　　　　　　　　*050*

「營養不足」的美食文化 • 標準美式飲食的隱憂

第 4 章　營養失衡對大腦的影響　　　　　　　　　　*060*

表觀遺傳學／基因營養學的發展 • 脂肪酸的重要性 •
胺基酸的重要性 • 維生素B群的重要性 • 維生素D的重要性 •
維生素C的重要性 • 維生素E的重要性 • 維生素A的重要性 •
礦物質的重要性

第 5 章　荷爾蒙失調造成的影響　　　　　　　　　　*082*

腎上腺荷爾蒙的重要性 • 甲狀腺素的重要性 •
性荷爾蒙的重要性 • 胰島素的重要性

第 6 章　過度發炎造成的影響　　　　　　　　　　　*103*

大腦發炎的神經免疫學 • 憂鬱症是發炎疾病 •
日常生活中的發炎 • 環境／食物過敏原與大腦症狀的關係 •
食物敏感原、麩質敏感與大腦症狀的關係 •
發炎與躁鬱症、老年憂鬱症的關係 • 發炎與創傷後壓力症的關係 •
發炎與思覺失調症的關係 • 發炎與阿茲海默症的關係 •
發炎與注意力不足／過動症的關係 •
發炎與強迫症、抽搐症、妥瑞氏症的關係 •
發炎與自閉症的關係 • 發炎與大腦老化的關係

CONTENTS

第 7 章　腸胃功能與腸道共生菌失調造成的影響　　126

充足胃酸的重要性・良好腸胃功能的重要性・
腸道通透性異常與大腦症狀・關鍵的腸道共生菌・
腸胃和大腦間的關聯・腸內菌失調與大腦症狀的關聯・
重新思考「共生菌─腸─腦連結」

第 8 章　毒物累積與解毒異常造成的影響　　142

認識環境醫學／職業醫學・肝臟解毒的基本機轉・
肝臟解毒異常的原因・外來毒物的影響和危害・
持久性有機污染物的危害・毒性重金屬的影響和危害・
毒物世界的自保之道

第 9 章　能量代謝與氧化壓力異常造成的影響　　161

粒線體的重要性・粒線體的能量製造・
自由基與氧化壓力的關聯・抗氧化系統的作用・
粒線體功能失調的原因・氧化壓力與憂鬱症的關聯・
氧化壓力與焦慮症的關聯・氧化壓力與神經發展疾病的關聯・
氧化壓力與思覺失調症的關聯・氧化壓力與神經退化疾病的關聯

第10章　心理壓力與睡眠障礙造成的影響　　175

心理壓力的來源・自律神經失調與大腦症狀的關聯・
充足睡眠的重要性・自律神經失調與失眠的關聯・
褪黑激素不足與失眠的關聯・3C產品使用與失眠的關聯・
睡眠呼吸中止症與失眠的關聯

第3部

改善大腦症狀的飲食策略
與營養補充

第11章　改善大腦症狀的飲食療法　　　　　　　　　　　　*192*

地中海飲食的效用．得舒飲食的效用．心智飲食的效用．
低升糖指數／升糖負擔飲食的效用．低敏飲食的效用．
無麩質飲食的效用．蔬食主義的效用．
熱量限制飲食的效用．正念飲食的效用

第12章　魚油對大腦的效用　　　　　　　　　　　　　　　*223*

魚油和魚肝油大不同．改善憂鬱的成效．
增加抗壓力並降低心理創傷．改善睡眠．
提升學習能力．改善注意力不足／過動．
減少暴力與偏差行為．預防思覺失調．
預防認知退化

第13章　益生菌對大腦的效用　　　　　　　　　　　　　　*236*

改善憂鬱．減少負向思考．
穩定情緒並改善睡眠．預防神經發展疾病

第14章　各種維生素對大腦的效用　　　　　　　　　　　　*244*

維生素B群的重要性．維生素D的重要性．維生素C的重要性．
維生素E的重要性．維生素A的重要性

CONTENTS

第15章　礦物質、植化素、胺基酸及其他營養素　　256
　　　　對大腦的效用
　　　礦物質的重要性 • 植化素的重要性 •
　　　胺基酸與其他營養素的重要性

第4部

改善大腦症狀的自然療法

第16章　改善大腦症狀最常見的藥草　　274
　　　咖啡的效用與影響 • 綠茶的效用與影響 •
　　　可可／黑巧克力的效用與影響 • 洋甘菊茶的效用與影響 •
　　　聖約翰草的效用與影響 • 銀杏的效用與影響 •
　　　石杉鹼甲的效用與影響 • 薰衣草的效用與影響 •
　　　藏紅花的效用與影響 • 南非醉茄的效用與影響 •
　　　秘魯瑪卡的效用與影響 • 六味／八味地黃丸的效用與影響 •
　　　溫經湯的效用與影響

第17章　改善大腦症狀的正念療法　　288
　　　紓解壓力 • 正念療法與一般放鬆技巧的差異 •
　　　改善自律神經失調 • 降低壓力荷爾蒙分泌 • 啟動抗發炎機轉 •
　　　提升端粒酶活性 • 改善失眠 • 改善憂鬱症 • 改善創傷後壓力症 •
　　　改善成癮症 • 改善疼痛 • 改善生理疾病

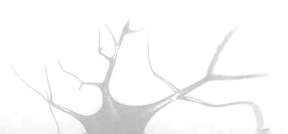

第 5 部

臨床案例解析

第18章　張醫師的放鬆診療室　　　　　　　　　　　　　　302
從功能醫學檢測問題・放鬆的營養處方・
整合各醫學專科的重要性・放鬆的美容醫學處方

第19章　張醫師的好眠診療室　　　　　　　　　　　　　　315
從功能醫學檢測問題・好眠的營養處方・
失眠者的不良睡眠習慣・好眠的認知行為處方

第20章　張醫師的快樂診療室　　　　　　　　　　　　　　329
從功能醫學檢測問題・快樂的營養處方・
當大腦吃得像衣索比亞難民・快樂的多元療癒處方

第21章　張醫師的聰明診療室　　　　　　　　　　　　　　345
從功能醫學檢測問題・聰明的營養處方・
改善衝動、過動、分心並開發大腦・聰明的親子教養處方

第22章　張醫師的抗老診療室　　　　　　　　　　　　　　356
從功能醫學檢測問題・抗老的營養處方・
預防大腦退化的關鍵・抗老的自然養生處方

附　錄　一　營養素的食物來源　　　　　　　　　　　　　376
附　錄　二　日常食物熱量表　　　　　　　　　　　　　　382

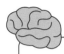推薦序一

養生必先養心，從大腦保養起

網路上流傳一段有關「養生」的言論，相當具有啟發性：「養生就像二十元的停車費，再便宜都覺得貴！突然有一張罰單貼在玻璃上，要你交九百元違規停車罰款時，恨得牙癢癢，早知就給二十元停車費。當身體出現疾病，讓你交二十萬、三十萬、五十萬時，你才發現，平時養生好便宜。故養生不是改變你的生活，而是防止你美好的生活被改變。」所以為了維持我們目前美好的生活，平時身體給我們的訊息，務必要接聽，並且要適時做出回應及調整。而所謂的上醫醫未病，也是從養生，預防勝於治療來著眼！

市面上琳瑯滿目有關如何保健、養生的書籍不少，但是有關大腦問題及保健的專書並不常見。本書從功能醫學的角度，分析大腦出現問題產生症狀的七大關鍵病因為飲食營養失衡、荷爾蒙失調、免疫系統過度發炎、腸道與共生菌失衡、毒物累積與肝臟解毒異常、粒線體能量代謝異常和解壓不足。

作者是受過嚴謹西醫訓練的專業人員，但是他對傳統醫學也融會貫通，故能見樹也見林，提出「個人化」的解決之道。而且引經據典，言之有物。尤其是引用最新的研究資料，有專章介紹腸道功能、腸道共生菌與大腦的關係，這與目前腸道菌的研究，認為大腦─腸道軸線（Brain-Gut-Axis)中，腸道共生菌的平衡與否，在一些神經性疾病，如巴金森症、自閉症等扮演主要角色，不謀而合。古人所謂的養生必先養心，其中的心即是大腦，我們神經中樞的發號施令者，只要好好保養，即能身心都健康。

過去的醫療訓練著重在治療而輕視預防，而且健康保險制度似乎也鼓

勵多治療！不僅我們的健保制度只支付治療費用，西方的醫療制度亦然！除了造成醫療費用節節高漲之外，對一些非傳染性疾病的慢性病（non-communicable disease），如糖尿病、心血管疾病、癌症及本書的大腦及神經退化疾病，也是束手無策。因此是該從全人整合醫學及預防角度重新出發及審視的時候，醫療人員對於飲食、營養、運動、生活方式的治療策略不能再視而不見；而民眾對於自己的身體健康也不能置之度外，必須了解「今天不養生，明天就要養醫生」，可不是一句玩笑話。寧可把食物當藥物吃，也不要把藥物當食物吃，充實自己的保健保識，自己的身體自己救，才是根本的解決之道。

臺大醫學院醫學系主任／臺大醫院胃腸肝膽科主任

吳明賢

推薦序二

成為健康的守門人

我致力於心身醫學四十年，從生物—心理—社會的多層次病因分析，改善病人身心症狀。

張立人醫師2017年出版大作《大腦營養學全書》，是大眾的營養學手冊，更是一本心身醫學科普書籍，融會基礎醫學、臨床醫學、營養醫學等學門的最新進展，包括 ω-3 不飽和脂肪酸在大腦健康的應用、憂鬱症是一種發炎疾病、「腸道共生菌—腸—腦連結」(Microbiota-gut-brain axis) 的優化、實證的飲食與營養策略等，更將「預防醫學」的關鍵元素融入心身醫學中，拓廣了心身醫學的視野。

字裡行間，讀者可以感受到張醫師對於患者深刻的同理心，體現全人醫療的精神。再者，他秉持開放的科學態度，打破既有知識的框架，成功整合醫學各專科知識，發揮了專業創新精神。

此外，他從安全的實證醫學角度，推廣飲食、營養、正念、運動、心理治療等輔助療法，提升醫療照護品質，讓民眾隨時能在生活中應用，預防大腦症狀的發生。

我相信民眾讀了這本書，能夠大幅增長健康知能，進而幫助自己與親友，成為最好的「健康守門人」！

臺大醫學院精神科教授

李明濱

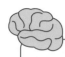

推薦序三

關乎全身健康的「葵花寶典」

這是一本很重要的書，書名看起來好像只談大腦，但其實談的是全身的健康。一方面大腦是全身的總指揮，二方面，全身的各大系統彼此之間的關係非常密切。

本書作者張立人醫師和我都畢業於台大，而且還先後在同一社團擔任幹部。我發現當年參加台大傳統醫學研究社的醫學院學生都很有熱忱，內心都有一股理想，很想在西醫之外擴大視野，探索更多解決病痛的方法。

三十年後，印證了這個觀察是正確的，很多社友在行醫的路途上，有進一步的發展，例如我到美國攻讀正統自然醫學，而作者則是鑽研功能性醫學和營養醫學，造福國人。

本書作者花了很大的心血，整合了豐富的實證資料，鉅細彌遺，相當難得！這本書堪稱是華人社會中，功能性醫學和預防醫學領域的「葵花寶典」，值得所有醫護營養人員，人手一本，隨時翻閱參考，保證可以大幅提昇功力。

本書一開始就開門見山，告訴讀者「食物無時不刻在控制基因的表現」，這是一個極為關鍵的嶄新觀念。一般人只知道吃錯了會生病，但卻不了解，食物和營養素在分子層面，竟隨時在開啟或關閉人類基因，操控全身的健康與疾病。

人類基因才二點一萬個，比植物還少，但人體的腸益菌共有一百萬個基因，這告訴我們什麼？答案是人類「依附」細菌而活。此書不但詳述此「外共生」，還提到人類和粒線體的「內共生」（註：腸道空間屬於體外，粒線體在體內）。每一個章節都很棒，但第七章剖析大腦與腸道的關係，實

在精彩，詳細解釋了：腸內菌叢和大腦、自律神經、消化、免疫、皮膚等等各大系統之間，竟有如此密切的關聯！

每個醫學院學生都念過胚胎學，但絕大多數醫師可能看了此書之後，才會承認腸道和大腦之間的超緊密連結，因為除了腸內菌「掌控」人體各大系統之外，在胚胎發育時，大腦和腸道神經（腸腦）竟都源自同一構造，而且長大之後，兩者還保有一條高速秘密通道：迷走神經。

我在美國行醫初期，就發現憂鬱症的病人服用營養品效果不彰，因為吸收很差，想要抗憂鬱，必須先改善腸胃功能，例如補充腸益菌、胃酸、針灸等等。也就是說，先喚醒腸胃，才有機會改善大腦功能。

營養師所學的「營養學」和醫師所學「營養醫學」不同，前者探討的是維持生命的基本營養，但後者則是藉由特殊營養以治療疾病。對於營養師而言，本書屬於進階課程，而對於臨床醫師而言，本書則可大幅輔助臨床療效，有時甚至可謂最有效的治療工具。因為，人類生病，通常並非缺乏藥物，而是缺乏營養所致。

從營養的角度，真的可以解決很多問題。例如，大腦可說是由脂肪構成，而神經傳導物質源自食物中的蛋白質。所以，在近年一股低脂低蛋白的風潮下，我從《吃錯了，當然會生病》一書開始疾呼脂肪和蛋白質的重要，在此書中看到了呼應。

此外，維生素、礦物質、各類營養素的任務，在此書中也有說明。大家真的不要小看營養，例如，台灣人98%有維生素 D 不足的問題（小於30ng/ml），而美國自然醫學醫師認為，維生素 D 最好要大於70ng/ml，身心才能保持在最佳狀態。所以，光是從這個角度，就可一窺慢性病氾濫的根源，那就是「營養不足」。

欣見此書問世，希望可以喚起臨床醫者的良知，並重視「營養醫學」對身心健康的潛在貢獻，善加運用，那才是全民之福。

台灣全民健康促進協會理事長／美國自然醫學博士
陳俊旭

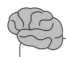 推薦序四

豐富多元的營養學專書

國內營養學之書籍很多，但是專門介紹與大腦有關之營養學著作卻很少見。張立人醫師是本學會優秀醫師，從大腦觀點提出抗老化及預防疾病之具體做法。

《黃帝內經》內有一段：「上醫醫未病，中醫醫欲病，下醫醫已病」，很可惜傳統醫學不論是西醫或者中醫都把焦點放在治療疾病，在預防醫學領域很少著墨。中華民國美容醫學醫學會本著「有健康的身體，才會有年輕美麗的外表」之理念，從1994年起就開始推動抗老化醫學，希望藉著預防醫學的方法，使人們達到健康年輕美麗。

張醫師在本書中介紹許多歐美最新的研究成果，包括營養及飲食療法、荷爾蒙、免疫系統、腸道菌種及自律神經在預防醫學及促進健康方面之角色，書中引用了很多實證醫學之研究報告，使本書內容之可信度媲美教科書。

本書內容豐富，諸如喝咖啡可以預防憂鬱症及失智症，綠茶可以預防大腦認知功能退化，黑巧克力可以穩定情緒及抗憂鬱等，都是一些我們在日常生活中很實用的知識，此外，書中還用很長篇幅介紹目前歐美流行的正念療法。

相信國內外民眾都能從張醫師這本大作中，獲得很多寶貴知識，本人有幸能先一睹本書，並樂為之序。

中華民國美容醫學醫學會理事長
曾漢棋

推薦序五

善用整合醫學保健大腦

正統醫學首重實證，而實證醫學又以「隨機分配且有控制組」的臨床試驗最為可信。在臨床治療中，大型藥廠投入大量研發經費，收集豐富的臨床藥物試驗資料；加上政府對藥物上市的規範最嚴謹，所以藥物治療自然就成為台灣醫療體系上最主要的選擇，甚至於複雜病因的慢性身心疾病，也幾乎全然忽略了其他重要的輔助療法。然而，愈來愈多的研究證實，過度強調單一療法，而忽略全人觀點的整合治療，已經使現代醫學漸漸失去醫學進步所帶來的助益。

　　身為第一線照顧病患的精神科醫師，很多病人問我，「除了吃藥，還有沒有其他輔助方法可以改善病情？」事實上，根據世界衛生組織的健康調查報告，「精神疾病、心血管疾病、和代謝疾病」是造成人類嚴重失能最主要的原因，而頭號危險因子就是「營養失調」。近十幾年來，我們在台中的「身心介面研究室」致力於相關研究，已成為國際間n-3脂肪酸（俗稱深海魚油）做為抗鬱療法的知名團隊，隨著該領域迅速成長，我們也和國際傑出學者在2012成立「國際營養精神研究學會」，並在2016年成立了「台灣營養精神醫學研究學會（Taiwanese Society for Nutritional Psychiatry Research，TSNPR）」，結合一群跨越「營養學、神經科學、精神醫學、基礎研究、及臨床醫學」等不同領域的專家，致力於推廣轉譯醫學的創新研究，並期望找尋具前瞻性且有效的整合性治療方式，以期提升台灣精神治療的品質。

　　然而，整合醫療及營養科學的重要性雖延伸出廣大的「商機」，卻也導致不肖人士以不當手段來謀利。其中，為害最大的莫過於蓄意利用病患

和家屬的無助、無望和無知，惡意抹黑正統醫學的「反醫」人士，他們為了販售沒有科學驗證過的產品，不惜用虛幻的希望去迷惑無助的病患和家屬，造成民眾「拒醫、懼醫和仇醫」的情緒，直接對病患和家屬造成巨大傷害。這類的不實促銷常見於兩種模式：（一）強調個別案例或動物實驗結果以模糊化臨床實驗證據之不足；（二）請來醫師或專家來現身說法，利用「移花接木」來「斷章取義」，或隱瞞促銷產品對代言人有利的「利益衝突」。

　　接觸最正確、客觀的資訊，才是善用整合療法的最好策略。因此，在閱讀完張立人醫師的大作《大腦營養學全書》中有關「大腦症狀的最新治療趨勢」（第2章）、「魚油對大腦的效用」（第12章）、「改善大腦症狀的正念療法」（第17章）之後，我發現這是台灣現在最需要的參考資料。

　　以我個人臨床經驗為例，雖然有許多病患從整合醫學的新療法中獲得極大的幫助，卻也有病患和家屬因為不實廣告的過度渲染而付出極大的代價，因此，我希望透過張醫師這本《大腦營養學全書》，能讓更多的專業人士及社會大眾，可以具備正確的態度和觀念，以受益於醫學上的新知和科學的發展。

台灣營養精神醫學研究學會理事長／
台中中國醫藥大學教授
蘇冠賓

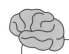

大腦的預防醫學革命

這本書是大腦的「預防醫學」專書，針對常見的大腦與相關症狀，提供關於生活方式、飲食、營養、藥草、正念、心理諮詢、運動等的自然處方，預防大腦疾病發生。

會生病，絕對有身體的邏輯。

本書透過大腦症狀的系統性分析、功能醫學檢測的應用、營養醫學策略，來預防疾病，讓你不再怨天尤人：「我明明吃清淡、有運動、沒壓力，怎麼可能得到這種病?!」

本書雖以自然處方為核心，並未反對藥物療法。我身為訓練完整的全科醫師，以風靡歐美的「整合醫學」為治療哲學，在不同的階段，為不同的人使用不同的治療策略：

- 健康：都沒有任何生理、心理症狀的時候，每天運用自然處方「抗老化」（Anti-aging）。世界衛生組織認為只有5%的人處於健康狀態。
- 亞健康：出現生理或心理症狀、但尚未達到疾病的診斷標準，應先釐清症狀的根本原因（常見如自律神經失調），再運用自然處方改善。高達80%的人處於亞健康狀態。
- 疾病：當生理或心理症狀達到疾病嚴重度，請先配合醫師診療，綜合考量疾病嚴重度、治療建議、個人偏好等因素，選擇自然處方作為輔助療法；在某些臨床狀況下，醫學證據支持作為單一療法。有15%的人處於疾病狀態。

民眾對自身健康有疑惑時，除了諮詢醫師，最好能請教具有整合醫學訓練的全科醫師。

大腦營養學全書：
減輕發炎、平衡荷爾蒙、優化腸腦連結的抗老化聖經

　　本書寫作的對象是全世界民眾，具有跨文化特性，許多營養、藥草的品項在國外大賣場就可以輕鬆買到，但在台灣難以取得。一方面，我期待政府有積極作為，盡快跟上歐美先進國家「整合醫學」的發展腳步；一方面，民眾出國旅遊時，除了購買名牌奢侈品，也可以多了解先進國家如何推動「預防醫學」，民眾多麼努力投資自己的健康，預防疾病。

　　遺憾的是，國人「預防醫學」的概念十分貧弱。對於生理與心理症狀，往往先忽略；等到變嚴重，真的生了病，才去找醫生拿藥，反正花不了什麼錢。民眾往往認為吃藥就可以治百病，身體完全交給醫生就對了，放心地依賴「得來速」又「吃到飽」的健保。

　　荒謬的是，國人享受了全世界最「俗又大碗」的健保醫療，卻沒有得到全世界最好的健康。國人對健保的回報，是生更多的病，從五花八門的大腦疾病，到代謝症候群、心血管疾病、腦中風、癌症、慢性腎衰竭等，大醫院急診有如難民營，醫療人員因過勞而倒下，健保更出現財務危機。

　　這些慢性疾病的表面原因，看似家族遺傳、壓力過大，更深層的原因在於營養素缺乏、荷爾蒙失調、長期慢性低度發炎、腸胃與腸道菌失調、氧化壓力過大、毒物累積與解毒失能、心理與睡眠障礙等七大病因。

　　導致深層病因的兇手，是久坐不動的生活型態、錯誤的飲食與營養，以及對於「預防醫學」的無知。這十年來歐美預防醫學蓬勃發展，已經不是一句口頭禪：「吃清淡、有運動、沒壓力」那麼簡單了，民眾有太多武器可以預防疾病。

　　「預防醫學」的革命已經遍地開花。就像辛苦工作三十年、才能等到放心退休的一天，健康絕非「不勞而獲」，更不是「靠健保」就可以得到。

　　要得到健康，需要力行「預防醫學」，每天付出你最寶貴的時間、心力與金錢，像小學生每天笨笨地將十塊錢投到撲滿裡，幾十年後歡呼收割。鴕鳥心態、自以為聰明、不願付出努力，自然深陷於疾病的沼澤。健康是真槍實彈，平常看似無關緊要，一出狀況可能回天乏術。

　　最後，我以德國音樂家布拉姆斯（1833～1897）的名言與讀者共勉：「沒有技巧，靈感只是風中搖擺的蘆葦。」希望你能在學習本書技巧之後，每日身體力行，讓自己的健康長成一棵神木。

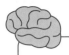

大腦症狀問卷

在開始閱讀本書之前，請您勾選是否有以下大腦症狀？

大腦症狀	具體描述
1. 情緒障礙	☐ 焦慮（容易緊張） ☐ 恐慌（極端焦慮、突發性的心悸、喘不過氣、頭昏、全身不適、快發瘋感等） ☐ 畏懼（害怕表現、與人互動、開車過隧道、密閉空間、空曠處、特定生物或物體） ☐ 憂鬱（心情低落、無法快樂、伴隨負面思考） ☐ 輕躁（持續亢奮） ☐ 狂躁（過度亢奮多日） ☐ 情感麻木（情緒沒有起伏）
2. 行為障礙	☐ 過動 ☐ 衝動 ☐ 對立反抗行為（叛逆、嗆聲） ☐ 強迫行為（反覆洗手、關門、檢查） ☐ 社會退縮（缺乏動機、孤僻、繭居族） ☐ 暴力（語言、精神、肢體等形式） ☐ 反社會行為（反覆違規、犯法） ☐ 自我傷害（割腕、撞頭） ☐ 自殺行為 ☐ 物質成癮（尼古丁、酒精、K他命、安非他命、搖頭丸、大麻、古柯鹼、海洛因、浴鹽成癮） ☐ 行為成癮（賭博、網路遊戲成癮、智慧型手機成癮、購物狂）

大腦症狀	具體描述
3. 思考障礙	☐ 負向思考（全好全壞思考、災難化思考） ☐ 思考反芻（不停地鑽牛角尖、大腦無法關機） ☐ 強迫意念（反覆出現自覺不合理的念頭，譬如感染、危險、褻瀆、髒話、性或暴力） ☐ 自殺意念 ☐ 他殺意念 ☐ 被害妄想、關係妄想 ☐ 自大妄想 ☐ 胡言亂語
4. 認知障礙	☐ 注意力：無法專注、易分心、粗心大意、忘東忘西 ☐ 執行功能：計畫或決策能力差、工作記憶差、缺乏心理彈性、缺乏組織能力 ☐ 學習與記憶力：健忘、容易忘掉最近、或以前的事情 ☐ 語言：理解意思、用語言表達意思、命名、找字、流暢度有困難 ☐ 知覺動作：模仿動作、手眼協調、使用工具、找路的能力差 ☐ 社會認知：較難正確辨認他人情緒、以他人角度思考
5. 感覺障礙	☐ 錯覺、恍神 ☐ 幻聽（聽到有人和自己講話、甚至命令自己，但旁邊並沒人） ☐ 幻視、觸覺或身體幻覺
6. 睡眠障礙	☐ 失眠（入睡困難、睡眠中斷、或過早醒來） ☐ 嗜睡（睡超過七～九小時，仍十分想睡） ☐ 睡眠呼吸中止（嚴重打鼾、睡眠中每小時停止呼吸五次以上、白天頻打瞌睡，常有肥胖特徵） ☐ 多夢、惡夢 ☐ 日夜節律障礙（生理時鐘不規則、提前或延後）
7. 飲食障礙	☐ 暴食（伴隨催吐、吃瀉劑、禁食、或過度運動） ☐ 嗜食、壓力性進食 ☐ 厭食（伴隨催吐、吃瀉劑、禁食、或過度運動） ☐ 過度節食（胃口低落、迴避食物、過度擔憂進食結果） ☐ 肥胖（BMI≧27）、病態性肥胖（BMI≧35）

大腦症狀	具體描述
8. 性功能與偏好障礙	☐ 性欲低落（性冷感）、高潮障礙 ☐ 性欲亢進、或性愛成癮 ☐ 勃起功能障礙（男性陽痿）、早洩 ☐ 窺視癖、暴露癖 ☐ 摩擦癖、戀物癖、或異裝癖 ☐ 性施虐癖、性被虐癖 ☐ 強迫性自慰或觸摸生殖器
9. 自律神經失調	☐ 神經症狀：頭痛、頭暈、耳鳴、眩暈、眼睛不適 ☐ 心血管症狀：心悸、高血壓、低血壓 ☐ 呼吸症狀：鼻塞、胸悶、呼吸困難、過度換氣、喉嚨異物感 ☐ 腸胃症狀：口乾、吞嚥困難、胃痛、潰瘍、胃酸逆流、消化不良、便祕、脹氣、腹瀉 ☐ 泌尿症狀：頻尿、排尿困難、殘尿感 ☐ 生殖症狀：性功能障礙、經前不悅、經痛、不孕 ☐ 肌肉骨骼症狀：肩頸痠痛、下背痛、肌肉緊繃 ☐ 皮膚症狀：多汗、燥熱、怕冷、潮紅、乾癢、脫屑、紅疹
大腦症狀數量	總計：_____項（共60項）

　　大腦失調引起的症狀，您可以用「ABCDS」來理解，就像這份問卷所呈現，分成：

- 情緒症狀：「**A**」（Affect）
- 行為症狀：「**B**」（Behavior）
- 認知症狀（再分為思考、認知、感覺三層面）：「**C**」（Cognition）
- 驅力症狀（分為睡眠、飲食、性三層面）：「**D**」（Drive）
- 身體症狀（即自律神經失調）：「**S**」（Somatic）

　　這份大腦症狀問卷特殊之處，在於指出常見身體症狀，包括：心悸、胃潰瘍、便祕等，病因常源自大腦運作失調，本質上也是大腦症狀。

　　大腦就像一架飛機的機長、一艘郵輪的船長，無所不管，也「必須」無所不管。

　　為何產生林林總總的大腦症狀？我得從大腦生理學講起。

第 **1** 部

認識大腦與症狀

第 1 章　發現大腦的結構與症狀
第 2 章　大腦症狀的最新治療趨勢

第 1 章

發現大腦的結構與症狀

人腦重量約一點三至一點四公斤，僅佔體重的2％，卻耗用了25％的氧氣，20％的葡萄糖，以及15％的血流量。把腦中的血管連接起來，長達一千兩百公里。至於其他物種的大腦則小得多，九公尺長的恐龍，大腦只有核桃大，七十公克重。

那麼，天才科學家愛因斯坦的大腦重量呢？答案是一點二三公斤，竟然比一般人的大腦重量輕。事實上，愛因斯坦的大腦老化（也就是神經元死亡）不明顯，側腦裂也不明顯，神經連結路徑較短，大腦的運作較有效率。此外，他的神經膠細胞比一般人多一倍。

腦神經細胞與膠細胞

全身細胞約六十至一百兆個，腦神經細胞則有一千億。特別的是，包圍在腦神經細胞周圍的膠細胞，竟達一至五兆。

神經細胞結構與功能的基本認識，歸功於一九〇五年兩位諾貝爾醫學獎得主，一位是義大利解剖學家高爾基，一位是西班牙解剖學家卡霍爾。前者發明了神經細胞染色法，後者在此基礎上，精準地提出神經細胞學說。

一個腦細胞身上，會與其他神經細胞連接，連接點稱為突觸，距離小至兩百五十億分之一公尺，平均有四萬個，可達十萬個之多，構成與運作的方式，直接決定了人的情緒、記憶、思考，與行為。整個大腦共有

▶ 圖1-1　神經細胞與突觸的構造

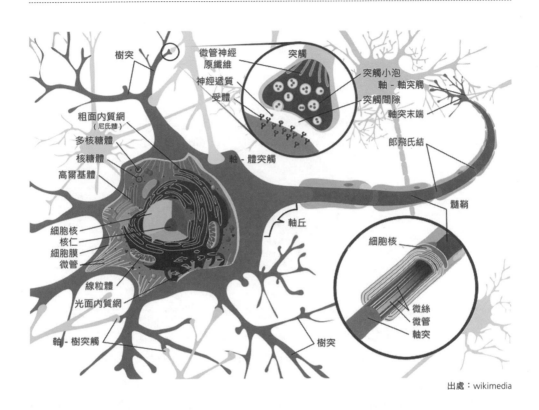

出處：wikimedia

一百兆以上的突觸。大腦上的皺摺（稱為腦溝或腦迴）共有十億個。大腦的總記憶容量估計為一千萬億位元，相當於十億冊書的內容。讚嘆自己的大腦吧！它的潛力勝過世界上任何一座館藏豐富的圖書館。

　　不過，神經細胞不只在大腦裡為數眾多，腸道神經細胞數量也上億（有趣的是，一平方公分皮膚裡，也藏有一千公尺神經纖維），這樣的人體設計有其生理運作目的。

　　神經軸突被神經髓鞘包覆，由脂肪組成，看起來像神經細胞穿上厚厚的雪衣，功能如電線外圍的塑膠皮構成絕緣體，除了防止漏電，更能以「跳躍式傳導」，讓電訊號速度大幅提升。

▶ 圖1-2　大腦膠細胞（寡樹突細胞）、髓鞘與神經軸突

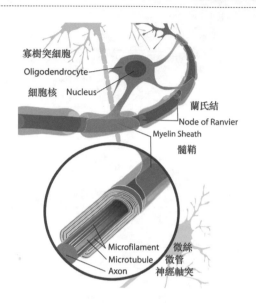

寡樹突細胞
Oligodendrocyte
細胞核　Nucleus
蘭氏結
Node of Ranvier
Myelin Sheath
髓鞘
Microfilament　微絲
Microtubule　微管
Axon　神經軸突

出處：wikimedia

電訊號一路從樹突出發，沿著軸突以每小時三百二十公里行進，比高鐵還快！僅在小小的大腦中。傳到神經末端，再轉換為神經遞質，成為化學訊號，透過囊泡釋放至突觸，與鄰近細胞上的受體結合，再次形成電訊號，繼續往下一個神經細胞傳遞。

充斥於中樞神經細胞周圍的膠細胞，數目平均是神經細胞的六倍，在大腦白質（大腦內層由神經軸突與髓鞘組成的白色脂肪區域）中可以高達一百倍。科學家早就發現它們，認為只是用來「膠黏」神經細胞而已，但近年發現它們武功十分高強，神經細胞必須依賴它們才有辦法正常運作，就像富豪家中的總管家。

膠細胞的重要性被美國國家衛生研究院神經發展與可塑性部門主任R. Douglas Fields稱為「另一個腦」，就像宇宙中的「暗物質」，一直存在卻沒被人類「看到」。無脊椎動物和人一樣，都有神經細胞，但沒有膠細胞；到了脊椎動物，膠細胞才大量出現，反應在神經功能的大幅進化；到了人類，膠細胞對神經細胞比例達到最大。愛因斯坦的例子表明，這些膠細胞絕非插花，扮演了極重要的角色，方能產生驚人的心智能力。

不同類型的膠細胞

大腦中的膠細胞分為三種：

星狀細胞

長得像一隻蜘蛛，提供神經細胞結構支持、用營養素（包括葡萄糖、麩胺酸）餵飽神經細胞、幫助神經細胞排除脈衝產生的致命鉀離子、調節細胞外液的化學組成。

它伸出終足抵在血管內皮外，維持著「血腦障壁」，設立非常嚴格的檢查哨，避免血液中的任何物質（細菌、外毒素、食物分子、藥物、環境毒物）任意進入大腦。畢竟，大腦是身體的總統府，閒人勿近。它還可以根據神經細胞的需求調節血管的直徑。

無獨有偶，供應眼球視網膜的血管，也有「血網障壁」，也是非常嚴格的海關。畢竟，眼球根本是特化的神經組織，任何光學訊息都直通大腦天聽。

星狀細胞還圍繞在突觸外圍，藉吸收與釋放神經遞質調節突觸傳遞。當神經細胞產生電脈衝，星狀細胞並沒有袖手旁觀，也同步產生鈣脈衝，發揮輔助角色。

微膠細胞

是免疫系統巨噬細胞的遠房親戚，巨噬細胞是一般軍人，但微膠細胞受過特種訓練，武藝高強，在大腦裡穿梭自如，保護大腦免於任何侵害，包括感染、壓力、受傷，是大腦總統府裡的侍衛隊。

微膠細胞會偵測任何異常訊號，在大腦引發發炎反應，使用「化學武器」，產生大量自由基、一氧化氮、牛磺酸，以攻擊入侵者，並且對受損的神經細胞進行修復。當然，子彈不長眼睛，不少時候，戰場滿目瘡痍，大腦自己也內傷，是大腦症狀常見原因。

寡樹突細胞

　　形狀類似「千爪」章魚，同時伸出許多「手」，抓住周邊多個神經細胞，每隻手還像年輪蛋糕一樣，捲到近百圈，形成神經髓鞘。每個神經細胞身上為數眾多的髓鞘，就像一條接一條、整齊排列的香腸，十分壯觀。

　　「髓鞘」是神經傳導速度能夠快過高鐵的關鍵，是脊椎動物才有的特徵。嬰兒出生時，神經細胞尚未「髓鞘化」，第一年內快速發育，行為發育幅度驚人。孩童時期繼續發育，讓動作技能更加成熟。到了二、三十歲，前額葉的「髓鞘化」才完成，行為就成熟許多。相形之下，青少年時期的衝動與情緒不穩，和「髓鞘化」未完成有關。

　　神經細胞的功能分化，已經高度專業到需要膠細胞的照顧，若膠細胞產生病變，和思覺失調症、憂鬱症、躁鬱症、阿茲海默症、巴金森氏症等大腦疾病都有關。

關於大腦神經遞質

　　神經遞質（Neurotransmitter）為大腦運作的靈魂，大腦症狀往往牽涉到神經遞質失調。神經遞質分為以下幾類：

胺基酸類

麩胺酸

　　是大腦最豐富的神經遞質，佔了一半以上的量，也構成「興奮性」神經元神經遞質的大半，其他包括天門冬胺酸。由於無法跨越血腦障壁，必須在大腦中就地製造，由膠細胞提供給神經細胞運用。

γ-胺基丁酸（GABA）與甘胺酸

　　GABA是大腦第二多的神經遞質，以及最多的「抑制性」神經元神經遞質，佔了大腦皮質25%的細胞數量，執行大腦的煞車功能，避免過度

▶ 圖1-3　多巴胺神經迴路重要構造

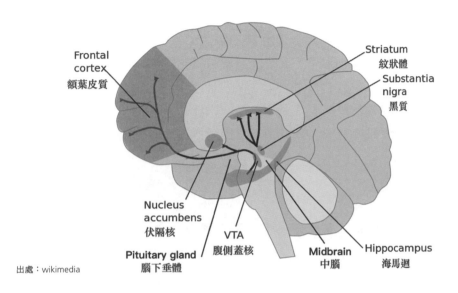

Frontal cortex
額葉皮質

Striatum
紋狀體

Substantia nigra
黑質

Nucleus accumbens
伏隔核

VTA
腹側蓋核

Pituitary gland
腦下垂體

Midbrain
中腦

Hippocampus
海馬迴

出處：wikimedia

亢奮。常作為大腦灰質的中間神經元，調控神經迴路。甘胺酸也是「抑制性」神經遞質，數量較少。

　　當GABA活動不足，會產生癲癇。提高GABA活動，能改善癲癇，也能改善失眠、焦慮、疼痛與躁症。GABA是常見的營養處方。

單胺類

兒茶酚胺

　　包括以下三種神經遞質，皆由單胺氧化酶所分解。

1.多巴胺

　　多巴胺神經元只有五十萬個，卻透過以下四條路徑，決定了重要的生物行為。

- 「黑質—紋狀體」系統：協調運動功能，連結黑質、紋狀體的尾核與背殼，缺損和巴金森氏症、強迫症、抽搐症有關。
- 「中腦—邊緣」系統：負責動機與愉快感，連結伏隔核、腹側蓋核、杏

仁核、海馬迴，失調和成癮疾病、思覺失調症有關。

- 「中腦—皮質」系統：和認知與專注有關，連結前額葉皮質，缺損時產生注意力不足／過動症、思覺失調症的負性症狀。
- 「結節—漏斗」系統：調節腦下垂體的泌乳激素分泌，連結腦下垂體前葉，抗精神病劑會因為壓抑了這系統，導致泌乳激素過高的副作用。

2. 正腎上腺素

　　一半位於腦幹的藍斑，左右邊各一‧二萬個神經細胞。另一半則在腦幹的網狀結構中，保持意識清醒，在面對壓力時，和交感神經系統一起活化。

3. 腎上腺素

　　大多由腎上腺製造，在交感神經刺激下釋放到血液，因應壓力，產生生理與心理變化。

吲哚胺

1. 血清素

　　血清素的神經細胞分佈和兒茶酚胺類似，細胞體位於腦幹的縫核，和憂鬱、焦慮、睡眠、衝動控制緊密關聯。血清素細胞大約二十萬個。

　　令人訝異地，血清素只有1％～2％的量是在腦中，絕大多數在血小板、肥大細胞（和過敏有關）以及腸道等處，執行完全不同的生理功能。

2. 組織胺

　　不只牽涉到過敏，更和大腦的警覺、注意力有關。主要位於後下視丘，活躍的時候產生清醒，抑制的時候則進入睡眠。

3. 乙醯膽鹼

　　為大腦第三多的神經遞質，和自律神經、神經肌肉活動有關。在大腦中，從腦幹連結到海馬迴，決定了學習、記憶，缺損會產生阿茲海默症。

　　有關神經遞質的製造過程，將在後面的章節內容中介紹。

大腦各分區的功能

▶ 圖1-4　經典《格雷氏解剖學》（1918）中的大腦解剖分區

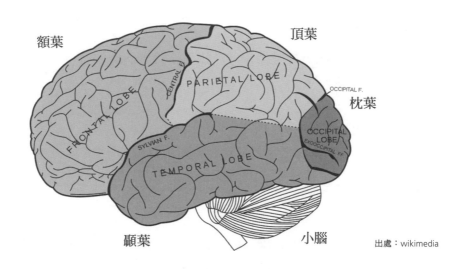

額葉　頂葉

枕葉

顳葉　小腦

出處：wikimedia

大腦症狀的各種形式，和不同腦區的功能失調有關，包含：

前額葉

這是「人之所以異於禽獸」的部位，根據神經解剖學家Brodmann的研究，貓的前額葉佔大腦皮質的3.5％，狗7％，狐猴8.5％，獼猴11.5％，黑猩猩17％，在人類佔到29％！

前額葉功能失調，和憂鬱症、焦慮症、思覺失調症、注意力不足／過動症、憤怒、暴力都有關。它分成三個區域：

眼眶前額葉皮質

主管衝動控制、感覺整合、將刺激賦予情緒意義、決策能力、計畫、

獎酬行為、用認知調節情緒。受損時，會出現「去抑制」現象，無法控制不當衝動，譬如漫無規矩、非刻意計畫的攻擊、開黃腔、人格改變。

背外側前額葉皮質

主管執行功能，包括計畫、組織、排序、摘要能力。缺損會造成反覆行為、工作記憶變差、無法一心多用、提取其他腦區資料有所困難。

腹內側前額葉皮質

主管心理動機、身體動作。缺損產生冷漠、緘默症、運動不能、大小便失禁、兩腿無力等。

頂葉

您是否「聰明」？這和頂葉功能有關，當頂葉缺損時，會產生失智症的諸多症狀。頂葉主管許多神經心理功能，包括：

認識功能

計算、書寫、畫幾何圖形、辨認左右邊、分別不同手指、命名和說出物品用途、認出他人的臉、認出顏色、摸出物體大小與形狀、地理定向感、辨別身體、維持知覺、形成病識感等。

動作功能

應用學習過的動作、把一連串動作組合起來。

顳葉與邊緣系統

邊緣系統是大腦顳葉皮質與皮質下的區域，又稱為「哺乳類大腦」，和動機、情緒、記憶、語言、性行為、宗教或哲學興趣、偏執有關，涵括：

海馬迴

包藏在顳葉中，在嗅腦之上，主掌記憶的形成，儲存了大腦少量的幹

細胞，影響大腦迴路的可塑性。缺損和創傷後壓力症、憂鬱症等大腦疾病有關。

杏仁核

在顳葉中，海馬迴之前，主掌恐懼、焦慮、憤怒等情緒，接收來自大腦感覺區的神經連結，讓記憶形成並帶有情緒。無所不在的心理制約反應，都牽涉到杏仁核。

伏隔核

位於腹側紋狀體，接受腹側蓋核的多巴胺調控，當多巴胺增加，會產生快樂的感受，決定做某事的動機，可說是快樂中樞。如尼古丁、酒精、安非他命等物質，會刺激多巴胺分泌，許多愉悅行為譬如浪漫愛、性行為、欣賞音樂、幽默感、預期賺錢、報復、看到美麗的臉孔、社交合作、吃巧克力等，也會刺激多巴胺分泌。伏隔核也接受前額葉、杏仁核、海馬迴的調控，牽涉注意力、執行功能、情緒記憶等功能。物質或行為成癮，幾乎都與伏隔核的失調有關。

胼胝體上的**扣帶迴**、眼眶前額葉皮質，也屬於邊緣系統。

枕葉

主管辨認物體、臉孔、文字、顏色名稱。血管型失智症可能出現枕葉功能缺損。

下視丘

位於第三腦室兩側、靠近腦下垂體的腦底部位。在這個重量不到腦部百分之一的小地方，可說是整個人體的「中控室」，調控飲食、睡眠、溫度、血糖、滲透壓等基本生理功能。

「中控室」有四大儀表板，顯示來自大腦皮質、腦幹、化學受體、荷爾蒙（與神經胜肽）的回饋訊號，並依訊號進一步調整。

小腦

主管感覺、認知、記憶、衝動控制。功能缺損和自閉症、注意力不足／過動症、思覺失調症有關。

自律神經系統的奧妙

我們每天的生理運作，不管是醒著或睡覺，並不需要隨時提醒自己，這正是自律神經的神奇功能。

自律神經系統從大腦前額葉就開始了，沿著扣帶迴、腦島、杏仁核、海馬迴，一路到腦幹，這是所謂「爬蟲類大腦」，負責呼吸、心跳、逃跑等本能反應。

接著再走到脊髓，在不同的脊椎高度，延伸到全身的平滑肌、內臟與腺體，包括心臟、血管、肌肉、腸胃道、泌尿器官、生殖系統、皮膚組織、免疫系統等。

自律神經系統有兩大分支：

交感神經系統

在不同高度的脊髓發出，先形成交感神經節鏈，再延伸至各部位，以正腎上腺素為主要神經遞質，可以放大瞳孔、刺激淚腺分泌、抑制唾腺分泌、增加排汗、增加心跳、擴張支氣管、減少胃部與胰臟的消化功能、減少小腸的消化功能、分泌腎上腺素、抑制膀胱收縮、減少生殖器官血流、產生性高潮。

副交感神經系統

由腦幹與薦脊髓發出，以乙醯膽鹼為主要神經遞質，可以收縮瞳孔、抑制淚腺、增加唾液分泌、降低心率、收縮支氣管、增加胃部與胰臟的消化功能、增加小腸的消化功能、刺激膀胱收縮、增加生殖器官血流、形成

▶ 圖1-5　經典《格雷氏解剖學》（1918）中的
　　　　 自律神經分布圖

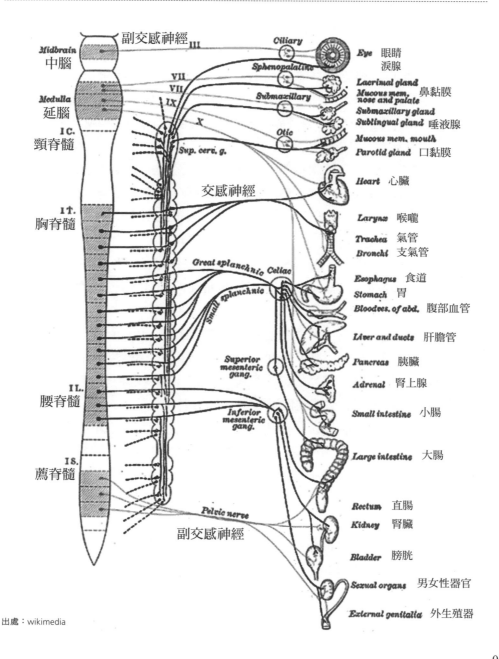

出處：wikimedia

勃起。

　　整體來說，交感神經牽涉能量的運用與消耗，副交感神經主掌維生與恢復功能，兩者維持拮抗關係，產生動態平衡，對於環境無時不刻的改變，進行精密快速的調整，目的在於讓生物體用彈性調整的方式，適應內在與外在的改變，能生存下去，並盡可能保存個體能量。

　　睡眠就是自律神經的代表性活動，要能夠入睡，需要來自副交感神經功能的急遽增加，以及交感神經功能的下降，讓生物體累積的疲勞能夠恢復。中醫講的「陰」，能夠對應副交感神經功能，「陽」則對應了交感神經功能。

　　自律神經系統不只控制臟器，更調控免疫系統、發炎反應以及新陳代謝。副交感神經會分泌乙醯膽鹼，抑制組織巨噬細胞促發炎細胞激素，形成「抗發炎反射」。若副交感神經功能不足，身體將長期發炎，產生心血管疾病與慢性疾病。

　　當工作或生活過勞、身心壓力過大、飲食不均衡、生活方式不正常，會導致自律神經運作的異常。大腦症狀最常見的模式，是交感神經過度亢奮，副交感神經功能低下。

　　交感神經過度亢奮，會產生心悸、呼吸困難、口乾舌燥、便祕、全身緊繃、肌肉痠痛、易怒；副交感神經功能持續低下，會導致失眠、腸胃蠕動差、脹氣、胃潰瘍、容易疲累、煩躁、心律不整、心肌梗塞、猝死。當身體過度地消耗，卻無法得到恢復，當然提早老化。

　　若有自律神經失調狀況，要先檢查是否為重大生理疾病引起，應優先針對病源積極治療，譬如糖尿病，當血糖長期控制不佳，可能會造成自律神經病變，引起腸胃蠕動不良、排尿困難、血管功能異常，首先需要針對血糖進行嚴格控制。若沒有這類重大生理疾病，可直接針對自律神經進行調整。

　　自律神經失調不是抽象概念，而是能客觀測量的數據。心律變異性是目前檢測自律神經功能的主流，透過儀器進行五分鐘的心電圖測量，由電腦分析心電圖波峰（R-R波）的間隔時間，進行變異性統計與傅立葉頻譜分析，得到三個重要參數，包括：

- 高頻功率；副交感神經活性的指標，反映身體放鬆、復原、心臟保護的能力。
- 低頻／高頻功率比：是交感神經活性之指標，反映專注力、警覺度。
- 總功率：是整體自律神經活性，反映活力與實際生理年齡。

大腦的病理表現：以憂鬱症為例

您已經在本書開頭的「大腦症狀問卷」中勾選不少大腦症狀。當中，憂鬱症，是世界第三大失能疾病，為最具有代表性的大腦病理。

首先，要釐清以下概念：「憂鬱心情」是一種低落的情緒，一般人都會有，是很自然而健康的反應。當自己沒考上理想科系、被老闆炒魷魚、股票賠錢、被親密伴侶劈腿、喪失親人，會難過一陣子。但隨著時間過往，身體的「自癒力」被啟動，情緒自然平復。臨床上，若遭逢上述狀況卻沒有憂鬱心情，我反而最為他擔心。

「憂鬱症狀」則是伴隨憂鬱心情的多種身心不適，包括：

- 大腦功能異常：失眠、無法感受樂趣、注意力不集中、健忘、猶豫不決、判斷力差、缺乏動機、思考速度遲緩、負面思考模式、無法停止思考。
- 生理功能異常：胃口差、體重減輕、失去活力、強烈疲勞感、四肢無力、自律神經失調（頭痛、頭暈、肩頸痠痛、胃痛、腰痛、便祕）。

憂鬱症狀不只是「心情不好」或「想法負面」，是從頭到腳的系統性病理變化。30%的民眾有過憂鬱症狀，女人比起男人有兩倍高的機會。

一感受到憂鬱症狀，許多人無意識地要消除它，常見靠抽菸、喝酒、大吃大喝、割腕，要不就是一味壓抑、不斷逃避，都會導致憂鬱愈演愈烈，終於形成「憂鬱症」，生活整個癱瘓了。

事實上，憂鬱症狀並非洪水猛獸，它是身心失衡的警訊，告訴我們不應該再逃避問題，得多花些時間了解自己、思考，並調整生活，讓生命邁

向下一個階段。

憂鬱症狀還可能是締造成功生涯的重要推手。一項針對世界三百位不同職業名人的調查發現：作家高達72％出現憂鬱症狀，藝術家為42％，政治人物41％，科學家33％。

然而，「憂鬱症」比「憂鬱症狀」有著更強烈的嚴重度，並造成主觀困擾、角色與功能危害，例如無法照顧自己的生活起居，上班族工作效率差、頻請病假或離職，學生無法學習或上學，家庭主婦無法操持家務等。最嚴重的一種型態稱為重度憂鬱症或鬱症。

根據《刺絡針》2016年最新研究，在2005～2015年之間，憂鬱症是全球失能的第三大疾病，僅次於下背與脖子疼痛，以及感覺器官疾病。憂鬱症遙遙領先於糖尿病、冠狀動脈心臟病、癌症等重大疾病。焦慮症則為第九大失能疾病。在前十名中，大腦疾病就佔了兩名。在高收入的先進國家，如美國、澳洲，憂鬱症更是第二大失能疾病。①

不能輕忽的憂鬱症

全球七十四點四億人口中，有一點二億人罹患了憂鬱症，相當於台灣人口的五倍。美國憂鬱症的盛行率達9.5％，十個人就有一個深受其害，更是職場第一大疾病，每年全國因憂鬱症損失四十三兆美元產值，相當於一千兩百九十兆台幣。在台灣重度憂鬱症的盛行率估計為5.2％，其中六十五歲以上銀髮族為8.4％，十五到十七歲青少年為6.8％，皆屬高危險族群，每年損失三百五十億台幣。

台灣人認為生理疾病如心臟病、腦中風、癌症等，會造成當事人死亡，才是嚴重的健康問題，所有醫療資源都投注在這裡。相形之下，大腦疾病「看起來沒那麼嚴重」，常常被政府、醫院、家屬和病人自己忽視。

事實上，憂鬱症是會出人命的。有將近二分之一的憂鬱症患者想過自殺，15％的憂鬱症患者在自殺前從未尋求醫療協助。2014年，台灣自殺率為十萬人中有十一點八人，自殺人數最多為新北市、高雄市，自殺比率最高為基隆市、嘉義市。自殺者當中有95％合併有精神疾病，80％為鬱症。及早辨認憂鬱症狀、找出憂鬱的根本原因、積極給予醫療協助，才能拯救

寶貴生命。

大腦的治療困境

以抗憂鬱劑為例，1950 年代以來，抗憂鬱劑打破了百年來憂鬱症治療的困境，創造了光榮的歷史。

抗憂鬱劑的作用原理在於提升大腦單胺類神經遞質濃度，醫學家因而提出「單胺理論」：憂鬱症狀起因於腦中單胺類神經遞質不足，包括正腎上腺素、多巴胺、血清素活性低落；抗憂鬱劑能夠提升正腎上腺素、多巴胺、血清素濃度，所以能夠抗憂鬱。自此之後，醫師處方抗憂鬱劑，快速消除憂鬱症狀，民眾的憂鬱病情因而得到緩解。這是常規醫療的一部分。

然而，部分民眾出現無法忍受的副作用，包括腸胃不適、性功能障礙、肥胖、情緒平板等；有些在改善之後，過一陣子就復發，像得到流行性感冒一樣毫無抵抗力；有些則藥石罔效，成為醫生眼中的「難治型憂鬱症」患者，需要再進一步加藥，包括情緒穩定劑、抗精神病劑、鎮靜劑、安眠藥、抗癲癇藥等。

多重用藥的結果，可能加重代謝症候群，包括肥胖、糖尿病、高血脂、高血壓，醫生為了處理這些副作用，開立更多種藥物，病程變得複雜、慢性化，療效仍不如預期。

全世界最大規模的抗憂鬱劑試驗「STAR-D」顯示：四千多名患者在為期三個月的抗憂鬱劑（第一線）的嚴格治療下，只有27％有症狀緩解；進入換藥與合併其他藥物的階段後，緩解率明顯變差、無法忍受的副作用變多、復發率增高，到了第三階段，緩解率只剩不到20％。即使配合一年四階段合併抗憂鬱劑（第二線）或其他藥物，仍有三分之一的患者沒有得到改善。研究結果登載於《新英格蘭醫學期刊》等。②～④

此外，2008 年《新英格蘭醫學期刊》研究指出：現今出版的抗憂鬱劑臨床試驗中，94％都是有效的，但在美國食品藥物管理局（FDA）註冊的臨床試驗資料中，只有51％是有效的。原來，臨床試驗論文發表有選擇

性，導致研究人員、受試者、專業醫療人員和病人獲得偏差資訊。⑤

回到臨床現場，當病人向醫生抱怨：

「為什麼療效沒想像中好？」

「為什麼別人有效，我卻沒效？」

「為什麼大腦對壓力更加敏感？」

「根據你講的治療指引，發作超過一次，一輩子都不能停藥？」

要能解答以上病人的問題，醫療人員得繼續往下追問：「究竟神經遞質失調的根本原因是什麼？除了心理壓力、基因變異，就沒有別的因素了嗎？」

加拿大知名精神科醫師Abram Hoffer博士（1917～2009）曾經說過一句話：「過動症狀並不是因為利他能缺乏，高膽固醇也不是他汀類缺乏，關節炎更不是阿斯匹靈缺乏。」。

那麼，憂鬱症只是一種「百憂解缺乏症」嗎？對於大腦的奧秘，我們所了解的太有限，除非我們對憂鬱症的病因有更透徹的理解，否則治療成效難以提升。

可喜的是，近年基礎與臨床醫學研究讓我們驚嘆連連，療癒地圖逐漸浮現。

參考書目

① GBD 2015 Disease and Injury Incidence and Prevalence Collaborators. Global, regional, and national incidence, prevalence, and years lived with disability for 310 diseases and injuries, 1990-2015: a systematic analysis for the Global Burden of Disease Study 2015. Lancet. 2016;388 (10053):1545-1602.

② Trivedi MH, Fava M, Wisniewski SR, et al. Medication augmentation after the failure of SSRIs for depression. N Engl J Med. 2006;354 (12):1243-1252.

③ Fava M, Rush AJ, Wisniewski SR, et al. A comparison of mirtazapine and nortriptyline following two consecutive failed medication treatments for depressed outpatients: a STAR D report. Am J Psychiatry. 2006;163 (7):1161-1172.

④ Howland RH. Sequenced Treatment Alternatives to Relieve Depression (STAR D). Part 2: Study outcomes. J Psychosoc Nurs Ment Health Serv. 2008;46 (10):21-24.

⑤ Turner EH, Matthews AM, Linardatos E, Tell RA, Rosenthal R. Selective publication of antidepressant trials and its influence on apparent efficacy. N Engl J Med. 2008;358 (3):252-260.

第 **2** 章

大腦症狀的最新治療趨勢

以功能醫學解析大腦症狀

美國功能醫學院（Institute for functional medicine, IFM）的創立者是 Jeffrey Bland博士，他在《功能醫學聖經》（The disease delusion）中指出，西方醫學繁複的疾病分類學其實是一種「疾病幻象」，因為疾病的名稱（譬如憂鬱症）無益於了解真正病因，遑論根本治療。①

功能醫學試圖為疾病解密破解系統性的病因，以七大功能系統來進行療癒，包括營養最佳化、均衡荷爾蒙、緩解發炎、修復消化系統、排毒、促進能量與代謝、平靜心靈。

因此，以功能醫學的角度來看，大腦症狀的七大關鍵病因在於：飲食營養失衡、荷爾蒙系統（特別是腎上腺、胰島、甲狀腺、性腺）失調、免疫系統發炎失控、腸道與共生菌失調、毒物累積與肝臟解毒異常、粒線體能量代謝異常，還有心理紓壓不足。

兩個表現同樣憂鬱症狀的人，醫師會把他們視為同一種疾病，開立一模一樣的藥物。但功能醫學醫師會認為，這兩個人的憂鬱原因可能南轅北轍，是七大關鍵病因的任意組合。病因是高度「個人化」，治療當然也是「個人化」。然而，當前醫療是只要症狀相同，每個人吃的藥都差不多。

功能醫學的本質就是「精準醫療」（Precision Medicine）。這是美國前總統歐巴馬在 2015 年 1 月 20 日的白宮演說中，所提出的醫療改革方向。歐巴馬呼籲推動「精準醫療」的國家政策，來改善醫療支出膨脹、與療效受限的問題。在 2003 年，美國國家衛生院「人類基因組計畫」（Human

Genome Project）早已宣布完成，不久將能解讀你我身體中的DNA天書，開啟「個人化醫療」的新紀元。

功能醫學特別強調飲食與營養。食物不只是食物，《科學》告訴我們：「食物就是荷爾蒙」。② 最好的化療藥，就是你每天的飲食；最好的抗憂鬱劑，也是你的飲食。

功能醫學就是預防醫學，「預防重於治療」，空腹血糖達100毫克／分升，就已經是嚴重的警訊，需要透過飲食、營養、運動、生活型態調整來做積極介入了。癌症篩檢正常，不代表體內沒有癌細胞，可以高枕無憂，仍須戰戰兢兢，透過正確的飲食方式與生活型態調整，積極防癌。

遺憾的是，現行的醫療往往「治療重於預防」，空腹血糖達125毫克／分升，不算糖尿病，但空腹血糖達126毫克／分升，就可以診斷為糖尿病、開降血糖藥，並叮嚀終生服藥。每一年做癌篩都正常，民眾覺得很放心，繼續原來不健康的生活方式，到了某一年真篩到異常，屆時民眾就得上刀山（手術台）、下油鍋（化療加放療）了！這可說是「坐以待斃」式的醫療。

台灣最嚴重的醫療問題：
缺乏預防醫學

《最新醫療社會學》作者、同時也是東京大學醫學教授平島吉博士，針砭台灣醫療危機：

「接受西方醫學的洗禮，明知『預防重於治療』乃醫學的最高指導原則，卻食古不化後知後覺，讓政客及財團以營利第一之商業醫療，操縱掌控台灣惡質化的臨床醫療優先文化。」

他認為解決台灣醫療危機最有效的策略之一，就是加強大學、中小學的營養教育，建立「家庭營養師」制度，做到「預防重於治療」。

「扁鵲三兄弟」的經典故事，早已教導我們預防醫學的道理：

> 魏文侯曾經問神醫扁鵲（401-310BC）：「你家三兄弟，誰是最厲害的醫生？」扁鵲說：「我大哥是最厲害的醫生，二哥其次，而我扁鵲，是最差的。」
>
> 魏文侯十分吃驚，問他原因。
>
> 扁鵲說：「大哥對於疾病，趁它還沒有成形，就把它消滅了，因此他的名聲只局限在我家，外面的人都不知道他的厲害；二哥治病，趁疾病冒出一點徵象，就趕快把它治好，他的名聲左鄰右舍都知道；至於我扁鵲，病人已經病入膏肓，才拿針刺血脈、開有毒的藥、拿刀剖開病人的身體。病是治好了，我也就出了名，全國都知道我的名字。」

精神疾病造成個人、家庭、社會的負荷，佔所有疾病的22.8％。雖然精神醫療只是醫學二十個分科中的一個，但重要性將近四分之一。台灣已有四分之一的人口達精神疾病診斷之嚴重度，有輕微症狀者佔七、八成。英國精神醫療佔整體醫療開支的10％，台灣佔率一直只有3％（台灣醫療開支佔GDP也是世界後段班，只有6.6％）。

這是台灣大腦症狀治療的殘酷現實。近年社會事件頻傳，期待透過司法與醫療補破網，實為緩不濟急，因為當事者大腦功能早已失調。

相對於目前「頭痛醫頭、腳痛醫腳」的治標醫學，「頭痛醫腳，腳痛醫頭」的治本醫學，在「精準醫學」的大趨勢中，會成為未來醫學的主流。

整合醫學給大腦的禮物

整合醫學（Integrative medicine）源於美國的醫療革命，視個案為醫療團隊中最重要的成員，不受制於任何醫學理論學派，運用**所有**安全又有效的療法來治療及預防疾病，包括西方醫學、營養醫學、功能醫學、整脊醫學、中醫藥、針灸學、推拿術、氣功、瑜伽、運動、物理治療、心理治

療、藝術治療、音樂治療、催眠治療、芳香療法等。

西醫也是整合醫學的重要一環，整合醫學善用而且並不排斥西醫的藥物與手術療法。營養醫學、功能醫學、心理治療三者，累積豐富的實證醫學證據。

美國整合醫學先驅是哈佛醫學博士Andrew Weil，其擔任亞利桑納大學整合醫學中心主任，在《自癒力：痊癒之鑰在自己》（*Spontaneous healing*）這本經典作品中，他感嘆現代醫學教育與西醫療法的局限，大嘆如果自己是病人：「我不想接受這樣的醫療。」

他保持開放心胸，深入了解西方醫學以外的所有醫療模式，發現人體具有自癒力，若能提升自癒力，疾病可以不藥而癒。遺憾的是，西醫本質上是「對抗醫學」，特別在癌症化療上，更是如此。當人體的「自癒力」被破壞，不僅療效不佳、還衍生出更複雜的症狀。

加拿大多倫多大學精神醫學系教授、醫師暨精神分析師Norman Doidge，在《自癒是大腦的本能》（*The brain's way of healing*）、《改變是大腦的天性》（*The brain that changes itself*）兩本代表作中，則詳盡闡述了2000年諾貝爾生理醫學獎得主Eric Kandel的重大發現：「神經可塑性（Neuroplasticity）」。心智不只是大腦的產物，還反過來改變大腦。

後續發現許多可以增進神經可塑性的方式。Norman Doidge指出，對於阿茲海默症、巴金森氏症、注意力不足／過動症、自閉症、學習障礙、發展遲緩、感覺統合失調症、失眠等大腦疾病，存在許多非侵入性的、自然的療癒方法，包括飲食、運動、復健、神經回饋、電流刺激、光照、雷射、聲音、音樂等，能夠喚醒大腦本身的自癒力，透過神經可塑性，讓大腦改變自己。Norman Doidge解釋道，這是因為大腦與身體彼此互動，刺激身體能夠喚醒大腦神經迴路，傳統醫學中的神經可塑性專家（Neuroplastician）們，正是學會用身體加速大腦痊癒。

和整合醫學相關的名稱，還包括另類醫學（Alternative medicine），指非正統西醫的治療方法，包括中醫、整脊醫學、推拿術；輔助醫學（Complimentary medicine），指非西醫的輔助療法；自然醫學（Naturopathic medicine），則是在歐美流傳已久的傳統醫學，就像在台灣

有中醫，透過自然方式改善健康與治療疾病，特別強調生活型態、飲食、營養、靈性等層面。

西方醫學在二次大戰後發展迅速，擅長外科、感染症與急重症照顧。到了1990年代，西方醫學過度分科化，只處理表面症狀，給予消除症狀的醫藥，忽略了疾病產生的系統性原因。「症狀」也許暫時解除，但「疾病」卻一個一個跑出來。慢性疾病是西方醫學的一大罩門。

美國是近代西方醫學的重要發源地，有真正的「科學精神」，保持開放心胸，了解各種醫學模式有其長處，採取兼容並蓄的做法，自然醫學醫師可以在一半的州合法行醫，民眾感冒可以選擇看自然醫學或西醫，保險公司也有給付。

美國政府相當重視西醫以外治療模式的潛力，在1998年早已成立「美國國家輔助及另類醫學中心」，更有「整合醫學專科醫師」制度，是西醫師次專科之一。被譽為諾貝爾生理醫學獎搖籃的明尼蘇達州梅約診所，早已成立了整合醫學中心。

遺憾的是，和美國這樣醫療頂尖國家相比，台灣民眾對整合醫學的認知與接受度十分有限。

有部分民眾完全反對西方醫學，認為「藥就是毒」；有部分醫療人員完全反對傳統醫學，認為「藥就是仙丹」。他們都落入了「非黑即白」、「全有全無」、「二分法」的邏輯陷阱。

「藥不是毒，藥也不是仙丹」，這是整合醫學的思考。善用大自然的賜給人類的禮物，腳踏實地調整體質，既要預防疾病，更要重返年輕。

結合傳統與現代醫學

實質上，台灣的醫療是整合醫學的局面。因為，中醫師是政府核可合法行醫的專業，地位和西醫師、牙醫師一樣，且透過衛福部國家中醫藥研究所、中醫藥大學、中醫診所等架構，為民眾提供傳統醫學服務。中醫師是基層醫療的重要專業人員，許多西醫師本身也是優秀的中醫師。

　　我在台大醫學系求學期間，參加傳統醫學研究社並擔任學術部長，接觸過許多令人敬佩的中醫師，深深了解傳統醫學中豐富的智慧。中醫師講著西醫師完全聽不懂的語言，就像我們現在聽到越南文、泰文、印尼文，雖然聽不懂，但不會因為聽不懂就予以否定，因為它們都是豐富的文化體系。

　　西醫與中醫的不同，前者側重症狀描述與分類，後者強調系統病因。以失眠為例，西醫說：「失眠有三種：入睡困難、睡眠間斷、過早醒來。」症狀描述並未帶來充分的訊息，治療自然以消除症狀為導向。

　　但中醫說：「失眠有七種：肝鬱化火、心火亢盛、痰熱擾心、陰虛內擾、陰虛火旺、心脾兩虛、心膽氣虛。」症狀描述已經呈現了病因，而且是系統性的病因，很接近功能醫學的概念，療法自然以治本為導向。

　　因為中西醫不同的語言發展出不同治療方式，各有其療效優劣之處，也滿足了病人的不同需求

　　遺憾的是，受過西醫訓練的人員因為「聽不懂」傳統醫學的語言，斥之為無稽之談，對於飲食、營養、運動、生活方式的治療策略仍相當陌生，醫學院教育也缺乏相關訓練。在整合醫學的發展上，我們和先進國家相比，還在蠻荒時期，極需努力。

　　現行醫療與健保體制有其光明面，但在專業上有個陰暗面：病人的病情如此複雜，專科醫師只針對單一症狀，不到三分鐘解決，採用治標藥物，鮮少花時間深入了解病因，並針對整體提供「全人」的治療。病人拿著健保卡「一卡走天下」，因為身上十幾個器官的症狀，在十幾個專科醫師之間疲於奔命，醫療資源大量地浪費了，病情沒有根本改善。

　　這是五馬分屍式的「分裂醫學」，離「整合醫學」十分遙遠。雖然，病人可以得到治療，而且領的藥一輩子吃不完，遺憾的是，少有機會重獲健康。

　　病人需要的是一位具有整合能力的醫師。整合醫學結合了傳統醫學與現代醫學的優點，去除其弱項，還給病人「全人」的醫療照顧。

2015年
諾貝爾生理醫學獎得主屠呦呦

　　2015年10月5日，諾貝爾生理醫學獎頒給了中國醫學家屠呦呦女士，八十五歲的她，成為史上第十二位獲得此獎的女性，更是第一位獲得此獎的華人。

　　她從青蒿中萃取出青蒿素（是一種植化素），能有效治療瘧疾，拯救了全球罹患瘧疾兩億患者。

　　她為何能發現青蒿素？原來，她讀到西元340年東晉葛洪所著《肘後備急方》：「青蒿一握，以水二升漬，絞取汁，盡服之。」終於成功萃取出青蒿素。在那資源缺乏的年代，由於沒有藥廠協助生產，只得在實驗室大量萃取，她渾身都是乙醚、酒精等有機溶劑，得過中毒性肝炎，還成為參加臨床試驗的第一隻「白老鼠」。她的研究歷程與成果登載於《自然：醫學》等期刊中。⑤

　　諾貝爾醫學獎評選委員會用「價值無法估量」評價其貢獻，並聲明：「她的研發對人類的生命健康貢獻卓著，也為科研人員打開了一扇嶄新的窗戶。屠呦呦既有中醫學知識，也了解藥理學和化學，她將東西方醫學相結合，達到了一加一大於二的效果。屠呦呦的發明是這種結合的完美體現。」

　　屠呦呦還有兩個令人驚訝之處：

　　第一、 她是「三無」學者：「沒有博士學位」、「沒有留洋背景」、「沒有院士頭銜」，竟然成為諾貝爾醫學獎第一位華人得主。

　　第二、 屠「呦呦」名字由他父親所命，根據偉大的《詩經.小雅.鹿鳴》詩句：「呦呦鹿鳴，食野之蒿」。他一定沒料到，女兒因青「蒿」而獲得諾貝爾醫學獎。各位父母幫兒女取名時，最好費點心思！

典範轉移

　　哈佛大學物理學博士暨科技史學家Thomas Kuhn，在《科學革命的結構》中提出「典範轉移」的重要觀念。常規科學的典範具有固著性，即使驚人的新證據出現了，原有的典範遭遇危機，科學社群仍會絞盡腦汁，極力質疑、挑戰、排斥，死命擁護「舊典範」。直到幾十年後，「科學革命」成功，科學社群真的不得不接受「新典範」了，又死命擁護「新典範」，抗拒正在出現的、更新的典範。

　　以目前大家都知道的「洗手」常識來說，當初竟被醫界認為是胡說八道！匈牙利婦產科醫師 Ignaz Semmelweis 在1847年發現，婦產科醫師在接生前洗手，應該能降低產褥熱及孕婦死亡率。但二十年來，即使他驗證給大家看，都被醫界視為異端邪說。直到1865年巴斯德發現細菌，他的發現才被接受，洗手和無菌措施成為醫療常規。

　　十八世紀的東正教猶太語錄有言：「就像眼前的手可以擋住最高的山，使我們看不見。每天的例行公事，也會使我們看不見世界上到處可見的奇蹟和光輝。」

　　這句話，值得所有醫療專業人員反思。

參考書目

① Bland J. When Is a Disease a "Disease"? Integr Med (Encinitas). 2015;14 (6):14-16.
② Ryan KK, Seeley RJ. Physiology. Food as a hormone. Science. 2013;339 (6122):918-919.
③ Sarris J, Logan AC, Akbaraly TN, et al. Nutritional medicine as mainstream in psychiatry. Lancet Psychiatry. 2015;2(3):271-274.
④ Sarris J, Logan AC, Akbaraly TN, et al. International Society for Nutritional Psychiatry Research consensus position statement: nutritional medicine in modern psychiatry. World Psychiatry. 2015;14(3):370-371.
⑤ Tu Y. The discovery of artemisinin (qinghaosu) and gifts from Chinese medicine. Nat Med. 2011;17 (10):1217-1220.

第 **2** 部

大腦症狀的
關鍵病因

第 3 章　　錯誤飲食對大腦的影響
第 4 章　　營養失衡的影響
第 5 章　　荷爾蒙失調造成的影響
第 6 章　　過度發炎造成的影響
第 7 章　　腸胃功能與腸道共生菌失調造成的影響
第 8 章　　毒物累積與解毒異常造成的影響
第 9 章　　能量代謝與氧化壓力異常造成的影響
第 10 章　　心理壓力與睡眠障礙造成的影響

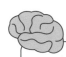 第 **3** 章

錯誤飲食對大腦的影響

你知道自己正在吃的東西，就是讓心情變差的原因嗎？請先填寫右頁傷腦筋飲食指數。

「營養不足」的美食文化

根據《遠見雜誌》調查，國人外食比率超過七成，外食族在飲食方面的寫照是什麼？美食。

有排隊的人龍，那必然就是美食了。還等什麼？趕快過去排隊啊！然而，美食的特徵——「熱量過剩、營養不足」——可說是給大腦最糟的食物。

有些人說：「我沒這個問題，很重視營養均衡。」遺憾的是，土壤受到過度耕種的影響，養分流失、休復不足，即使是蔬果，其營養價值已大不如前。家禽、家畜被關在飼養場中，沒有運動、拚命吃人工飼料與抗生素、在擁擠而高壓的環境中長大，營養成分已大幅下降。

食品精製化的結果，充滿營養素的胚芽與穀殼被剔除，剩下白泡泡的澱粉，你我只吃下單醣，完全是空洞的熱量，還有一大串念不出名稱的化學添加物，等著變成大腦的一部分。

工業革命更帶來災難，河流受到家庭廢水與工廠排放污染，充斥著農藥、清潔劑、重金屬、毒物、藥物；空氣也淪陷了，蘇東坡描述西湖美景「山色空濛雨亦奇」，如今是細懸浮微粒PM2.5的「霾害」。

▶ 表3-1　傷腦筋飲食指數

傷腦筋 飲食內容	舉例	頻率 （無：0；偶爾：1； 常吃：2）	得分
任何形式的糖	砂糖、果糖、黑糖、高果糖玉米糖漿（市售飲料、手搖杯）、糖果、含糖巧克力、甜點		
人工甜味劑 （代糖、Diet）	阿斯巴甜、糖精、蔗糖素		
精製麵粉產品	麵條、麵包、饅頭、糕餅、蛋糕、餅乾		
所有加工食品	泡麵、火鍋加工料、香腸、培根、火腿		
反式脂肪	酥油（大部分糕餅含有）、乳瑪琳（人造奶油）、油炸食品（炸雞排、鹹酥雞等）、氫化油、氧化油、黑心油		
食品化學添加物	人工色素、人工香料、防腐劑、味精、膨鬆劑、漂白劑		
全脂乳製品	全脂牛奶、拿鐵		
紅肉	牛肉、羊肉、豬肉		
飽和脂肪	奶油、牛油、豬油、豬皮、雞皮		
低纖	每天吃不到五份蔬果（一份為半碗份量）		
傷腦筋飲食指數			＿＿＿＿＿／20

計分標準：
0～3分：好腦筋；4～10分：有點傷腦筋；11～14分：非常傷腦筋；15分以上：超級傷腦筋。

更有人三餐不規律，二十四小時消耗大腦。這就好像飛機飛到太平洋上空，儀表板顯示快沒有燃油，機長卻口口聲聲堅持：「飛機一定可以正常飛。沒有燃油，加水也行。」這怎麼可能？但這卻正是現代人每天對大腦做的事。

營養素就像飛機的燃油，營養素不足或不均衡，和大腦症狀緊密關聯，包括失眠、焦慮、憂鬱、暴怒、注意力不集中、過動、記憶力衰退等。

舉例而言，ω-3多元不飽和脂肪酸、膽固醇、葉酸、維生素B_{12}、膳食纖維過低都可能引起憂鬱症；攝食不健康飲食，包括高糖、飽和脂肪、反式脂肪、油炸食物，明顯增加憂鬱症與焦慮症風險。

本書的目的就是要告訴你：飛機應該要加燃油才能飛行，大腦也要正確的營養才能正常運作。現代人錯誤的飲食方式和層出不窮的大腦症狀有關，就像機長把水加進飛機的油箱中，認為能順利飛行一樣地荒謬。

這裡將先為你介紹會「傷腦筋」的飲食，包括標準美式飲食，之後將再介紹讓你擁有「金頭腦」的飲食。

標準美式飲食的隱憂

標準美式餐飲（Standard American Diet）屬於西式飲食，又稱為「悲傷飲食」，因為它的英文縮寫SAD，正是悲傷（sad）的意思，其四大特色是：高糖、高脂、低纖、食品化學添加物。

標準美式飲食包含加工或油炸食品、披薩、漢堡、白麵包、精製麵粉、甜點、調味奶、啤酒等，不僅帶來壞心情，還會產生代謝症候群、癌症等慢性疾病[1]。

澳洲墨爾本大學研究發現：多吃傳統飲食（蔬菜、水果、肉類、魚類、全穀）的女性，明顯較少憂鬱症、情緒低落症或焦慮症。吃西式飲食的女性，其心理症狀明顯較多。同時，西式飲食程度愈高的女性，心理症狀愈多。研究證實西式飲食和負面情緒有關，刊登於《美國精神醫學期

刊》②。

　　以下食物和憂鬱症狀增加有關：③

- 含糖飲料：市售飲料、手搖杯。
- 精製食物：甜點、精緻穀物、油炸食品、加工肉品、高脂乳製品。
- 加工糕點：鬆餅、甜甜圈、可頌、烘焙產品。

　　大腦症狀其實和生理疾病如肥胖、糖尿病、高血脂類似，常是「病從口入」。為什麼會這樣呢？

　　接下來為你分析標準美式飲食，從四大特徵說起：

高糖

　　為什麼高糖引起負面情緒？

高糖導致血糖不穩

　　這類食物有較高的升糖指數或升糖負荷，一下子將大量糖分帶進血液中，為代謝機轉帶來巨大衝擊，詳細定義在後文「改善大腦症狀的飲食療法」有說明。

　　當血糖變得不穩定，情緒也隨之飄動：情緒低落→渴望吃糖→高血糖→刺激大量胰島素釋放→胰島素阻抗→增加腰臀部脂肪→低血糖→刺激腎上腺分泌可體松（皮質醇）→情緒低落。

　　低血糖的階段，就是情緒容易惡化的時候。所以，為何談公事不要選在早上十一點到十二點之間？因為低血糖會讓雙方的情緒都不好，容易以互嗆收場。

　　愛喝含糖飲料的人，確實比較容易憂鬱。研究發現和不喝飲料的人相比，每天喝四杯（指市售小杯）以上含糖汽水，憂鬱症風險增加30％，喝含糖果汁，憂鬱症風險也增加38％！④

　　愛喝含糖飲料的孩童，也容易罹患注意力不足／過動症。陽明大學環境與職業衛生研究所發現：和一般學童相比，喝多量含糖飲料的兒童，有三點六九倍的機會被醫生診斷為注意力不足／過動症，喝中量含糖飲料者為一點三六倍。這顯示兒童喝愈多含糖飲料，罹患注意力不足／過動症的

風險也愈高⑤。

　　世界衛生組織在2015年公布「成人與兒童糖分攝取指引」，建議糖攝取量應低於每日總熱量（一般為一千八百大卡）的5％，也就是九十大卡，相當於二十二點五公克的糖，以每顆方糖含五公克糖來計算，每人每天極限約四點五顆方糖。叫一杯「微糖」的500cc檸檬汁都超標。

　　含糖飲料除了加入大量方糖或砂糖，常用高果糖玉米糖漿（HFCS），由不同比例的果糖與葡萄糖構成，大大提升甜味，「一試成主顧」。但這對血糖、代謝、情緒影響甚為負面⑥、⑦。

▶ **表3-2　市售含糖飲料含糖量與方糖數整理**

	含糖量（公克）	等於幾顆方糖
百香果汁（500cc）全糖	75	16
百香果汁（500cc）半糖	70	15
百香果汁（500cc）微（三分）糖	51	10.2
金桔檸檬（700cc）微（三分）糖	56	11.2
珍珠奶茶（700cc）全糖	60	12
梅果綠茶（500cc）微（三分）糖	50	10
熱巧克力（500cc）	50	10
香草口味咖啡（500cc）	35	7
新鮮屋茶飲（480cc）	34	7
檸檬汁（500cc）微（三分）糖	25	5

　　聰明的消費者會買標榜「無糖」（Diet）的糖味飲料，對大腦就不會有負面影響了嗎？完全錯誤。

　　研究發現「無糖」汽水的憂鬱症風險，比「有糖」的增加9％，「無糖」果汁比「有糖」還增加43％的風險！④

　　2014年，權威的《自然》期刊文章指出，這類「無熱量人工甜味劑（NAS）」，包括阿斯巴甜（aspartame）、糖精（saccharin）、蔗糖素（Sucralose），會導致血糖不穩與代謝症候群，而且是透過腸道菌失調的機轉。失調的腸道菌若藉由「糞便移植」到第二隻老鼠身上，也會導致血糖不穩、出現大量壞菌，雖然第二隻老鼠並沒有吃人工甜味劑[8]。

　　在人體也一樣。長期攝取人工甜味劑的人，有過重、腹部肥胖、高血糖、高醣化血色素、血糖不穩、肝指數增加（肇因於脂肪肝），腸道中明顯有較多壞菌，和糖尿病的人類似。讓平常沒吃人工甜味劑的人吃一個星期的甜味劑，發現血糖明顯變得不穩[8]。選擇代糖，反而讓你血糖不穩、變得更胖[9]，接下來，大腦症狀將傾巢而出。

　　高精製澱粉與單醣還促使腸道黴菌與壞菌大量生長，產生內毒素，穿過通透性異常增高的腸道壁，藉由血液四處亂竄，導致大腦過度發炎，影響情緒與認知功能。

高糖導致糖分上癮

　　不管男女老少，情緒低落來份甜點，立即帶來「抗憂鬱」效果。不少人更說：「吃甜才有幸福的感覺！」只要一天不吃糖，就渾身不對勁，很難戒掉愛吃甜的習慣，驚覺「糖分上癮」。

　　糖為什麼會讓人上癮？在心理層面上，吃甜食引發「操作制約」，甜味能帶來快感、消除負面情緒與壓力，而且非常便宜，滿足食色的動物本能、「口腔期」的依賴欲望，就像香菸之於抽菸的人。

　　你曾發現自己毫無節制地大吃嗎？暴食高熱量食物的背後，隱藏的是：壓力大、失眠、憂鬱、憤怒。因為壓力導致皮質醇增高、血清素降低、胰島素增加，血糖降低，引起嗜糖欲望。

　　由於高糖又導致血糖與情緒不穩，因此「糖分上癮」也是個惡性循環：「因為焦慮而愛吃甜食→因愛吃甜食而更焦慮」。

　　在生理層面上，吃甜食導致高血糖，刺激了多巴胺分泌，帶來快感與神經興奮效果。若腦中多巴胺活動有基因變異，可能導致對碳水化合物與速食有較高渴望[10]。

此外，甜食常由精製（小麥）麵粉製作，當中的麩質經過人體消化之後，產生類嗎啡化合物，稱為外啡肽（Exorphins），類似腦內啡作用，與腦中的鴉片受體結合，讓你有一種欣快感。用來戒毒的鴉片類拮抗劑，如Naltrexone或Naloxone，可以阻斷外啡肽。如果這種效應被阻斷，或當事者吃下的東西不能產生外啡肽，會因為這種戒斷反應而覺得不舒服，渴求吃到小麥麩質[11]。

高油

這邊指的油，是飽和脂肪（以動物性脂肪為代表）、反式脂肪、化學加工油。2013年大統黑心油事件爆發，動物性脂肪頓時受到許多人青睞，銷路逆勢成長。但它真是「好油」嗎？

大量動物性飽和脂肪會惡化腸內菌失調，促使腸道通透性異常增加，氧化壓力與自由基也增加了，引起過度發炎的免疫反應，減少了腦源神經生長因子（BDNF），引發憂鬱與認知功能下降[12]。

《英國藥理學期刊》研究指出：經高脂飲食餵養的老鼠，呈現體重增加、高血糖、葡萄糖耐受問題，產生焦慮與憂鬱症狀，海馬迴中血清素濃度也降低，即使長期服用抗憂鬱劑也沒辦法改善。

相反地，直接停止高脂飲食，代謝問題完全改善之外，焦慮症狀也明顯進步。研究顯示高脂飲食和海馬迴中血清素失調有關，因此導致憂鬱症狀。[13]

黑心油是「壞油」，不能吃，但「壞油」不只是黑心油，甚至存在你喜歡吃的各類甜點、食品與家用烹調中，包括：

氫化油

把植物油經過氫化反應變成反式脂肪酸，在常溫下可以呈現穩定固態、不易敗壞、可重複高溫油炸、口感酥脆，例如人造奶油乳瑪琳、製作糕餅甜點必用的酥油、炸雞薯條或油條的炸油。

氧化油

油脂經過高溫炒炸，導致油氧化，同時還有自由基、致癌物、反式脂

肪酸產生，例如炸雞排、炸臭豆腐、鹹酥雞。

精製油

市面上大多標榜「純」的油，經過高溫高壓去除雜質與水分，卻導致油變質。

以上的油都會增加發炎反應，進而影響大腦功能。[14]

低纖

飲食中缺乏膳食纖維、不可溶纖維（較粗），被發現和憂鬱症狀有關。[15] 當中重要的機轉是：高脂低纖食物，導致厚壁菌（*Firmicutes*）、變形菌（*Proteobacteria*）這兩門菌增加，發炎反應遽增。

若是吃低脂高纖的傳統食物，擬桿菌（*Bacteroides*）、放線菌（*Actinobacteria*）變多，抗發炎能力會增加。當發炎／抗發炎的翹翹板倒向發炎的方向，大腦神經傳導受到干擾，也就容易產生負面情緒了。

食品化學添加物

精緻甜食中藏有各種你看不懂的成分，帶來負面情緒：人工色素、香料、膨鬆劑、漂白劑、防腐劑，以及上述人工甜味劑。

為何現在的孩子不是坐不住就是不專心？

因為孩子可能吃錯了。英國南安普敦大學研究團隊將一百五十三名三歲幼兒以及一百四十四名八到九歲的國小學童，隨機分成三組，讓他們喝下含有兩種人造飲料，模擬市售含糖飲料，含有人工食品色素與添加物，第一種含有二十五毫克人工色素（台灣食用黃色四、五號、食用紅色六號、美國色素紅色十號），及四十五毫克防腐劑（苯甲酸鹽），第二種含有六十二毫克人工色素（台灣食用黃色五號、紅色四十號、美國色素紅色十號、黃色十號），及四十五毫克防腐劑（苯甲酸鹽）。第三組則喝類似味道的安慰劑。

在三歲幼兒組，喝第一種人造飲料的孩童和安慰劑組相比，明顯有更多過動、坐不住、無法專注等症狀，特別是喝下85%以上飲料的孩童。在

八到九歲的國小學童組，不管是喝第一種或第二種，只要喝下85%以上，明顯有更多過動與分心症狀。

研究結果顯示，對於一般幼兒或孩童來說，食物中含有的人工色素或防腐劑可能導致他們過動增加。由於這項發現對兒童身心發展影響甚鉅，登載於權威醫學期刊《刺絡針》（Lancet）[16]。

「速食」可說是以上高糖、高油、低纖、化學添加物等集大成的產物，卻是成人與兒童的最愛。

西班牙研究團隊調查了八千九百六十四名健康人食用速食（漢堡、香腸、披薩）的習慣，並且進行六點二年的追蹤發現：食用最多速食的人，比起較少吃速食的人，發生憂鬱症的機率增加36%。可能因為西式飲食、反式脂肪導致低度發炎、血管內皮功能失調、代謝（血糖、血脂、胰島素）失調、高升糖食物、色胺酸缺乏導致血清素不足，提升了憂鬱的機率。[17]

美國飲食作家Michael Pollan，以三個原則綜合了營養學的研究結果：吃真正的食物、不要過量、以植物為主。

寫《六星期大腦健康計畫》（*The UltraMind Solution*）的Mark Hyman醫師也說：「回想一下我們曾祖父那一輩會稱之為食物的東西，就是食物。那時並沒有所謂的『垃圾食物』，要麼就是『食物』，此外就是『垃圾』。」

時代愈來愈進步，然而，我們的「食物」卻是愈來愈像「垃圾」。我們需要找回真正的「食物」。

你可能會說：「張醫師，你這章講的都是我生活中的『小確幸』，如果你把我的『小確幸』都剝奪了，活著還有什麼意義？」事實上，你身邊的「小確幸」太多了，只是一直被你忽略。我將引導你把他們都找回來，你一定會更幸福。

參考書目

① Lopresti AL, Hood SD, Drummond PD. A review of lifestyle factors that contribute to important pathways associated with major depression: diet, sleep and exercise. J Affect Disord. 2013;148(1):12-27.

② Jacka FN, Pasco JA, Mykletun A, et al. Association of Western and traditional diets with depression and anxiety in women. Am J Psychiatry. 2010;167(3):305-311.

③ Gangwisch JE, Hale L, Garcia L, et al. High glycemic index diet as a risk factor for depression: analyses from the Women's Health Initiative. Am J Clin Nutr. 2015;102(2):454-463.

④ Guo X, Park Y, Freedman ND, et al. Sweetened beverages, coffee, and tea and depression risk among older US adults. PLoS One. 2014;9(4):e94715.

⑤ Yu CJ, Du JC, Chiou HC, et al. Sugar-Sweetened Beverage Consumption Is Adversely Associated with Childhood Attention Deficit/Hyperactivity Disorder. Int J Environ Res Public Health. 2016;13(7). (pii):E678.

⑥ Malik VS, Hu FB. Fructose and Cardiometabolic Health: What the Evidence From Sugar-Sweetened Beverages Tells Us. J Am Coll Cardiol. 2015;66 (14):1615-1624.

⑦ Lin WT, Chan TF, Huang HL, et al. Fructose-Rich Beverage Intake and Central Adiposity, Uric Acid, and Pediatric Insulin Resistance. J Pediatr. 2016;171:90-6.e1.

⑧ Suez J, Korem T, Zeevi D, et al. Artificial sweeteners induce glucose intolerance by altering the gut microbiota. Nature. 2014;514(7521):181-186.

⑨ Abbott A. Sugar substitutes linked to obesity. Nature. 2014;513(7518):290.

⑩ Yeh J, Trang A, Henning SM, et al. Food cravings, food addiction, and a dopamine-resistant (DRD2 A1) receptor polymorphism in Asian American college students. Asia Pac J Clin Nutr. 2016;25(2):424-429.

⑪ Pruimboom L, de Punder K. The opioid effects of gluten exorphins: asymptomatic celiac disease. J Health Popul Nutr. 2015;33:24.

⑫ Pistell PJ, Morrison CD, Gupta S, et al. Cognitive impairment following high fat diet consumption is associated with brain inflammation. J Neuroimmunol. 2010;219(1-2):25-32.

⑬ Zemdegs J, Quesseveur G, Jarriault D, Penicaud L, Fioramonti X, Guiard BP. High-fat diet-induced metabolic disorders impairs 5-HT function and anxiety-like behavior in mice. Br J Pharmacol. 2016;173(13):2095-2110.

⑭ Mozaffarian D, Pischon T, Hankinson SE, et al. Dietary intake of trans fatty acids and systemic inflammation in women. Am J Clin Nutr. 2004;79(4):606-612.

⑮ Fang CY, Egleston BL, Gabriel KP, et al. Depressive symptoms and serum lipid levels in young adult women. J Behav Med. 2013;36(2):143-152.

⑯ McCann D, Barrett A, Cooper A, et al. Food additives and hyperactive behaviour in 3-year-old and 8/9-year-old children in the community: a randomised, double-blinded, placebo-controlled trial. Lancet. 2007;370 (9598):1560-1567.

⑰ Sanchez-Villegas A, Toledo E, de Irala J, Ruiz-Canela M, Pla-Vidal J, Martinez-Gonzalez MA. Fast-food and commercial baked goods consumption and the risk of depression. Public Health Nutr. 2012;15(3):424-432.

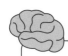 第 **4** 章

營養失衡對大腦的影響

以往對食物的概念，單純只是生理運作所需要的基本營養——「怎樣吃，你不會餓死」。

當你得到某種疾病，醫生找不到原因，會說：「都是基因惹的禍。」最新科學研究卻發現，正是你所吃的食物，控制了基因表現，決定你是否健康、還是發病。科學家發現，食物根本就是成千上萬種的人體荷爾蒙 ①。

表觀遺傳學／基因營養學的發展

新興的「表觀遺傳學」（Epigenetics）指出，人體有二點一萬個基因，基因上有著無數的「開關」，隨著接觸到的食物分子、環境物質與荷爾蒙，這些基因的「開關」狀態一直在變，已經和出生時的設定有很大的不同，就像筆電的原廠設定已經被你改到面目全非。即使是同卵雙胞胎，到了老年都變得很不同。

這些「開關」，就是DNA的甲基化（關閉功能）以及乙醯化（開啟功能），在本章維生素B群的段落會為你簡介。

有些人帶著致病的基因卻沒有發病；有些人帶的基因不太致病，最後卻發病了。為什麼？

因為受到表觀遺傳調控，基因的實際運作與你的想像截然不同。舉例而言，若血液中糖分過高，可以打開發炎基因，導致神經發炎，長期下來可能引發失智症；相反地，你喝下的綠茶中，富含的兒茶素（EGCG）能

夠打開抗失智基因，保護神經不產生類澱粉沉積。

　　營養素可說是「一隻看不見的手」，在幾微秒的時間內，幫你開啟或關閉無數的基因表現。你並不需要擔心自己不會、或沒空去調控基因，因為營養素會幫你完成這奧妙的一切。在醫療上，以營養醫學的策略控制特定基因的開啟或關閉，就是「基因營養學」（Nutrigenomics）。

　　可惜的是，政府營養指引都還停留在「怎樣吃，你不會餓死」的階段，而不是「怎樣吃，你會更健康」，對於營養素的運用十分消極。美國維生素D研究權威Robert Heaney醫師就認為，目前維生素的官方建議量，只是根據缺乏症疾病的預防，不能說這樣的劑量有充足的生理保護作用[②]。

　　根據美國營養學家William J. Walsh著作《營養的力量：修復大腦的關鍵元素》（*Nutrient power: heal your biochemistry and heal your brain*），在憂鬱症的病理當中，53％為營養失衡致生化異常，特別是DNA甲基化偏低，這就是表觀遺傳學變化。其他包括20％為葉酸缺乏、5％為毒性重金屬累積（鉛、汞、鎘、砷）。以上原因導致DNA甲基化異常、血清素活性異常、或神經細胞凋亡，和憂鬱症密切相關。

　　在自然界中，早已存在許多能夠開啟大腦功能的基因、關閉疾病發作的基因的食材，只是你知不知道善用。有些就在眼前的餐桌上，但你長久視而不見，接下來分別介紹其重要性。

脂肪酸的重要性

　　在大腦的組成中，75％是水分；但在大腦的固體組成中，脂肪佔比高達60％，分佈在神經細胞膜與髓鞘中。脂肪佔比如此之高，說它是大腦第一營養素不為過。

　　神經細胞膜由雙層磷脂質構成，一半以上是脂肪酸。脂肪酸含十六至十八個碳原子，以長鏈的型態存在，親水性的磷質頭部朝外，疏水性的脂質尾巴朝內，成為細胞內外最重要的屏障。磷脂質就像是古代城市的城牆一樣，沒有了城牆、或者城牆功能不佳，人民的生活就陷入危險之中。

脂肪酸的型態，分為飽和脂肪酸、不飽和脂肪酸。

飽和脂肪酸

其碳鏈沒有雙鍵，容易以固態存在，維持細胞膜穩定性。來源包含動物性的紅肉（牛肉、羊肉、豬肉）、動物油（豬油、牛油）、家禽的皮、乳製品（牛奶、起司、奶油）；以及熱帶植物油（椰子油、棕櫚油）。

飽和脂肪長期被視為腦心血管疾病的元兇，但《美國臨床營養期刊》2010年的回顧文章卻指出，攝取飽和脂肪酸，和冠狀動脈心臟病、中風等心血管疾病的增加，並無關聯。肥胖、久坐不動、攝取過多精製碳水化合物，因而造成胰島素阻抗（糖尿病前期），才是真兇 [3]、[4]。

以往，民眾以為膽固醇愈低愈好，盡量不要吃蛋黃、動物油，因為膽固醇高，會導致肥胖與心血管疾病。現在，醫學研究發現：75%的膽固醇都是由肝臟自己製造出來，食物中的膽固醇頂多佔25%。而且，膽固醇太低，會導致大腦症狀。

膽固醇過低和憂鬱症有關

1999年，《英國精神醫學期刊》研究首先指出，低膽固醇與憂鬱症、自殺、暴力、死亡率有關，特別是低於160毫克／分升。[5]、[6] 後續研究也指出，如果男性總膽固醇低於165毫克／分升，自殺、事故和其他非自然原因死亡的機率是一般人的七倍 [7]。

原來，足量的膽固醇和血清素接受體功能與親和力有關，還可以減輕發炎、改善憂鬱。有高血脂症並而使用他汀類降血脂藥的民眾需要特別注意，若膽固醇降得太低，可能提高大腦疾病的風險。

高膽固醇血症是代謝症候群的症狀之一，和你吃進去多少膽固醇沒有直接關係。蛋黃、動物油可以適量吃，能多吃接下來會介紹的 ω-3、ω-9脂肪酸最好，讓你的每日熱量由這些「好油」中獲得，而

不是精製碳水化合物。

不飽和脂肪酸

　　碳鏈則含有雙鍵，在常溫下為液態，決定了細胞膜流動性，影響到神經細胞功能良窳。它分為：

「單元不飽和脂肪酸」（MUFA）

　　含有一個碳雙鍵，且在碳鏈末尾數來第九個碳原子的位置，即 ω-9 系列脂肪酸，以油酸為主，包括苦茶油（82%）、橄欖油（71%）、芥籽油（62%）、酪梨（牛油果）、杏仁、腰果、花生等。它們屬於不必需脂肪酸，可在人體內自行合成。

「多元不飽和脂肪酸」（PUFA）

　　含有多個碳雙鍵的，包括 ω-3、ω-6 系列脂肪酸。

- ω-3 系列的脂肪酸

　　分為 DHA（二十二碳六烯酸）、EPA（二十碳五烯酸），來源為富含油脂的魚，如鰹魚、鮭魚、鮪魚、鯖魚、秋刀魚、鯡魚，常見的鮪魚含26.5%；以及 α 次亞麻油酸（ALA），來源為紫蘇油（64%）、亞麻仁油（53%），能在人體中依序轉換為 DHA 與 EPA，但其轉換效率可能會受到老化、攝取過量飽和脂肪酸、酒精等因素影響，約10%～20%。因容易受熱氧化，建議涼拌而不要熱炒。

　　你猜猜看，在大腦和視網膜神經元中，什麼成分可以佔到細胞膜一半重量、佔脂肪組成的四分之一？答案是「DHA」。

　　DHA 屬於 ω-3 不飽和脂肪酸，是構成神經細胞的重要原料，負責神經細胞膜功能與穩定度，維持血清素、正腎上腺素和多巴胺這三種關鍵神經遞質的功能。

　　DHA 更是神經元髓鞘的原料，髓鞘是像電線的塑膠皮一樣，緊緊裹住

神經元，以避免漏電、優化神經傳導。同時，DHA具有抗神經發炎，減少COX-2（環氧合酶）的活動，抑制發炎物質生成，能直接調節BDNF生成的基因表現，若不足，會產生憂鬱情緒與認知功能減退。

EPA負責調節免疫系統，減少細胞膜上花生四烯酸與前列腺素PGE-2的合成，若不足，大腦與身體組織發炎過度，產生症狀。充足的 ω-3不飽和脂肪酸是大腦健康非常重要的關鍵。

• ω-6系列的脂肪酸

分為亞麻油酸（LA），來源包括葡萄籽油（73％）、葵花油（68％）、玉米油（58％）、大豆（黃豆）油（54％）、芝麻油（45％）等；γ 次亞麻油酸（GLA），來源為月見草油、琉璃苣油和黑醋栗油，是人體不能自行製造的必需脂肪酸，能夠合成抗發炎的前列腺素PGE-1，促進傷口癒合、改善過敏。服用抗凝血劑者，需要斟酌使用劑量。

還有，花生四烯酸（AA），這是亞麻油酸或 γ 次亞麻油酸透過 δ-5-去飽和轉化酵素代謝後，產生促發炎（壞的）的花生油酸、前列腺素（PGE-2、PGF-2），和白三烯（LT）。還好，亞麻油酸或 γ 次亞麻油酸代謝也會產出抗發炎（好的）的花生油酸、前列腺素（PGE-1）。EPA可以抑制促發炎花生油酸的產生。

ω-6／ω-3脂肪酸的比例

ω-6／ω-3脂肪酸的比例非常重要。ω-6脂肪酸扮演促發炎角色時，也需要 ω-3脂肪酸抗發炎作用來平衡。當 ω-6／ω-3比例變高，產生促發炎花生油酸機會也變高。ω-6／ω-3脂肪酸比例不應該超過四比一，最好是三比一或二比一，但現代人是多少？二十五比一！

難怪，在 ω-6／ω-3比例嚴重失衡的「常態」下，大腦與身體處於過度發炎，大腦疾病（憂鬱症、失智症、注意力不足／過動症、暴力等）與生理疾病（代謝症候群、肥胖、高血壓、糖尿病、心臟病、癌症等）都逐年大幅增加。

因此，素食者不應食用過多大豆油、花生油、葵花油等，因為它們富含促發炎的 ω-6脂肪酸。相對地，冷壓初榨的橄欖油、苦茶油、芥籽油，

因含有豐富的 ω-9脂肪酸，在形成細胞膜時，不會排擠到 ω-3脂肪酸的組成，對健康較佳，既能調節膽固醇，也能保護大腦與心血管，免於氧化壓力、活性氧自由基，與過度發炎造成的傷害。若能直接攝取 ω-3脂肪酸更好，包含亞麻仁油、紫蘇油，但務必用涼拌方式。

在健康人族群，體內的 ω-3脂肪酸比例不足，和憂鬱症狀有關，而且愈不足者，憂鬱症狀愈多[8]。

針對青年與中年族群（三十至六十四歲）進行四年半的飲食追蹤研究發現：若體內的 ω-3／ω-6脂肪酸比較高，也就是較高的DHA與EPA，可以延緩女性憂鬱症狀的發生，以及男性身體症狀的發生[9]。在憂鬱症患者身上，不管是DHA、EPA或總體 ω-3不飽和脂肪酸，都比健康人少，這支持了憂鬱症的「磷脂質理論」[10]。

你知道為什麼C型肝炎患者在接受 α 干擾素治療時，高達23％～45％的患者都會出現重度憂鬱症[11]？這是因為干擾素引發第六型介白素增加，大腦血清素活性降低導致憂鬱，這可從腦脊髓液中血清素代謝物5-HIAA過低看出[12]。

哪些C型肝炎患者是產生憂鬱症的高危險群呢？正是EPA或DHA缺乏的個體，他們的酵素基因有些變異，稱為「基因多型性」（前者為磷脂酶PLA2、後者是環氧合酶COX2）。大腦發炎引起憂鬱症狀，特別是EPA缺乏者，合併最多的身體症狀[13]。

大腦症狀常與神經發炎有關，過多促發炎激素將導致憂鬱、降低血清素神經元的存活、減少神經新生。當 ω-3脂肪酸被剝奪，花生四烯酸增加，免疫系統偏向促發炎，大腦症狀變得更厲害[14]。

ω-3脂肪酸對於免疫系統產生抗發炎作用，透過降低神經發炎以預防大腦症狀。由於較難在人體自行合成，必須由食物中攝取或額外營養補充。

胺基酸的重要性

　　在第一章，我提到神經遞質如GABA、多巴胺、正腎上腺素、血清素等，都由胺基酸組成，是大腦運作的靈魂。

　　神經遞質製造過程中，需要足量的胺基酸、維生素、礦物質，才能夠順利合成。若大腦症狀牽涉神經遞質失衡，就得去思考，製造過程中少了什麼？或受到什麼因素干擾？

重要神經遞質生化合成機轉

1.GABA合成

　　蛋白質→左旋麩胺酸→【輔酶：維生素B_6、鋅】→GABA。

2.多巴胺、正腎上腺素合成

　　蛋白質→苯丙胺酸→【輔酶：葉酸、鐵、菸鹼酸】→左旋酪胺酸→【輔酶：葉酸、鐵、菸鹼酸】→左旋多巴→【輔酶：維生素B_6】→**多巴胺**→【輔酶：維生素C、銅、氧】→**正腎上腺素**→【SAMe甲基化、皮質醇】→**腎上腺素**。

3.血清素合成

　　蛋白質→左旋色胺酸→【輔酶：葉酸、鐵、氧、菸鹼酸】→5-羥基色胺酸（5-HTP）→【輔酶：維生素B_6】→**血清素**→【輔酶：SAMe甲基化、鎂、藍光減少】→**褪黑激素**。

γ-胺基丁酸（GABA）

　　GABA是天然的大腦鎮定劑，是大腦的煞車系統。這個充滿壓力的社會，要擠盡我們最後一滴腎上腺素，讓我們以失控的速度往前衝，卻不知衝向何方。GABA讓我們能夠踩煞車，讓身體放鬆、心靈平靜，每晚有好的睡眠。

　　失眠、焦慮、恐慌、緊繃、抽搐等自律神經失調症狀，和GABA的失調有關。一般人喝酒，或醫師開立抗焦慮劑、安眠藥，其實都是模仿GABA在腦中的作用，讓帶負電荷的氯離子進入細胞內，達到抑制神經功能的效果。然而，酒精會帶來重大身心危害，安眠藥也可能產生依賴與副作用。

　　讓GABA的量充足很重要，GABA最重要的原料是**左旋麩胺酸**（L-Glutamate），這正是大腦最豐富的興奮性神經遞質，卻可以轉化為最豐富的抑制性神經遞質GABA。從哪些食物可以獲得最多左旋麩胺酸呢？
- 蛋白質食物。
- 堅果類：葵花子、花生、杏仁果、蓮子、芝麻、腰果。
- 麥片。

　　左旋麩胺酸可以將氨轉化為左旋麩醯胺酸（L-Glutamine），是麩胱甘肽的重要原料，也是重要抗氧化物質。麩醯胺酸能夠改善智力、抗憂鬱、促進黏膜潰瘍癒合，特別是腸道。

多巴胺與正腎上腺素

　　多巴胺、正腎上腺素，是提振活力、帶來興奮感、維持專注力、增加警覺性的重要物質。

　　缺乏時，和憂鬱症、注意力不足／過動症、物質或行為成癮有關。一些人吸食安非他命、古柯鹼，是模仿多巴胺大量且持續的刺激，結果造成了成癮與腦部傷害。醫師開藥治療注意力不足／過動症、改善憂鬱，也是透過增加多巴胺或正腎上腺素作用。

　　多巴胺、正腎上腺素的重要原料**苯丙胺酸**（Phenylalanine）能促進腦

內啡作用，本身就有止痛、抗憂鬱效果。在食物中最豐富的來源是：
- 蛋白質食物：包括小魚乾、干貝。
- 奶製品：乳酪、脫脂奶粉。
- 黃豆製品。
- 堅果：花生、杏仁、芝麻、南瓜子。

　　苯丙胺酸還可以轉換為苯乙胺醇（PEA），PEA也富含於巧克力，帶來愉悅感。由於戀愛時腦中會分泌PEA，難怪不少人描述吃巧克力會有談戀愛的感覺！

血清素

　　血清素是帶來快樂、放鬆的重要物質。缺乏時，會呈現焦慮、憂鬱、易怒、煩躁、恐懼、自信心低落、強迫想法與行為、失眠、肌肉疼痛等多種自律神經失調症狀。

　　醫師開立的血清素再回收抑制劑（SSRI），就是要拉高血清素的量，改善焦慮症、憂鬱症、強迫症等疾病。然而，全身血清素有百分之九十五存在腸胃道，維繫腸胃功能，只有百分之一到二是在大腦，因此這類藥物可能造成腸胃副作用。

　　血清素的原料是**色胺酸**（Tryptophan），哪些食物最多呢？
- 全穀類：糙米、五穀米、全穀麵包、麥片。
- 核仁類：南瓜子、黃豆、白芝麻、黑芝麻。
- 深海魚肉：白帶魚、秋刀魚、鮪魚。
- 瘦肉：火雞肉、豬後腿瘦肉、雞胸肉、牛腱。

維生素B群的重要性

　　如上所述，胺基酸需要在特定維生素以及礦物質的催化下，才能合成神經遞質，以下介紹和腦神經功能最有關的維生素。

葉酸（維生素B$_9$）

葉酸能協助製造細胞遺傳物質DNA、RNA，形成SAM-e（S-腺核苷甲硫胺酸），促進細胞發育，是新生兒大腦與脊髓發育的必要物質。它能分解同半胱胺酸，保護心臟，預防結直腸癌、乳腺癌、子宮頸癌發生。葉酸對於腦神經運作十分重要，協助合成並且調控多巴胺、正腎上腺素、血清素等神經遞質。

哈佛醫學院暨麻州總醫院Papakostas等人研究發現，憂鬱症患者若血中葉酸低（＜2.5ng/mL），憂鬱症之復發率將高達42.9％；血中葉酸濃度正常者，復發率僅為3.2％[15]。

後續研究也發現，低葉酸和憂鬱症發病率增加、復發、抗憂鬱劑療效不佳都有關，補充葉酸能夠讓神經元運作良好。若要抗憂鬱劑發揮效果，必須有一定量的葉酸，否則會無反應；若服用抗憂鬱劑改善有限，補充葉酸還可增強其療效。

然而，並不是多服用葉酸，就能夠達到效果。

因為，葉酸必須轉換為5-甲基四氫葉酸（5-MTHF），才能通過血腦障壁，讓大腦細胞運用。《分子精神醫學》研究指出，部分人因為有甲基四氫葉酸還原酶（MTHFR）的基因變異，即基因多型性，導致大腦中的葉酸不足，發展為憂鬱症的機率高出一般人一點三六倍[16]。這個族群可能需要直接補充5-甲基四氫葉酸。

足夠的葉酸相當重要。憂鬱症患者的腦部核磁共振檢查發現，有數量增加的白質病灶或小白點，這正是大腦發炎的現象，和同半胱胺酸（homocysteine）過高有關，原因在於葉酸不足。[17]在罹患精神疾病的老年族群，血液中葉酸愈低，大腦白質病灶愈嚴重[18]。

此外，MTHFR基因變異、同半胱胺酸濃度高於5 μ mol/L，罹患思覺失調症的機率分別增加36％、70％[19]。

葉酸的食物來源是：蘆筍、柑橘類、全穀、綠色蔬菜、豆類（四季豆、綠豆、紅豆、扁豆）。

維生素B$_{12}$

　　維生素B$_{12}$有助形成紅血球，並且與維生素B$_6$和葉酸作用，製造出血清素和多巴胺。若缺乏時，將造成易怒、冷漠、個性改變、憂鬱、失憶、痴呆、幻覺、暴力傾向。

　　維生素B$_{12}$缺乏，是長期被忽略的流行病。人口中10％～40％有維生素B$_{12}$缺乏的狀況。研究發現，高達30％的憂鬱症患者缺乏維生素B$_{12}$，而缺乏維生素B$_{12}$的老人明顯容易憂鬱。

　　為什麼會缺乏？一部分人因為腸胃問題，長期使用胃藥（制酸劑），很容易造成維生素B$_{12}$吸收不足。一部分人有吃素的健康習慣，但維生素B$_{12}$來自動物性食物。

　　維生素B$_{12}$是心血管健康的關鍵。當它不足，血液中同半胱胺酸會升高，心血管慢性發炎，導致動脈硬化。血清中同半胱胺酸上限為10μmol/L，每增加5μmol/L，心血管問題增加20％。遺憾的是，素食者血液中同半胱胺酸常超過這個上限，可能抵銷素食在心血管疾病預防的加分作用。因此，素食者的心血管健康不一定較好[20]。

　　維生素B$_{12}$的食物來源是：肝臟、奶酪、雞蛋、牛奶、魚、優格。

維生素B$_6$（吡哆醇）

　　維生素B$_6$，是製造血清素、多巴胺、正腎上腺素、GABA的重要輔酶。

　　加拿大魁北克進行的營養與老化追蹤研究發現，飲食當中有較高維生素B$_6$的女性，不管是單純食物或加上營養補充，發生憂鬱症的機會減少了43％。相對地，若男性有較高維生素B$_{12}$，可以降低憂鬱症機率[21]。

　　國家衛生研究院也發現，超過三成銀髮族出現憂鬱症狀，同時缺乏血紅素、維生素B$_6$、葉酸等三種關鍵營養的人，憂鬱風險可達七倍[22]。

　　這可能因為維生素B$_6$、葉酸是神經遞質合成所必須；血紅素不足導致腦部供氧量不足，影響神經遞質合成，更導致氧化壓力過高，終而導致銀髮族的憂鬱情緒。

　　素食者也可能讓自己陷入營養不良，需要注意鐵質、維生素B_6、葉酸的攝取，才不會引發老年憂鬱症。

　　維生素B_6最豐富的來源是：雞蛋、肝臟、魚類、黃豆、花生、核桃、糙米、燕麥、麥片、髮菜、小麥胚芽、啤酒酵母。

DNA的甲基化／乙醯化

　　維生素B_6、B_{12}、葉酸這三種維生素B的關鍵性，也在於調節DNA旁組蛋白（Histone）的「甲基化」與「乙醯化」，控制DNA是否被轉錄為信使RNA，再轉譯為蛋白質，決定神經遞質活動、BDNF製造、抗氧化功能（製造麩胱甘肽）、肝臟解毒，以及抗發炎等生理運作。

　　當他們提升DNA「甲基化」、降低DNA「乙醯化」，就會減少這個基因的表現，反之，若提升DNA「乙醯化」、降低DNA「甲基化」，就會增強這個基因的表現。

　　以血清素再回收基因為例，運用前一個機轉就會抑制血清素再回收，增加血清素數量，從而改善憂鬱。運用後者，則促進血清素再回收，減少了血清素，導致憂鬱症狀。

　　William J. *Walsh*《營養的力量》一書對此析論甚詳。

維生素B_3（菸鹼酸）

　　菸鹼酸參與神經遞質的製造，缺乏將造成血清素降低，容易憂鬱、焦慮、易怒。

　　菸鹼酸在細胞內被轉化成NAD與NADP，牽涉能量製造，還負責體內許多重要生化反應，包括氧化與抗氧化、DNA代謝與修復、細胞訊息傳導、轉化葉酸為四氫葉酸等，超過四百五十種。菸鹼酸受體在免疫細胞、

脂肪組織、大腦分佈特別豐富。

此外，菸鹼酸被轉化為NAD之後，能夠活化SIRT1基因，製造Sirtuin1酵素，改善胰島素敏感性、降低胰島素阻抗、增加生存能力，並且延長壽命。美國約翰霍普金斯醫學院的Pere Puigserver等人在《美國國家科學院院刊》（PNAS）、《自然》（Nature）發表研究，指出在禁食狀態下，肝細胞的NAD濃度會增加，促進了SIRT1基因的活性，這可以解釋「熱量限制」是唯一在動物實驗中，確認可以延長壽命的方法[23]、[24]。

台大精神科劉智民、張書森醫師等人，發現一般人在接受菸鹼酸皮膚貼片測試時，會有局部潮紅反應，但思覺失調症患者往往缺乏這項反應。此外，患者親屬的潮紅反應也較緩慢，家庭有愈多思覺失調症患者，潮紅反應愈緩慢或缺乏[25]、[26]。研究也發現，思覺失調症患者腦中扣帶迴皮質的高親和性菸鹼酸受體數量減少。以上證據都顯示，思覺失調症可能牽涉到菸鹼酸調控的遺傳基因[27]。

維生素B_1（硫胺素）

維生素B_1幫助大腦將葡萄糖轉化為能量；缺乏時，會產生憂鬱、焦慮、乏力、煩躁、失眠與失憶[28]。

現代人由於攝取精製穀類，去除了富含維生素B_1的穀殼與胚芽，也陷入慢性維生素B_1不足的風險當中。攝入精製碳水化合物、或過多熱量，譬如白麵粉、蛋糕、糖果、派、糖漿、加工食品，也會消耗維生素B_1。因此，若你吃得多，要注意多補充維生素B_1。

維生素B_1的食物出處：糙米、堅果、燕麥、啤酒酵母、大豆、蛋黃、魚、內臟、瘦肉、綠色蔬菜、葡萄乾。

肌醇（維生素B_8）

肌醇和膽鹼結合，形成卵磷脂，構成細胞膜、保持體內能量、轉移細胞之間的營養素，有助於血清素形成，並負責血清素受體後訊息傳遞。腸道菌也會幫忙製造肌醇。足量的肌醇能預防憂鬱、恐慌、強迫症狀。

肌醇的食物出處：小麥胚芽、啤酒酵母、柚子、葡萄乾、肝臟。

維生素D的重要性

你有沒有缺乏維生素D呢？一般定義血液中25-羥基維生素D濃度在20ng／mL以下為缺乏，30ng／mL以下為不足。

在台灣，有66.2％的民眾維生素D濃度缺乏；達到不足程度者竟達98％。香港不足比率為62.3％，東北亞的日本、韓國，也是高達90％以上。在開發中或已開發國家，達三分之一至二分之一人口缺乏維生素D，導致缺乏的原因包括高緯度、日照不足（較少走出戶外）、冬季日光時間過短、塗抹防曬產品、遮蔽衣物過多。

維生素D最重要的來源是接受日光照射，僅一成從食物攝取。紫外線UVB催化表皮形成維生素D_3。黑色素會降低維生素D_3的形成，防曬係數十五以上的防曬乳將阻擋99％的紫外線UVB，降低99％的維生素D_3。因此，在陽光充足的台灣，維生素D缺乏也可以如此嚴重。

維生素D在肝臟與腎臟被轉化為1,25羥基維生素D，能提升腸道吸收鈣，調節成骨活動，影響達兩百多個基因，控制細胞生長與分化，特別在大腸、前列腺、乳房，能抑制癌細胞增生、促進細胞自戕作用、減少血管新生，在避免細胞癌化有非常重要角色。它抑制腎臟腎素生成，調節心血管活動，還能夠活化單核球、活化淋巴球，提升免疫力[29]。

維生素D的重要性已經被視為荷爾蒙，在大腦發揮重要角色，包括調節杏仁核活動、酪胺酸酶基因表現、影響腎上腺產生腎上腺素與正腎上腺素、控制膠細胞神經生長因子，以及發揮神經保護功能。

維生素D缺乏也被確認為流行病，若不足和神經系統疾病發生有關，包括憂鬱症、阿茲海默症、巴金森氏症、思覺失調症、多發性硬化症等[30]、[31]。情緒疾病如憂鬱症、雙相情緒障礙症，好發於秋季。學者認為可能和日照縮減導致維生素D產生不足有關。足夠的維生素D濃度，可以保護當事者不出現自殺行為[32]。

維生素D有兩大來源，一是日光，當紫外線照進皮膚底下，將膽固醇轉換為維生素D_3（膽鈣化醇）；一是食物，攝入維生素D_2（麥角鈣化醇），

從深海魚肉如鯖魚、鮭魚、沙丁魚，以及維生素D強化牛奶中獲得。

維生素C的重要性

維生素C是知名的天然抗氧化劑，也是重要的抗壓力營養素，將多巴胺催化為正腎上腺素與腎上腺素，他們是最重要的抗壓力荷爾蒙。腎上腺是人體庫藏維生素C最豐富的地方，可見維生素C在抗壓的重要性。

絕大多數的動物能夠自行將澱粉轉化維生素C，但少數動物因為GULO基因片段突變，失去這個能力，包括人類、猩猩、蝙蝠、天竺鼠等，只能從食物中獲得。一隻山羊重量七十五公斤，和成年男性差不多，每天可以製造十三公克的維生素C，遇到災難、疾病時，可以製造一百公克維生素C，以應付所有生理與心理壓力。

現代人每天持續面對工作、家庭或學習壓力，實在不亞於山羊。我們究竟吃下多少維生素C？

據研究，猩猩每天吃下二至六公克維生素C，原始人每天吃二點三公克，現代人只吃零點零七公克。

諾貝爾獎兩屆得主Linus Pauling認為，美國農業部建議維生素C每日攝取量零點零九公克，是「免於死亡」的劑量，而達到「最佳健康」的劑量是二十到兩百倍。以美國自然醫學博士陳俊旭的經驗，每天三到六公克是安全又有效的劑量。

市售維生素C一顆五百毫克，含十六顆檸檬的維生素C。然而，現代人偏食，不吃蔬果者眾，每天連一顆檸檬的維生素C都吃不到。

根據衛生福利部調查，僅有20.2%的國人每日蔬果攝取達到建議的五份。同時，台灣青少年蔬果攝取更是不足，國中學生為17.5%，至高中階段驟降為10.6%，在西太平洋地區十四個國家排名倒數第三，僅贏吉里巴斯與馬爾地夫。（註：蔬菜一份生重一百公克、生鮮約一平碗量；煮熟約半碗量。水果一份約一個女性拳頭大小；切好水果約碗八分滿。）

在壓力如此龐大的今天，維生素C的攝取量可說是「杯水車薪」。難怪

壓力相關的生理疾病（高血壓、心肌梗塞、肥胖、胃潰瘍等）、大腦症狀（憂鬱、躁鬱、焦慮、注意力不集中等）紛紛出爐，琳瑯滿目，大醫院始終門庭若市。

維生素C不只抗壓，還和認知功能有關。德國研究發現，和健康老人相比，輕度失智症患者血液中的維生素C、β胡蘿蔔素明顯較低。相對地，維生素E、茄紅素、輔酶Q10濃度則沒有差別[33]。為什麼呢？維生素C若缺乏，大腦細胞氧化壓力大增，因此提高阿茲海默症發生機率。

研究發現，維生素C能夠減少腦細胞β類澱粉沉積、降低乙醯膽鹼分解酶活性、透過一氧化氮改善血管內皮功能、降低周邊組織活性氧產生、提高細胞抗氧化能力、調節發炎激素，阻斷形成阿茲海默症的機轉。部分人因為維生素C代謝相關基因缺陷，導致維生素C的血清濃度不足，是需要注意的[34~36]。

在蔬食當中，芥菜含有豐富維生素C，屬於十字花科，又稱為長年菜、掛菜，加工醃製後成為酸菜、鹹菜。紅色甜椒含量也相當豐富。其他蔬菜來源包含香椿、綠豆芽、青椒、辣椒、甘藍菜（高麗菜）、花椰菜等；水果來源為：柑橘、芭樂、奇異果、木瓜、聖女番茄、草莓、柚子、荔枝、柳丁等。

維生素E的重要性

身體進行發炎反應時，白血球釋放出大量的自由基，意圖攻擊入侵者，維生素E以及維生素C、A、鋅、硒、生物類黃酮等，則具有抗氧化功能，能夠減少發炎反應對身體的傷害。

維生素E在預防認知退化上佔有重要角色，能夠保護粒線體。目前已知β類澱粉沉積與活性氧會導致粒線體失常，電子傳遞鍊活動下降並危害粒線體DNA，然而粒線體是細胞的能量工廠，一旦當機，神經細胞就死亡。腦細胞相當耗能、容易產生自由基，保護粒線體的重要性對於大腦不可言喻。

維生素E的食物來源為：小麥胚芽、大豆、植物油、核桃、胡桃、結球甘藍、綠葉蔬菜、菠菜、全穀、雞蛋。

維生素A的重要性

維生素A對於大腦的兩個區域格外重要，一是海馬迴，它支持了神經可塑性，若缺乏會影響記憶力與學習力；另一是下視丘，若缺乏會影響食欲與生長[37]。

維生素A的衍生物稱為A酸（Retinoids，或稱視網酸），透過A酸受體（RARs）、A酸X受體（RXRs），調節著大腦運作。大腦杏仁核、皮質、海馬迴、下視丘等處，都有活躍的細胞內A酸訊息傳導，影響神經型態、分化、軸突生長、功能維持。A酸訊息傳導失常，將導致神經退化與阿茲海默症。

全反式A酸存在大腦中，能夠活化膽鹼乙醯轉移酶（ChAT），促成膽鹼與乙醯輔酶A結合，形成乙醯膽鹼，這是大腦記憶功能的關鍵分子，但在阿茲海默症中，乙醯膽鹼活動大幅減少。當A酸活化了A酸受體與A酸X受體，能夠阻止類澱粉沉積，抑制微膠細胞與星狀細胞中化學激素與促發炎激素的活性，阻止阿茲海默症形成[38]。

維生素A的食物來源包括：魚肝油、肝臟、胡蘿蔔、深綠色和黃色蔬菜、雞蛋、牛奶、乳製品、黃色水果。

礦物質的重要性

鋅

鋅是身體三百多種酵素作用需要的輔因子，是最熱門的礦物質，生理作用非常廣泛，包括協助製造DNA與蛋白質、增強免疫系統、幫助傷口癒

合、提升味覺與嗅覺、協助合成脂肪、碳水化合物與蛋白質消化酵素。鋅在大腦含量特別豐富，協助製造GABA調節大腦神經傳導。

澳洲的兩個大型世代研究發現，在中年人或銀髮族的飲食當中含鋅量最高的族群，比起含鋅量最低的族群，他們得到憂鬱症的機會少了30～50%[39]。

食物來源為：牡蠣、海鮮、家禽、雞蛋、紅肉、肝臟、豆類、小麥胚芽、啤酒酵母、南瓜子、全穀類、堅果。

鎂

鎂在體內參與三百多種生化反應，對健康極為重要，含量最多的部位是腦部、肌肉、骨骼。它參與褪黑激素的製造，能穩定情緒與自律神經，放鬆平滑肌、減少壓力荷爾蒙皮質醇。它能抑制麩胺酸NMDA接受器（結合鈣離子通道）活動、增進GABA活性，因此對於維持平靜情緒與睡眠很重要。NMDA接受器阻斷劑或補充鎂，被認為是憂鬱症治療的新典範[40]。

壓力下，鎂是第一個被耗盡的礦物質，產生失眠、便祕、焦慮、憂鬱、肌肉緊繃或痠痛、心悸等症狀。

食物來源為：深色葉菜、堅果（葵瓜子、南瓜子、西瓜子、白芝麻、黑芝麻）、全麥麵包、豆類、豌豆。

鐵

鐵是血紅素重要成分，能將氧氣運送到身體細胞。鐵是在神經系統髓鞘、寡樹突細胞生成的必要物質。缺鐵性貧血也會降低大腦中多巴胺、正腎上腺素、血清素的製造。血清鐵蛋白濃度不足時，容易出現憂鬱症狀[41]、[42]。

食物來源為：葡萄乾、核桃、燕麥、豆類、綠葉蔬菜、蘆筍、香蕉、豬肉、牛肉、蛤蠣、蛋黃等。

鋰

鋰是一種微量營養素，能穩定情緒；在較高劑量時，成為躁鬱症的標

準用藥；在更高劑量時，具有甲狀腺、心臟、腎臟毒性，成為致命性的鋰中毒。

鋰兼具「食物、藥物、毒物」的三重特性，是非常具有代表性的營養素。十九世紀，出現一種水果汁叫做「鋰檸檬酸橙蘇打」，號稱能帶來「豐富的能量、激情、淨膚、潤髮、明目」。美國喬治亞州也有處鋰泉（Lithia Springs），喝那裡的礦泉水，據稱能讓你保持精神鎮定。

1949年，澳洲精神科醫師John Cade想要驗證躁鬱症是由尿酸毒性導致，在進行老鼠實驗時，加入最強的鋰尿酸鹽溶解尿酸，意外地發現：鋰讓老鼠變得很鎮定，並成功用於人體躁症治療，論文發表於《澳洲醫學期刊》。然而，一開始並未獲重視，1960年以後才逐漸被採納，治癒率60％～100％。遺憾的是，到了1970年，美國才核准使用鋰治療躁症。

鋰能夠有效預防自殺、蓄意自我傷害，以及情緒障礙者因各種原因造成的死亡 [43]。

《英國精神醫學期刊》一項針對日本九州東北部大分縣的十八個城市研究發現，當地自來水中鋰含量愈高的城市，自殺率愈低；鋰含量愈低的地方，自殺率愈高 [44]。日本本州最北青森縣的四十個城市研究，也有類似發現 [45]。但在英國東部的研究則無此發現 [46]。

最新研究中，針對日本九州與北海道共一百五十三個城市進行驗證，研究者發現年度日照時間愈長、平均氣溫愈高，男性自殺率較低，年度降雨時間長，男性自殺率較高。排除這些氣候因素之後，飲水中缺乏鋰與男性自殺率高仍舊有關 [47]。但若飲水中有充足的鋰，可以降低男性自殺率 [48]。

食物來源為：全穀、蔬菜、未濾除礦物質的飲用水。

鈣

鈣能維持骨骼、避免骨質疏鬆、調節心臟傳導、維持細胞膜功能，還能穩定神經傳導、改善自律神經狀態、放鬆肌肉、避免痙攣。

食物來源為：奶製品、牛奶、起司、大豆、豆腐、鮭魚、核桃、花椰菜等。

銅

銅能協助多巴胺轉換成正腎上腺素與腎上腺素；銅濃度過高或過低，也與憂鬱症有關。

食物來源為：杏仁、酪梨、全麥、燕麥、綠葉蔬菜、豌豆、蝦、海鮮等。

鉻

鉻能維持胰島素功能、降低膽固醇濃度、減少吃糖渴望，平穩情緒。

食物來源為：蛋黃、乳酪、雞肉、麥麩、小麥胚芽、啤酒酵母、蛤蠣。

碘

碘維持甲狀腺功能，預防憂鬱症狀產生。

食物來源為：海苔、海帶、海藻、蝦貝類、穀類、加碘食鹽。

硒

硒是重要抗氧化物，提升男性睪丸與精液功能、預防不孕、減緩身體老化、提振活力。硒攝取量不足可能和憂鬱有關，對於產後婦女額外補充硒，能降低產後憂鬱症的發生率[49]、[50]。

食物來源為：沙丁魚、牡蠣、鱈魚、大蒜、蔥、洋蔥、南瓜。

大腦營養學全書：
減輕發炎、平衡荷爾蒙、優化腸腦連結的抗老化聖經

參考書目 --

① Ryan KK, Seeley RJ. Physiology. Food as a hormone. Science. 2013;339(6122):918-919.

② Heaney RP. Vitamin D and calcium interactions: functional outcomes. Am J Clin Nutr. 2008;88(2):541S-544S.

③ Siri-Tarino PW, Sun Q, Hu FB, Krauss RM. Saturated fat, carbohydrate, and cardiovascular disease. Am J Clin Nutr. 2010;91(3):502-509.

④ Siri-Tarino PW, Sun Q, Hu FB, Krauss RM. Meta-analysis of prospective cohort studies evaluating the association of saturated fat with cardiovascular disease. Am J Clin Nutr. 2010;91(3):535-546.

⑤ Garland M, Hickey D, Corvin A, et al. Total serum cholesterol in relation to psychological correlates in parasuicide. Br J Psychiatry. 2000;177:77-83.

⑥ Partonen T, Haukka J, Virtamo J, Taylor PR, Lonnqvist J. Association of low serum total cholesterol with major depression and suicide. Br J Psychiatry. 1999;175:259-262.

⑦ Boscarino JA, Erlich PM, Hoffman SN. Low serum cholesterol and external-cause mortality: potential implications for research and surveillance. J Psychiatr Res. 2009;43(9):848-854.

⑧ Schiepers OJ, de Groot RH, Jolles J, van Boxtel MP. Plasma phospholipid fatty acid status and depressive symptoms: association only present in the clinical range. J Affect Disord. 2009;118(1-3):209-214.

⑨ Beydoun MA, Fanelli Kuczmarski MT, Beydoun HA, Rostant OS, Evans MK, Zonderman AB. Associations of the Ratios of n-3 to n-6 Dietary Fatty Acids With Longitudinal Changes in Depressive Symptoms Among US Women. Am J Epidemiol. 2015;181(9):691-705.

⑩ Lin PY, Huang SY, Su KP. A meta-analytic review of polyunsaturated fatty acid compositions in patients with depression. Biol Psychiatry. 2010;68(2):140-147.

⑪ Asnis GM, De La Garza R, 2nd. Interferon-induced depression in chronic hepatitis C: a review of its prevalence, risk factors, biology, and treatment approaches. J Clin Gastroenterol. 2006;40(4):322-335.

⑫ Raison CL, Borisov AS, Majer M, et al. Activation of central nervous system inflammatory pathways by interferon-alpha: relationship to monoamines and depression. Biol Psychiatry. 2009;65(4):296-303.

⑬ Su KP, Huang SY, Peng CY, et al. Phospholipase A2 and cyclooxygenase 2 genes influence the risk of interferon-alpha-induced depression by regulating polyunsaturated fatty acids levels. Biol Psychiatry. 2010;67(6):550-557.

⑭ Orr SK, Bazinet RP. The emerging role of docosahexaenoic acid in neuroinflammation. Curr Opin Investig Drugs. 2008;9(7):735-743.

⑮ Papakostas GI, Petersen T, Mischoulon D, et al. Serum folate, vitamin B12, and homocysteine in major depressive disorder, Part 2: predictors of relapse during the continuation phase of pharmacotherapy. J Clin Psychiatry. 2004;65(8):1096-1098.

⑯ Lewis SJ, Lawlor DA, Davey Smith G, et al. The thermolabile variant of MTHFR is associated with depression in the British Women's Heart and Health Study and a meta-analysis. Mol Psychiatry. 2006;11(4):352-360.

⑰ Sachdev PS, Parslow RA, Lux O, et al. Relationship of homocysteine, folic acid and vitamin B12 with depression in a middle-aged community sample. Psychol Med. 2005;35(4):529-538.

⑱ Scott TM, Tucker KL, Bhadelia A, et al. Homocysteine and B vitamins relate to brain volume and white-matter changes in geriatric patients with psychiatric disorders. Am J Geriatr Psychiatry. 2004;12(6):631-638.

⑲ Muntjewerff JW, Kahn RS, Blom HJ, den Heijer M. Homocysteine, methylenetetrahydrofolate reductase and risk of schizophrenia: a meta-analysis. Mol Psychiatry. 2006;11(2):143-149.

⑳ Pawlak R. Is vitamin B12 deficiency a risk factor for cardiovascular disease in vegetarians? Am J Prev Med. 2015;48(6):e11-26.

㉑ Gougeon L, Payette H, Morais JA, Gaudreau P, Shatenstein B, Gray-Donald K. Intakes of folate, vitamin B6 and B12 and risk of depression in community-dwelling older adults: the Quebec Longitudinal Study on Nutrition and Aging. Eur J Clin Nutr. 2016;70(3):380-385.

㉒ Pan WH, Chang YP, Yeh WT, et al. Co-occurrence of anemia, marginal vitamin B6, and folate status and depressive symptoms in older adults. J Geriatr Psychiatry Neurol. 2012;25(3):170-178.

㉓ Rodgers JT, Puigserver P. Fasting-dependent glucose and lipid metabolic response through hepatic sirtuin 1. Proc Natl Acad Sci U S A. 2007;104(31):12861-12866.

㉔ Rodgers JT, Lerin C, Haas W, Gygi SP, Spiegelman BM, Puigserver P. Nutrient control of glucose homeostasis through a complex of PGC-1alpha and SIRT1. Nature. 2005;434(7029):113-118.

㉕ Chang SS, Liu CM, Lin SH, et al. Impaired flush response to niacin skin patch among schizophrenia patients and their nonpsychotic relatives: the effect of genetic loading. Schizophr Bull. 2009;35(1):213-221.

㉖ Liu CM, Chang SS, Liao SC, et al. Absent response to niacin skin patch is specific to schizophrenia and independent of smoking. Psychiatry Res. 2007;152(2-3):181-187.

㉗ Miller CL, Dulay JR. The high-affinity niacin receptor HM74A is decreased in the anterior cingulate cortex of individuals with schizophrenia. Brain Res Bull. 2008;77(1):33-41.

㉘ Mikkelsen K, Stojanovska L, Apostolopoulos V. The effects of vitamin B in depression. Curr Med Chem. 2016:20.

㉙ Holick MF, Chen TC. Vitamin D deficiency: a worldwide problem with health consequences. Am J Clin Nutr. 2008;87(4):1080S-1086S.

㉚ Jorde R, Sneve M, Figenschau Y, Svartberg J, Waterloo K. Effects of vitamin D supplementation on symptoms of depression in overweight and obese subjects: randomized double blind trial. J Intern Med. 2008;264(6):599-609.

㉛ Tuohimaa P, Keisala T, Minasyan A, Cachat J, Kalueff A. Vitamin D, nervous system and aging. Psychoneuroendocrinology. 2009;34(Suppl 1):S278-286.

㉜ Tariq MM, Streeten EA, Smith HA, et al. Vitamin D: a potential role in reducing suicide risk? Int J Adolesc Med Health. 2011;23(3):157-165.

㉝ von Arnim CA, Herbolsheimer F, Nikolaus T, et al. Dietary antioxidants and dementia in a population-based case-control study among older people in South Germany. J Alzheimers Dis. 2012;31(4):717-724.

㉞ Harrison FE, Bowman GL, Polidori MC. Ascorbic acid and the brain: rationale for the use against cognitive decline. Nutrients. 2014;6(4):1752-1781.

㉟ Heo JH, Hyon L, Lee KM. The possible role of antioxidant vitamin C in Alzheimer's disease treatment and prevention. Am J Alzheimers Dis Other Demen. 2013;28(2):120-125.

㊱ de Oliveira BF, Veloso CA, Nogueira-Machado JA, et al. Ascorbic acid, alpha-tocopherol, and beta-carotene reduce oxidative stress and proinflammatory cytokines in mononuclear cells of Alzheimer's disease patients. Nutr Neurosci. 2012;15(6):244-251.

㊲ Stoney PN, McCaffery P. A Vitamin on the Mind: New Discoveries on Control of the Brain by Vitamin A. World Rev Nutr Diet. 2016;115:98-108.

㊳ Chakrabarti M, McDonald AJ, Will Reed J, Moss MA, Das BC, Ray SK. Molecular Signaling Mechanisms of Natural and Synthetic Retinoids for Inhibition of Pathogenesis in Alzheimer's Disease. J Alzheimers Dis. 2015;50(2):335-352.

㊴ Vashum KP, McEvoy M, Milton AH, et al. Dietary zinc is associated with a lower incidence of depression: findings from two Australian cohorts. J Affect Disord. 2014;166:249-57.

㊵ Zarate C, Duman RS, Liu G, Sartori S, Quiroz J, Murck H. New paradigms for treatment-resistant depression. Ann N Y Acad Sci. 2013;1292:21-31.

㊶ Vahdat Shariatpanaahi M, Vahdat Shariatpanaahi Z, Moshtaaghi M, Shahbaazi SH, Abadi A. The relationship between depression and serum ferritin level. Eur J Clin Nutr. 2007;61(4):532-535.

㊷ Yi S, Nanri A, Poudel-Tandukar K, et al. Association between serum ferritin concentrations and depressive symptoms in Japanese municipal employees. Psychiatry Res. 2011;189(3):368-372.

㊸ Cipriani A, Pretty H, Hawton K, Geddes JR. Lithium in the prevention of suicidal behavior and all-cause mortality in patients with mood disorders: a systematic review of randomized trials. Am J Psychiatry. 2005;162(10):1805-1819.

㊹ Ohgami H, Terao T, Shiotsuki I, Ishii N, Iwata N. Lithium levels in drinking water and risk of suicide. Br J Psychiatry. 2009;194(5):464-465

㊺ Sugawara N, Yasui-Furukori N, Ishii N, Iwata N, Terao T. Lithium in tap water and suicide mortality in Japan. Int J Environ Res Public Health. 2013;10(11):6044-6048.

㊻ Kabacs N, Memon A, Obinwa T, Stochl J, Perez J. Lithium in drinking water and suicide rates across the East of England. Br J Psychiatry. 2011;198(5):406-407.

㊼ Shiotsuki I, Terao T, Ishii N, et al. Trace lithium is inversely associated with male suicide after adjustment of climatic factors. J Affect Disord. 2016;189:282-6.

㊽ Ishii N, Terao T, Araki Y, et al. Low risk of male suicide and lithium in drinking water. J Clin Psychiatry. 2015;76(3):319-326.

㊾ Pasco JA, Jacka FN, Williams LJ, et al. Dietary selenium and major depression: a nested case-control study. Complement Ther Med. 2012;20(3):119-123.

㊿ Mokhber N, Namjoo M, Tara F, et al. Effect of supplementation with selenium on postpartum depression: a randomized double-blind placebo-controlled trial. J Matern Fetal Neonatal Med. 2011;24(1):104-108.

第 5 章

荷爾蒙失調造成的影響

位於大腦之外的荷爾蒙系統，對於大腦影響甚大。

▶ 圖5-1　人體主要內分泌器官

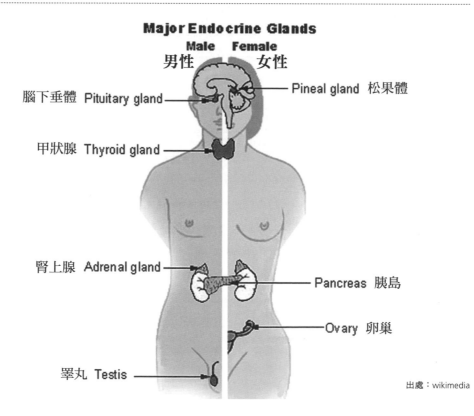

出處：wikimedia

　　值得注意的是，論排行，腎上腺荷爾蒙是老大，甲狀腺荷爾蒙老二，性荷爾蒙老三。所謂「樹倒猢猻散」，當腎上腺失調，甲狀腺、男女性腺、胰島，以及其他的荷爾蒙失調，幾乎是必然的。

腎上腺荷爾蒙的重要性

　　對於生物體而言，每分每秒都在面對變化，這就是壓力，無論壓力來自內在（接近中午時血糖變低）、外在（細菌感染）、生理（皮膚過敏），或心理（心情不好）。

　　壓力在身體的第一反應站是腎上腺，膽固醇在這裡被轉化為「壓力荷爾蒙」開始代謝能量，包括升高血糖、促進心血管活動、讓大腦保持警覺，為壓力進行緊急應變。同時，合成能量的活動會大幅減少，包括生殖、生長、消化、免疫系統。

　　「壓力荷爾蒙」分泌有其晝夜規律，早上起床時達到最高峰，讓我們清醒，並且幫全身細胞「開機」。晚上睡前達到最低，讓我們有濃厚的睡意，幫全身細胞「關機」，進行休息與修復。

　　因應壓力狀況，下視丘會釋放促皮質釋放荷爾蒙（CRH），告訴腦下垂體前葉分泌促腎上腺皮質荷爾蒙（ACTH），腎上腺收到訊號後，髓質的嗜鉻細胞會分泌腎上腺素（epinephrine）、正腎上腺素（norepinephrine），皮質則釋放皮質醇（cortisol，或稱可體松），它們就是「壓力荷爾蒙」，啟動戰鬥或逃跑反應。

　　壓力也直接導致交感神經系統亢奮，呼吸、心跳加速，細胞代謝增加，全身肌肉緊繃，血液從四肢流到軀幹部位，讓五臟六腑能夠一起應付壓力。這時，你會有嚴重焦慮，干擾腦部認知運作。交感神經也會刺激腎上腺，加碼分泌「壓力荷爾蒙」，惡化了壓力症狀。

　　壓力生理反應的「中控室」——下視丘，接收大腦皮質、海馬迴與杏仁核的信號：
• 來自海馬迴的抑制信號：在憂鬱症時，這項抑制信號變得微弱。

● 來自杏仁核的活化信號：在焦慮症時，這項活化信號變得過強。

這就是為什麼大腦皮質發生的主觀思考與情緒，最後會導致心血管、肌肉、消化的異常。大腦層層指揮了腎上腺的運作，稱為「下視丘─腦下垂體─腎上腺軸」（HPA axis），透過「壓力荷爾蒙」指揮全身各個器官組織，和身體症狀的產生有關。

此外，大腦中CRH受體很多，因此，焦慮的時候，整個大腦都在焦慮，包括情緒、認知、行為、驅力等各層面。

有趣的是，人體有「壓力荷爾蒙」，也存在「抗壓荷爾蒙」，它就是脫氫表雄酮（DHEA），在腎上腺產生，由孕烯醇酮（pregnenolone）轉化而來。它是製造睪固酮、雌二醇的前驅荷爾蒙，能夠調節神經內分泌、影響麩胺酸、甘胺酸傳導，是身體的「抗壓庫存」。

DHEA能協助身體從壓力中復原、逆轉高皮質醇帶來的負面危害（包括免疫抑制）、降低血脂、增加肌肉、刺激骨質形成、協助甲狀腺素轉化為活性形式（三碘甲狀腺素）。

DHEA在二十五～三十歲之間達到高峰，之後隨年齡持續衰減，到了七十歲，只剩下顛峰時期的20%，和缺乏活力與憂鬱症狀有關。

皮質醇／DHEA的比例代表壓力荷爾蒙／抗壓荷爾蒙的平衡，可以呈現身體因應壓力的不同階段。

第一階段、警覺期

特徵：皮質醇升高、DHEA正常或升高

過度焦慮與擔心、靜不下來、煩躁、容易生氣、容易疲勞、無法專心、腦中一片空白、健忘、肌肉緊繃、失眠、呼吸困難、過度換氣、心悸、胸悶、頭痛、耳鳴、暈眩、恐慌、愛吃甜食……。你熟悉這些症狀嗎？這是壓力反應，和皮質醇過高有關。

皮質醇長期升高，會有敏感化效應，引起發炎因子大量增加，包括C反應蛋白（CRP）、第六型介白素、腫瘤壞死因子，發炎體（inflammasome）基因表現也增加，加重了海馬迴中微膠細胞主導的神經發炎反應，導致大腦症狀[1]、[2]。周邊發炎的結果也容易出現青春痘、濕

疹、鼻子過敏、感染。

這階段DHEA的濃度仍足夠，當事者生活大致正常，只是有些疲勞感。

第二階段、調適期

特徵：皮質醇升高或正常、DHEA

壓力進入慢性階段，身體繼續分泌皮質醇，但出現「皮質醇竊取」（cortisol steal）現象，孕烯醇酮大量轉化為黃體酮，再形成皮質醇，以因應身心壓力，但孕烯醇酮與黃體酮都已經不足，無法製造足夠的DHEA、雌二醇、睪固酮等性荷爾蒙，性荷爾蒙在大腦中有許多受體，刺激不足時，當事者開始出現大腦症狀，像是失眠、焦慮、憂鬱、煩躁、易怒、健忘。

大腦的海馬迴富含皮質醇的受體，長期過高的皮質醇會導致記憶力變差、認知功能下降、海馬迴體積萎縮、神經新生作用減少。杏仁核也被皮質醇刺激而過度活化，當事者不停地鑽牛角尖並無法遺忘創傷記憶。

在一項為期六年的追蹤研究中，發現皮質醇較高的人，容易出現記憶力衰退，合併海馬迴萎縮，平均達14％之多。顯示長期暴露在高皮質醇血中，海馬迴細胞受到了傷害[3]。

在壓力下，有些人的體質能夠調節皮質醇過高的問題，再大的壓力，躺到床上就呼呼大睡。有些人卻不行，光是出外換床睡就失眠了。同時，年紀增加也較沒辦法調節皮質醇。退休的銀髮族能夠為了雞毛蒜皮小事，搞得天天失眠、年年失眠，嚴重拖垮身體健康。

《美國精神醫學期刊》（American Journal of Psychiatry）研究發現，和健康人相比，憂鬱症患者唾液中，皮質醇／DHEA比例過高，因此支持DHEA補充的策略[4]。

英國劍橋大學精神醫學系發現，青少年若遭遇重大生活壓力，加上晚上八點的皮質醇／DHEA比例過高，幾乎可以預測他會產生憂鬱症。86％有上兩項特徵者，在九個月後依然憂鬱。81％沒有以上兩項特徵者，都維持不憂鬱[5]。

事實上，皮質醇過高、DHEA不足的型態，不只是憂鬱症患者，焦慮症、恐慌症、厭食症患者也如此，還和以下生理疾病密切相關：免疫力下降（經常感染）；免疫力失調（經常過敏）；經前症候群或經期不規律；不孕症；甲狀腺功能低下；皮膚老化與疾病；動脈硬化；腹部肥胖；第二型糖尿病；腸胃疾病（包括胃食道逆流、胃潰瘍、腸躁症）；骨質疏鬆。

第三階段、耗竭期

特徵：皮質醇不足、DHEA不足

在這個最後階段，身體已經無法代償，皮質醇持續下降，ACTH升高、也無法增加皮質醇，稱為腎上腺不足（Adrenal insufficiency），又稱腎上腺疲勞（Adrenal fatigue; Hypoadrenal state）。

DHEA和性荷爾蒙活動都降到最低，女性生理期異常、更年期症狀、反覆性陰道感染等婦科疾病，通常相當嚴重。

同時，整體自律神經活性低落，交感神經功能和副交感神經功能都不足，腦中血清素、正腎上腺素、多巴胺活動過低，腦部生理運作明顯異常。

腎上腺疲勞的症狀包括：常感到疲倦；持續疲勞，即使已經補眠；無精打采且心情鬱悶；沒辦法承受一點點壓力；一直很想睡覺；常有肌肉骨頭疼痛；容易頭昏；容易低血糖（沒吃東西就頭昏或易怒）；改變姿勢時容易低血壓；愛吃鹹的；傷口癒合差；容易瘀青。

腎上腺疲勞時，血液中皮質醇過低，和創傷後壓力症、慢性疲勞症候群、肌纖維疼痛症等有關[6]、[7]。腦下垂體對於皮質醇的回饋，可能產生阻抗現象。

當事者感到過勞、硬撐、幾近崩潰，免疫系統出現嚴重損害，發炎急速失控、自由基大量產生，破壞身體組織，導致壓力第二階段的生理疾病更形惡化，甚至出現癌症、自體免疫疾病。

壓力荷爾蒙與心血管疾病

某心臟科教授說：「我的病人有一半都是身心科醫師的，三分之一是我

們共有的，六分之一才是我的！」

醫學證據顯示，心血管疾病產生最關鍵的原因不是別的，而是急性子、愛生氣、抑鬱、消極情緒，都是自己給的。這是為什麼呢？

《美國生理學期刊：心臟循環生理學》（American Journal of Physiology: Heart and Circulatory Physiology）回顧文章指出：慢性壓力導致腎上腺過度亢進、皮質醇過高，以及交感神經過度活化、兒茶酚胺（多巴胺、正腎上腺素、腎上腺素）分泌，繼而透過六大機轉，產生心血管疾病，如：

- 心率變異性下降：也就是總體自律神經功能下降、心率與血壓上升。
- 促發炎激素增加：血管內發炎過度。
- 氧化壓力增加：活性氧自由基增加、抗氧化能力下降、脂質過氧化。
- 血管內皮損害：一氧化氮活性下降、血管持續收縮。
- 血管張力素增加：導致血管收縮、高血壓。
- 血小板與凝血因子活性增加：促進凝血、形成血塊，因此發生心肌梗塞、腦中風 ⑧。

民眾對於心血管疾病的概念，若以為吃吃降血壓藥、降心律藥、抗凝血劑就沒事了，而沒有進行壓力管理，病況當然會繼續惡化下去。

壓力荷爾蒙與代謝症候群

美國加州大學舊金山分校小兒內分泌科教授Robert H. Lustig在《雜食者的詛咒：肥胖，正在蔓延》（Fat chance）一書中指出，大人和小孩回應壓力的方式，就是吃。這是因為壓力下，高皮質醇會讓人想吃東西，特別是高糖或高脂的垃圾食物，胰島素同步升高，則將糖分累積為腹部與內臟脂肪。

同時，睡眠不足又增加了皮質醇、減少瘦素（Leptin），吃得更多，導致肥胖、代謝症候群，以及睡眠呼吸中止症，後者直接惡化睡眠品質、導致大腦缺氧。Lustig教授認為，皮質醇在代謝症候群的發展中，根本是關鍵角色，並提醒讀者：想減肥，你得先試著減壓！

事實上，皮質醇直接危害胰島細胞功能、腹部脂肪肥厚、肌肉葡萄糖

利用下降、胰島素阻抗增加、肝臟葡萄糖及脂肪新生作用增加、脂肪酸氧化作用降低，終而導致肥胖[9]。

壓力荷爾蒙與癌症

為什麼不少人在經歷巨大身心壓力之後，被診斷出癌症？因為，壓力是癌症最大的軍火供應商。

在慢性壓力下，皮質醇一直過高、交感神經過度活化，引起全身性發炎、氧化壓力過大，導致抗癌免疫力下降、腫瘤血管新生增加、癌細胞增生、侵襲與轉移能力加強[10]。

根據《刺絡針》研究，憂鬱程度高的乳癌患者，在五年內死亡的機會是憂鬱程度較低者的三點六倍，無望感與無助感也明確增加癌症復發或死亡的機會，但所謂鬥志（fighting spirit）與預後無關[11]。

自然殺手細胞是抗癌的重要機轉。針對卵巢癌患者的研究發現，壓力感愈大、社會支持愈差（孤單），自然殺手細胞活性愈差。反之，壓力愈小、社會支持愈好，自然殺手細胞活性愈是增強，這是成功抗癌的關鍵之一[12]。考科藍實證資料庫（Cochrane database of systematic reviews）也顯示，提供給轉移性乳癌患者心理介入，有增加存活率的可能[13]。

加州大學舊金山分校的Dean Ornish博士針對攝護腺癌患者，提供整合性的飲食與生活方式治療模式，除了吃健康素食、大豆製品、營養補充品（每天三公克魚油、四百國際單位維生素E、兩百微克硒、兩公克維生素C）、有氧運動，還加上每天六十分鐘的舒壓活動與每星期一小時的支持團體，經過一年，他們的腫瘤抗原PSA減少了4%，對照組卻增加了6%，前者抗癌活性指標是後者的八倍。除此之外，心臟冠狀動脈疾病、第二型糖尿病改善，體重也降低了十公斤[14]。癌症患者因為抗癌而減重成功！

此外，研究進行到三個月，實驗組就有五百多個抗癌相關基因被改善。Dean Ornish博士和2009年諾貝爾醫學獎得主Elizabeth Blackburn的合作研究更發現，老化的重要指標——細胞端粒（telomere）明顯延長，研究結果發表於《美國國家科學院院報》與《刺絡針：腫瘤醫學》[15]～[17]。

甲狀腺素的重要性

甲狀腺受到下視丘與腦下垂體前葉調控，促甲狀腺荷爾蒙（TSH）指揮甲狀腺產生甲狀腺素（Thyroxine, T4），以因應細胞需求，並在肝臟、腎臟、大腦等目標器官轉化為三碘甲狀腺素（T3），這轉化過程很重要，因為後者是生物活性形式，能夠指揮全身六十兆細胞的代謝速度，每個細胞都有個「碼錶」，由三碘甲狀腺素一一設定該運轉得快些還是慢些。

甲狀腺會調控大腦的海馬迴，該區域神經細胞內甲狀腺核受體活動非常活躍。

甲狀腺功能亢進是異常的，會帶來：焦慮、易怒、無法專注、情緒起伏、激動、心悸、體重下降、怕熱、流汗等大腦與生理狀況。

格雷夫氏症（Graves' disease）是甲狀腺功能亢進最常見的原因，除了導致以上症狀，也會致命。它屬於甲狀腺自體免疫疾病，和維生素D缺乏有關。當維生素D濃度愈低，甲狀腺體積愈大，成了俗稱的「大脖子」，也產生「突眼症」[18]。

維生素D可以抑制甲狀腺細胞的發炎反應、減少T細胞分泌細胞激素，因此能夠減少TSH受體的自體抗體，避免產生格雷夫氏症。因此，補充維生素D是個有潛力的治療方向[19]。

當甲狀腺素被轉化為反式三碘甲狀腺素（RT3），會告訴細胞停工，關掉細胞的碼錶，導致甲狀腺功能不足。

甲狀腺功能低下會造成憂鬱、動機下降、動作遲緩、記憶力差、分心、性欲低下、便祕、疲憊、怕冷、不出汗、體重增加、皮膚或頭髮乾燥、掉髮、反覆感染、經前症候群等症狀。

相對於甲狀腺亢進或升高，甲狀腺功能低下或不足更難被察覺。甲狀腺功能不足。八成都發生在女性，估計有四分之一的女性甲狀腺功能不足，問題是，有一半的患者沒有被診斷出來，一直在無效的治療中打轉。

甲狀腺功能不足和憂鬱症狀緊密關聯。為什麼呢？當甲狀腺功能不足，TSH就會升高，大腦血流就降低，甲狀腺功能低下更會降低腦血流達

23％。大腦血流降低最多的地方，正是和憂鬱最相關的區位：左背外側前額葉、腹內側前額葉。

此外，藍斑細胞會將三碘甲狀腺素送到海馬迴與大腦皮質的神經末梢，影響正腎上腺素活性，並參與腦源神經生長因子（BDNF）的製造，影響情緒調控。因此，三碘甲狀腺素已被用做難治型憂鬱症的輔助治療。

甲狀腺是身體的金絲雀

　　甲狀腺很早就偵測到生理與外在環境中微小的變化，就像礦坑裡的金絲雀，可以告訴礦工地底是否出現有毒氣體。

　　甲狀腺功能低下的原因包含：

- 壓力：腎上腺荷爾蒙失調，是首要的原因。
- 發炎或感染：身體局部或系統性的發炎，釋放大量發炎激素，減少甲狀腺素轉化為三碘甲狀腺素。
- 營養不足：酪胺酸、碘、鋅、硒、鐵、維生素A（轉化為「維生素A酸」，促進甲狀腺的細胞核內訊息傳導）、維生素D（和自體免疫甲狀腺炎有關）攝取不足，或是合併麩質過敏、熱量攝取過低問題。
- 藥物：服用乙型拮抗劑、避孕藥、雌激素替代療法、鋰鹽、苯妥英（phenytoin）、茶鹼（theophylline）、癌症化學療法。
- 環境毒素：鉛、汞、鎘、多氯聯苯、戴奧辛、鄰苯二甲酸鹽、多溴聯苯、溴化二苯醚、有機氯殺蟲劑、放射性物質等。

　　許多人的甲狀腺功能看似正常，但已有自體免疫甲狀腺炎而不自知，只呈現多種大腦或生理症狀，被醫生歸類為「不明原因」。研究發現，此族群身體氧化壓力過大、總體抗氧化能力不足，甲狀腺自體抗體就愈多。總體抗氧化能力愈高，游離態甲狀腺素濃度愈高。很明顯地，氧化壓力過大

和甲狀腺自體免疫疾病有關 [20]。

　　臨床上檢驗促甲狀腺荷爾蒙（TSH）是不夠的，最好加驗（游離）甲狀腺素、三碘甲狀腺素、反式三碘甲狀腺素，以及抗甲狀腺抗體（球蛋白抗體Anti-TG、過氧化酶抗體Anti-TPO，與自體甲狀腺炎有關，又稱橋本氏甲狀腺炎），才能確定是否沒有甲狀腺低下。促甲狀腺荷爾蒙的理想值為 0.4 ～ 2.0/2.5 mIU/mL。

性荷爾蒙的重要性

　　性荷爾蒙的故事和腎上腺荷爾蒙一樣，都從關鍵的膽固醇說起。雌二醇和睪固酮都是具有神經保護作用的荷爾蒙，缺乏將導致大腦症狀，和憂鬱症與阿茲海默症有關。若因為減肥，採取了錯誤的低油脂飲食，導致血液中的膽固醇不足，性荷爾蒙低下，不只會產生一卡車的婦科疾病，還會衍生大腦症狀。

　　在粒線體中，膽固醇被一種叫做P450scc的酵素轉化為孕烯醇酮，接下來有兩條路可走：直接轉換為黃體酮，再形成睪固酮、最後才產生雌二醇；或轉化為前述的「抗壓荷爾蒙」DHEA，再漸次轉化為睪固酮、雌二醇。

雌激素

　　雌激素在女性主要由卵巢分泌，少量由腎上腺皮質分泌。懷孕時，胎盤會分泌大量雌激素。在男性，睪丸也分泌少量雌激素。雌激素不僅和生殖功能有關，也影響骨骼形成與骨質密度、保護心血管、影響大腦功能，包括認知與情緒。

　　雌激素有三種：雌酮（Estrone, E1）、雌二醇（Estradiol, E2）、雌三醇（Estriol, E3），分別佔有10％～20％、10％～30％、60％～80％的比率。雖然雌三醇含量最多，但作用最弱，雌二醇才是最關鍵的雌激素，效力是雌三醇的八十倍。

黃體酮

　　黃體酮又稱為孕酮，在排卵後急劇增加，基礎體溫升高，使子宮內膜增厚而利於受精卵著床，若沒有受孕，黃體酮濃度會下降，伴隨子宮內膜脫落，形成月經。

　　若黃體酮不足，可能有經前小量出血、早期流產、經期不規則、經血過多、不孕、水腫、乳房疼痛、腹脹、頭痛、情緒不穩、憂鬱、易怒、疲勞、失眠。

　　充足的黃體酮能減輕經痛、消除水腫、改善情緒，可說是天然的抗憂鬱劑。

關鍵的「雌二醇優勢」

　　當黃體酮／雌二醇比例（P4／E2）過低，稱為「雌二醇優勢」（Estrogen dominance），帶來一系列大腦與生理症狀，包括經前症候群、經痛、子宮肌瘤、子宮內膜異位症（巧克力囊腫）、乳房纖維囊腫、多囊性卵巢、不孕、肝斑、落髮等。

　　為什麼許多女性體內雌二醇過高、黃體酮過低？雌二醇由芳香酶將睪固酮轉化而來，脂肪細胞、肥胖導致過高的胰島素、接觸殺蟲劑分子都會活化芳香酶。此外，肥胖、胰島素、高脂低纖飲食，會降低性激素結合球蛋白（SHBG），讓雌二醇更加活化。

　　特別是體重過重或肥胖，會導致低度但長期的系統性發炎[21]。所謂「蘋果型」（肚子大）身材的女性，比起「洋梨型」（臀部大）有更多腹部脂肪，它是一顆大量分泌發炎激素的定時炸彈，不少人每天捧著它當寶。脂肪細胞所分泌的發炎因子（細胞激素、前列腺素PGE2）會刺激芳香酶活性，產生更多雌二醇。雌二醇反過來又刺激環氧合酶COX2，啟動發炎機轉，產生更多雌二醇，容易導致子宮內膜異位與

子宮肌瘤。

　　加上雌激素在肝臟代謝不佳，產生致癌性或發炎性的中間代謝物，就更加惡化上述疾病。這在「毒物累積與解毒異常造成的影響」的部分會詳細介紹。

　　壓力會直接升高雌二醇，而壓力下的「皮質醇竊取」現象讓黃體酮變得少。黃體酮還被拿去製造維持血壓的醛固酮（Aldosterone），更讓黃體酮濃度跌入谷底，形成「雌二醇優勢」。

　　黃體酮需要有足夠的量，才能阻斷雌二醇受體的合成，降低乳癌、子宮內膜癌風險。黃體酮不足的停經前婦女罹患乳癌的風險，是一般女性的五點四倍。

睪固酮

　　睪固酮在男女身上都是重要的荷爾蒙，維繫活力、提升性欲、增加肌肉量與骨質、減少脂肪、增進記憶力。

　　年輕女性出現月經不規則、體重增加、肥胖、胰島素阻抗、青春痘（一般抗痘藥物可能療效不佳）、體毛增多（包括明顯的鬍鬚、過度生長的腋毛與陰毛）、焦慮、憂鬱、易怒等症狀，且睪固酮過高、血液中黃體刺激素（LH）／濾泡刺激素（FSH）比例過高，需懷疑是否為「多囊性卵巢症候群」（PCOS），是不孕原因之一。

　　瑞典的大型研究發現，媽媽有過多囊性卵巢症候群，孩子得到自閉症機會提高59%，若媽媽除了多囊性卵巢、又合併肥胖，則機會增加二點一倍。這可能是因為母親體內雄性激素過高，胎兒可能在雄性激素刺激下，形成極端男性大腦，這是自閉症的重要特徵[22]。

　　但若女性卵巢功能低下、卵巢切除、腎上腺功能低下或停經，睪固酮將不足，出現疲勞、憂鬱、失眠、記憶力下降、性欲降低、肌肉量與骨質不足，心血管風險也會增加。

抗穆勒氏荷爾蒙

　　抗穆勒氏荷爾蒙（Anti-Müllerian hormone, AMH）是卵子庫存（Ovarian reserve）指標，代表卵子的量而不代表品質，反應卵巢老化程度，隨著年紀增加，這項數值愈低，到達更年期時降為零。它可作為試管嬰兒或人工受孕排卵針施打的參考，也可推估接近更年期的程度。

　　卵巢裡的卵子在出生時有三百萬顆，到青春期時剩三十萬顆，之後每個月減少一千至兩千顆，儘管每個月只排出一顆成熟的卵子。女性若卵子消耗快，停經期也可能提早到來。年輕女性的AMH值在2～4μg/L，四十歲以上就不到1μg/L。AMH所反應的卵巢老化，也是有價值的老化指標。

　　以下為女性在一生當中會合併大腦症狀的常見婦科困擾：

經前症候群

　　在女性的生理週期（濾泡期、黃體期）中，雌二醇與黃體酮快速變動，不管是雌二醇下降過多、黃體酮不足，或雌二醇／黃體酮比例過高，對於大腦功能影響甚大，特別是情緒調節與認知功能[23]。

　　不少年輕女性有經前症候群（Premenstrual syndrome）、或經期前情緒低落症（PMDD），在經期前一週會出現：大腦症狀，像是情緒不穩、易怒、憂鬱、焦慮、興趣降低、專注力下降、疲勞想睡、吃太多、失眠、快崩潰；或身體症狀，例如乳房觸痛或腫脹、關節或肌肉疼痛、覺得全身腫起來或體重增加。

　　女性在黃體期瘦素有減少現象，導致失控進食與情緒性進食，特別是高熱量食物與甜食。但過重女性的瘦素反而增加，可能反應「瘦素阻抗」的問題，一樣吃高熱量或甜食，更容易造成肥胖[24]。

　　近年發現經期前情緒低落症患者的血中黃體素代謝產物allopregnanolone過高，若抑制5α還原酶的作用，可以改善經前症狀[25]。

產後憂鬱

　　產後是另一個女性荷爾蒙巨變的時期，特別是雌二醇、黃體酮都急劇

下降，自然有可能產生憂鬱症狀。

高達八成的產婦在生產後十天出現「產後沮喪」（baby blue），這是短暫且不影響功能，但部分在產後四週內出現憂鬱症候群，稱為「產後憂鬱症」，症狀包括情緒起伏、睡眠障礙、胃口差、體重下降、思考停頓或緩慢、過度擔心嬰兒、自殺想法。產後女性得到憂鬱症的機會是其他時間的三倍，可能延續兩週到一年不等。

血液中 ω-3 不飽和脂肪酸濃度愈低，產後憂鬱症的機率愈高。可能是透過其抗發炎機轉，減少了大腦的憂鬱症狀。因此，也有證據顯示補充 ω-3 不飽和脂肪酸，能夠預防或治療產後憂鬱症。維生素D、鋅、硒不足，也可能扮演某些角色[26]。

更年期

女性在五十歲前後，逐漸進入更年期，卵巢功能衰退，雌二醇下降，若雌二醇低於50pg/mL，FSH高於50mIU/mL，且一年內無月經，則稱為停經期。靠近停經時，抗穆勒氏荷爾蒙也接近零、LH／FSH比例趨近於一。

更年期（Menopause）指的是完全進入停經（Post-menopause）前的二到十年時間，平均為六年，發生在女性三十五歲到五十歲之間，中位數是五十歲。90％女性是在四十五歲後停經，10％在四十五歲前停經，1％在四十歲之前停經。

更年期症狀包括以下階段：

分期	年齡	症狀
停經前期	42～48歲	• 大腦症狀：疲倦、焦慮、易怒、憂鬱、失眠。
停經期	49～57歲	• 大腦症狀：疲倦、焦慮、易怒、憂鬱、失眠。 • 血管舒縮症狀（VMS）：熱潮紅、夜間盜汗、心悸。 • 肌肉骨骼症狀：頭痛、肌肉關節痛。 • 生殖泌尿症狀：性欲降低。

分期	年齡	症狀
停經後期	58歲以後	● 大腦症狀：記憶力減退、阿茲海默症。 ● 停經後生殖泌尿道症候群（GSM）：包括：頻尿、尿失禁、排尿障礙、陰部陰道萎縮（VVA）、陰道乾澀、性交疼痛。 ● 肌肉骨骼症狀：骨質疏鬆。 ● 心血管疾病。

　　停經後，卵巢不再製造雌激素與睪固酮，改由DHEA在周邊組織轉化為雌二醇、去氫睪固酮，但停經後，女性DHEA已經少了60％。

　　許多女性在更年期之前很健康，但更年期之後開始出現自律神經失調、肥胖、骨質疏鬆、動脈粥狀硬化、高血壓、高膽固醇血症、焦慮症、憂鬱症、早衰等併發症，這可能因為DHEA受體不只存在乳房、陰道，並存在於大腦、皮膚、骨骼、心臟、血管。

　　針對更年期前後得到憂鬱症的女性，提供雌二醇治療，能明確改善憂鬱症狀[27]。這顯示雌二醇不足和更年期前後的憂鬱症密切相關。

　　停經後雌二醇下降和阿茲海默症的發生有明確關聯。《美國醫學會期刊》（JAMA）研究發現，在八十歲以後，停經女性罹患阿茲海默症的機會達到男性的二點一倍，但若有服用荷爾蒙替代療法超過十年，風險則和男性相同。這顯示雌二醇確實有神經保護效果，能夠預防阿茲海默症[28]。

　　雌二醇過高也可能帶來問題。更年期常伴隨「雌二醇優勢」現象，雌二醇降低至停經前的一半以下，但黃體酮下降更多，會影響到更年期症狀的嚴重度。

　　在男性朋友的話，需要注意有無睪固酮低下症。根據台灣男性學醫學會研究，達24％有睪固酮低下症，總睪固酮濃度小於300ng/dL，合併症狀如低性欲、低活力、肥胖、憂鬱、失眠、第二型糖尿病、熱潮紅、勃起功能障礙（ED）等，又稱為男性更年期（Andropause）。

　　男性在四十歲之後，由於睪丸製造睪固酮功能減退，睪固酮量一年降低1％，到了五十～六十歲，已經出現睪固酮低下症。醫學證據顯示，男性和女性一樣有更年期，但前者是逐漸進入，後者則有明顯的轉折。

在性腺功能更為低下的男性（睪固酮小於200ng/dL），憂鬱症發生率達22%，但性腺功能正常的男性，這項比率僅有7%。對於難治型憂鬱症男性，若合併有偏低睪固酮濃度者，在抗憂鬱劑外補充睪固酮，比起單獨用抗憂鬱劑，能夠有更明顯的情緒改善[29]。這顯示睪固酮過低和憂鬱症的關係。

男性罹患攝護腺癌接受暫時性化學去勢，睪固酮濃度接近零，焦慮與憂鬱明顯增加，血清中 β 類澱粉增加，記憶力降低[30]。另一項研究也發現，在男性攝護腺癌患者，若接受雄性素剝奪療法，阿茲海默症發生率明顯提高，這顯示雄性素在維持記憶力上的重要性[31]。

此外，睪固酮愈低，代謝症候群、心血管疾病風險愈高，和慢性發炎有關[32]。另一個原因是：當睪固酮不足，皮膚表層組織持續將部分睪固酮轉化為雌激素，導致男性也出現「雌二醇優勢」，很容易導致腹部肥胖、禿髮、骨質疏鬆、動脈粥狀硬化、高血壓、高膽固醇血症、糖尿病、焦慮症，以及早衰。

胰島素的重要性

胰島素由胰臟上的胰島 β 細胞所分泌，調節碳水化合物和脂肪代謝，控制血糖平衡，將糖分快速送進肌肉與其他細胞內部使用，刺激肝臟、骨骼肌將血液中的葡萄糖轉化為肝醣儲存，加速胺基酸運入細胞以組成蛋白質，抑制脂肪分解代謝，促進脂肪細胞攝取葡萄糖以合成脂肪酸，促進肝臟合成三酸甘油脂。缺乏胰島素會直接導致血糖過高、糖尿病、酮酸血症。

正常飯前血糖是75～100mg/dL，若介於100～125mg/dL，顯示細胞對於胰島素有阻抗現象（insulin resistance），已經無法將葡萄糖吃進細胞裡運用，而滯留於血液中，並引起高胰島素血症（hyperinsulinemia，> 20μIU/mL），糖尿病的風險增加。飯前血糖大或等於126mg/dL，就定義為糖尿病。胰島素阻抗將導致心血管、腦血管、腎臟、眼睛、大腦等多重器官病變。

胰島素阻抗程度，可以用HOMA指標衡量：

HOMA指標＝空腹血糖值（mg/dL）×空腹胰島素（μIU/mL）÷405

這項數值若超過4.6，就是胰島素阻抗。

糖化血色素（HbA1c）是反映血糖的重要指標，因為可以呈現三到四個月的血糖平均值。正常人的糖化血色素介於4.0～5.6％之間，糖尿病前期為5.7～6.4％，若大或等於6.5％，可直接判定為糖尿病。得到糖尿病或血糖控制不佳，都會導致認知功能退化，提高失智症風險[33]。

但對於沒有糖尿病的健康人，血糖高低（或胰島素功能）和大腦症狀有關嗎？

奧地利格拉茲大學研究團隊針對健康銀髮族追蹤六年，探討哪些因素會導致腦部萎縮。他們發現糖化血色素的關聯性最大。他們比較糖化血色素最低者（4.4～5.2％）和最高者（5.9～9.0％），發現後者腦部萎縮程度幾乎是前者的兩倍[34]！

血糖控制不只是預防代謝症候群，更是大腦健康的關鍵。我們對於血糖的控制愈嚴格愈好，不要「不及格」（糖尿病），也不要「及格邊緣」（糖尿病前期），一定要「表現優異」（完全正常）才行，讓糖化血色素保持在5.6％以下，讓身體對胰島素有良好感受性（insulin sensitivity），才能真正保護大腦，避免大腦萎縮，因為這代表了認知退化與失智症。

《神經學》在2013年再次刊出類似研究：德國柏林Charité醫學大學針對一群健康銀髮族進行記憶力、海馬迴微結構以及血糖的研究，他們沒有任何糖尿病或血糖耐受性不佳的問題。結果發現，糖化血色素愈低，記憶力愈好（包括回憶、學習、固化），且海馬迴體積愈大、微結構愈佳[35]。

倫敦大學學院研究團隊在英國老化追蹤研究中也發現，銀髮族糖化血色素愈高（在4.5～8％範圍內），憂鬱症狀愈嚴重。若空腹血糖原本就異常，也愈容易出現憂鬱[36]。

為何糖化血色素高低和認知與情緒症狀如此相關？這是因為血糖高會

導致身體所有的蛋白質變性，形成「糖化終產物」（AGEs），導致過度發炎、微血管病變，不僅是老化的原因，更會危害大腦健康[33]。同時，糖化血色素高也代表胰島素阻抗愈嚴重，大腦細胞得不到葡萄糖製造足夠的能量執行大腦功能，細胞加速老化或死亡，結果認知功能愈來愈退化[37]。

　　為何胰島素出現阻抗現象？最重要的原因，莫過於肥胖。

　　過多的腹部與內臟脂肪成為身體最大型的發炎器官，像一顆不定時炸彈綁在身上，無時不刻地製造發炎激素，先導致了胰島素阻抗與血糖異常，逐漸引發代謝疾病（高血糖、高血脂、高尿酸、高血壓）、癌症、自體免疫疾病，以及大腦疾病。要保持胰島素敏感性以及穩定血糖，首要避免肥胖。

　　研究發現，腹部脂肪愈多（或腰臀比愈大），大腦的海馬迴愈小、腦室愈大（代表腦萎縮），口語記憶力和注意力都愈差。腹部脂肪最多的族群，海馬迴的體積也是最小[38]。這代表了：「肚子愈大，腦子愈小。」

　　匹茲堡大學研究團隊針對認知功能正常的銀髮族進行腦部掃描。他們發現和健康人（身體質量指數BMI在18.5～25）相比，肥胖者（BMI大於30）的腦部灰質與白質組織都明顯萎縮，特別是額葉、前扣帶迴、海馬迴、基底核等，和注意力、記憶力、邏輯思考、執行功能有關。過重者（BMI在25～30）的腦部組織也明顯萎縮[39]。

　　《神經學》的研究指出，肥胖明顯增加失智症的風險。在三十年的追蹤期間，和體脂肪最低者相比，體脂肪高者罹患失智症的風險幾乎是兩倍。因此，內臟脂肪不只會引發糖尿病與心血管疾病，更是失智症的危險因子[40]。

如何減重？

　　流行的抽脂手術，可說是減重的速成班。

　　抽脂能降低體內脂肪量、降低體重，但是否能改善發炎問題呢？

發炎是肥胖導致諸多疾病的關鍵。

《新英格蘭醫學期刊》（The New England Journal of Medicine）研究顯示，雖然病人抽走了九公斤的脂肪，但胰島素敏感度並未提高、血液中發炎因子的濃度也未下降，脂聯素（Adiponectin）並未增加，冠狀動脈心臟病的風險跟抽脂前一樣高[41]。

反之，《美國醫學會期刊》的兩篇研究則指出健康減重的兩大方向。

第一篇研究指出，最能有效減重、並且提升胰島素敏感性、改善過度發炎、降低三酸甘油脂的飲食療法，是低碳水化合物（10％熱量佔比）合併高脂（60％熱量佔比）的飲食法。低脂飲食（20％熱量佔比）合併高碳水化合物（60％熱量佔比）體重反而增加[42]。

第二篇研究中針對健康但肥胖的女性提供低熱量地中海飲食與體能訓練，持續兩年，BMI降了4.2，發炎激素降低、脂聯素增高、胰島素敏感性增加[43]。

以上研究證實：真正要減重，沒有捷徑。正確飲食、體能訓練、長期抗戰，是致勝的三大關鍵！

參考書目

① Busillo JM, Azzam KM, Cidlowski JA. Glucocorticoids sensitize the innate immune system through regulation of the NLRP3 inflammasome. J Biol Chem. 2011;286(44):38703-38713.

② Frankmg, Miguel ZD, Watkins LR, Maier SF. Prior exposure to glucocorticoids sensitizes the neuroinflammatory and peripheral inflammatory responses to E. coli lipopolysaccharide. Brain Behav Immun. 2010;24(1):19-30.

③ Lupien SJ, de Leon M, de Santi S, et al. Cortisol levels during human aging predict hippocampal atrophy and memory deficits. Nat Neurosci. 1998;1(1):69-73.

④ Young AH, Gallagher P, Porter RJ. Elevation of the cortisol-dehydroepiandrosterone ratio in drug-free depressed patients. Am J Psychiatry. 2002;159(7):1237-1239.

⑤ Goodyer IM, Herbert J, Altham PM. Adrenal steroid secretion and major depression in 8- to 16-year-olds, III. Influence of cortisol/DHEA ratio at presentation on subsequent rates of disappointing life events and persistent major depression. Psychol Med. 1998;28(2):265-273.

⑥ Rohleder N, Joksimovic L, Wolf JM, Kirschbaum C. Hypocortisolism and increased glucocorticoid sensitivity of pro-Inflammatory cytokine production in Bosnian war refugees with posttraumatic stress disorder. Biol Psychiatry. 2004;55(7):745-751.

⑦ Fries E, Hesse J, Hellhammer J, Hellhammer DH. A new view on hypocortisolism. Psychoneuroendocrinology. 2005;30(10):1010-1016.

⑧ Golbidi S, Frisbee JC, Laher I. Chronic stress impacts the cardiovascular system: animal models and clinical outcomes. Am J Physiol Heart Circ Physiol. 2015;308(12):H1476-1498.

⑨ Diz-Chaves Y, Gil-Lozano M, Toba L, et al. Stressing diabetes? The hidden links between insulinotropic peptides and the HPA axis. J Endocrinol. 2016;230(2):R77-94.

⑩ Antoni MH, Lutgendorf SK, Cole SW, et al. The influence of bio-behavioural factors on tumour biology: pathways and mechanisms. Nat Rev Cancer. 2006;6(3):240-248.

⑪ Watson M, Haviland JS, Greer S, Davidson J, Bliss JM. Influence of psychological response on survival in breast cancer: a population-based cohort study. Lancet. 1999;354(9187):1331-1336.

⑫ Lutgendorf SK, Sood AK, Anderson B, et al. Social support, psychological distress, and natural killer cell activity in ovarian cancer. J Clin Oncol. 2005;23(28):7105-7113.

⑬ Mustafa M, Carson-Stevens A, Gillespie D, Edwards AG. Psychological interventions for women with metastatic breast cancer. Cochrane Database Syst Rev. 2013;(6):CD004253.

⑭ Ornish D, Weidner G, Fair WR, et al. Intensive lifestyle changes may affect the progression of prostate cancer. J Urol. 2005;174(3):1065-1069

⑮ Ornish D, Magbanua MJ, Weidner G, et al. Changes in prostate gene expression in men undergoing an intensive nutrition and lifestyle intervention. Proc Natl Acad Sci U S A. 2008;105(24):8369-8374.

⑯ Ornish D, Lin J, Chan JM, et al. Effect of comprehensive lifestyle changes on telomerase activity and telomere length in men with biopsy-proven low-risk prostate cancer: 5-year follow-up of a descriptive pilot study. Lancet Oncol. 2013;14(11):1112-1120.

⑰ Ornish D, Lin J, Daubenmier J, et al. Increased telomerase activity and comprehensive lifestyle changes: a pilot study. Lancet Oncol. 2008;9(11):1048-1057.

⑱ Vondra K, Starka L, Hampl R. Vitamin D and thyroid diseases. Physiol Res. 2015;64(Suppl 2):S95-S100.

⑲ Muscogiuri G, Tirabassi G, Bizzaro G, et al. Vitamin D and thyroid disease: to D or not to D? Eur J Clin Nutr. 2015;69(3):291-296.

⑳ Baser H, Can U, Baser S, Yerlikaya FH, Aslan U, Hidayetoglu BT. Assesment of oxidative status and its association with thyroid autoantibodies in patients with euthyroid autoimmune thyroiditis. Endocrine. 2015;48(3):916-923.

㉑ Visser M, Bouter LM, McQuillan GM, Wener MH, Harris TB. Elevated C-reactive protein levels in overweight and obese adults. JAMA. 1999;282(22):2131-2135.

㉒ Kosidou K, Dalman C, Widman L, et al. Maternal polycystic ovary syndrome and the risk of autism spectrum disorders in the offspring: a population-based nationwide study in Sweden. Mol Psychiatry. 2016;21(10):1441-1448.

㉓ Toffoletto S, Lanzenberger R, Gingnell M, Sundstrom-Poromaa I, Comasco E. Emotional and cognitive functional imaging of estrogen and progesterone effects in the female human brain: a systematic review. Psychoneuroendocrinology. 2014;50:28-52.

㉔ Ko CH, Yen CF, Long CY, Kuo YT, Chen CS, Yen JY. The late-luteal leptin level, caloric intake and eating behaviors among women with premenstrual dysphoric disorder. Psychoneuroendocrinology. 2015;56:52-61.

㉕ Martinez PE, Rubinow DR, Nieman LK, et al. 5alpha-Reductase Inhibition Prevents the Luteal Phase Increase in Plasma Allopregnanolone Levels and Mitigates Symptoms in Women with Premenstrual Dysphoric Disorder. Neuropsychopharmacology. 2016;41(4):1093-1102.

㉖ Ellsworth-Bowers ER, Corwin EJ. Nutrition and the psychoneuroimmunology of postpartum depression. Nutr Res Rev. 2012;25(1):180-192.

㉗ Soares CN, Almeida OP, Joffe H, Cohen LS. Efficacy of estradiol for the treatment of depressive disorders in perimenopausal women: a double-blind, randomized, placebo-controlled trial. Arch Gen Psychiatry. 2001;58(6):529-534.

㉘ Zandi PP, Carlson MC, Plassman BL, et al. Hormone replacement therapy and incidence of Alzheimer disease in older women: the Cache County Study. JAMA. 2002;288(17):2123-2129.

㉙ Pope HG, Jr., Cohane GH, Kanayama G, Siegel AJ, Hudson JI. Testosterone gel supplementation for men with refractory depression: a randomized, placebo-controlled trial. Am J Psychiatry. 2003;160(1):105-111.

㉚ Almeida OP, Waterreus A, Spry N, Flicker L, Martins RN. One year follow-up study of the association between chemical castration, sex hormones, beta-amyloid, memory and depression in men. Psychoneuroendocrinology. 2004;29(8):1071-1081.

㉛ Nead KT, Gaskin G, Chester C, et al. Androgen Deprivation Therapy and Future Alzheimer's Disease Risk. J Clin Oncol. 2016;34(6):566-571.

㉜ Liao CH, Li HY, Yu HJ, et al. Low serum sex hormone-binding globulin: marker of inflammation? Clin Chim Acta. 2012;413(7-8):803-807.

㉝ Yaffe K, Falvey C, Hamilton N, et al. Diabetes, glucose control, and 9-year cognitive decline among older adults without dementia. Arch Neurol. 2012;69(9):1170-1175.

㉞ Enzinger C, Fazekas F, Matthews PM, et al. Risk factors for progression of brain atrophy in aging: six-year follow-up of normal subjects. Neurology. 2005;64(10):1704-1711.

㉟ Kerti L, Witte AV, Wnkler A. Grittner U, Rujescu D, Flöel A. Higher glucose level associated with lower memory and reduced hippocampal microstructure. Neurology. 2013;81(20):1746-52

㊱ Hamer M, Batty GD, Kivimaki M. Haemoglobin A1c, fasting glucose and future risk of elevated depressive symptoms over 2 years of follow-up in the English Longitudinal Study of Ageing. Psychol Med. 2011;41(9):1889-1896.

㊲ Geroldi C, Frisoni GB, Paolisso G, et al. Insulin resistance in cognitive impairment: the InCHIANTI study. Arch Neurol. 2005;62(7):1067-1072.

㊳ Isaac V, Sim S, Zheng H, Zagorodnov V, Tai ES, Chee M. Adverse Associations between Visceral Adiposity, Brain Structure, and Cognitive Performance in Healthy Elderly. Front Aging Neurosci. 2011;3:12.

㊴ Raji CA, Ho AJ, Parikshak NN, et al. Brain structure and obesity. Hum Brain Mapp. 2010;31(3):353-364.

㊵ Whitmer RA, Gustafson DR, Barrett-Connor E, Haan MN, Gunderson EP, Yaffe K. Central obesity and increased risk of dementia more than three decades later. Neurology. 2008;71(14):1057-1064.

㊶ Klein S, Fontana L, Young VL, et al. Absence of an effect of liposuction on insulin action and risk factors for coronary heart disease. N Engl J Med. 2004;350(25):2549-2557.

㊷ Ebbeling CB, Swain JF, Feldman HA, et al. Effects of dietary composition on energy expenditure during weight-loss maintenance. JAMA. 2012;307(24):2627-2634.

㊸ Esposito K, Pontillo A, Di Palo C, et al. Effect of weight loss and lifestyle changes on vascular inflammatory markers in obese women: a randomized trial. JAMA. 2003;289(14):1799-1804.

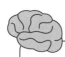

第**6**章

過度發炎造成的影響

還記得上次感冒的那段時間嗎？你不僅頭痛、鼻塞、全身痠痛、肌肉痠痛、反胃、嚴重疲勞，心情更是跌到谷底、情緒低落、興趣降低、注意力下降、精神不振、虛弱、在床上輾轉反側。這正是憂鬱症患者的寫照。你能想像連續三個月、或者整年都是這種狀態嗎？

　　為什麼感冒讓你經歷難熬的憂鬱症狀？因為免疫系統為了攻擊病毒，產生大量發炎因子，後者包括C反應蛋白、細胞激素、各型介白素、腫瘤壞死因子 α、干擾素 γ 等，血管通透性大幅增加、刺激交感神經系統、活化細胞核轉錄因子NF-kB，全面啟動發炎機轉，徵召無數白血球配備生化核武（自由基），宣布身體全面進入戰爭狀態。

　　不僅肌肉、呼吸道黏膜發炎，產生紅腫熱痛，大腦也受到波及，神經發炎的結果就是憂鬱與大腦症狀。在發炎性疾病當中，大腦症狀十分常見，又稱為細胞激素症候群（Cytokine sickness）。

　　肝膽腸胃科醫師也發現，以干擾素治療B型或C型肝炎患者，很容易導致患者情緒低落，當中有四成比例達到重度憂鬱程度[1]。腫瘤科或風濕免疫科醫師用細胞激素治療癌症或自體免疫疾病，也常看到患者出現憂鬱與自殺意念。轉介給身心科醫師評估後，常處方抗憂鬱劑。這類憂鬱完全是體質因素，原因和上述感冒發炎差不多，心理治療的幫助不大。

　　當身體某處發炎，發炎因子隨著血流干擾所有組織器官的運作，產生症狀如憂鬱、焦慮、失眠、胃痛、胃脹、腸胃蠕動不良、頭痛、肌肉痠痛等。再者，發炎導致胰島素阻抗，衍生代謝症候群，包括肥胖、糖尿病、高血壓、高血脂等，加重了發炎失控，最終形成致命疾病，如心臟病、腦

中風、癌症、猝死。

大腦對於系統性的發炎特別敏感，身體發炎因子濃度愈高，大腦症狀愈嚴重 ②。大腦症狀只是發炎故事的其中一環。若能把大腦症狀當成警訊，不但能夠預防慢性疾病，甚至可以拯救生命。

《分子精神醫學》（Molecular Psychiatry）研究發現，細胞激素會活化色胺酸及血清素分解酵素（IDO），導致血清素濃度下降，引發或加重憂鬱症 ③。學者也把憂鬱症稱為「第二型代謝症候群」，因憂鬱症患者的腦部，就像心臟病患者的冠狀動脈一樣，都在發炎 ④。

因此，夫妻或情侶常吵架，可能危害健康！根據研究，伴侶間的衝突在逐年累月中讓彼此的身體過度發炎，導致傷口癒合變慢、老化相關疾病出現。女性遭逢離婚或分居、丈夫去世時，罹患乳癌機率為一般女性的兩倍以上 ⑤～⑦。

大腦發炎的神經免疫學

在慢性壓力下，骨髓產生許多單核球（一種淋巴球）並釋放到血液中，發炎因子將他們導引到腦部血管，傳遞發炎訊息給腦血管周圍的巨噬細胞，接著活化大腦中的微膠細胞，大腦的精銳侍衛隊。

微膠細胞在胚胎時期，也由骨髓中的單核球分化，能呈現抗原以傳遞發炎訊息，接著，吞噬出現在大腦的異物、微生物、細胞碎片與損壞的髓鞘，指揮細胞核分子NF-kB前往開啟發炎基因，釋放細胞激素、化學激素、蛋白酶、活性氧（ROS），以攻擊入侵者。

細胞激素可以改變血腦障壁通透性，透過兩種方式進入並影響大腦：
- 被動機轉：血腦障壁的連結蛋白鬆開，細胞激素穿過血管內皮細胞。
- 主動機轉：細胞激素結合在血管內皮的受體，而鬆開連結蛋白。

若血腦障壁通透性異常而大幅地增加，單核球可以直接穿越，影響星狀細胞、活化微膠細胞，調控大腦神經元的基因表現，影響神經突觸的可塑性，導致大腦病理性的改變 ⑧。

然而，這時的大腦沒有細菌與病毒，只有來自遠方的發炎激素以及無

形的身心壓力。微膠細胞仍舊賣命戰鬥，腦內充斥大量發炎因子，不慎將戰場弄得滿目瘡痍：

- 產生活性氧在內的自由基，神經元的氧化壓力遽增，容易死亡。
- 麩胺酸大量釋放，NMDA 受體被過度刺激，產生細胞毒性，腦源神經滋養因子（BDNF）減少。
- 星狀細胞釋放腫瘤壞死因子 α，減少供給寡樹突細胞滋養因子，導致細胞自戕，他們卻是構成髓鞘的重要細胞，這樣一來，神經元髓鞘脫失，神經傳導因而異常。
- 細胞激素除了促發炎，更會活化 IDO，導致色胺酸與血清素不足 [9]。

　　憂鬱症患者周邊血液的促發炎細胞激素（第一、二、六、十二型介白素、腫瘤壞死因子 α）濃度明顯偏高，抗發炎細胞激素濃度偏低，形成憂鬱症狀。經過治療，促發炎細胞激素減少，抗發炎細胞激素（第四型介白素、轉化生長因子 $\beta1$）明顯提高，憂鬱症狀自然改善 [10]、[11]。

　　臨床上對抗憂鬱劑療效不佳的憂鬱症患者，被稱為「難治型憂鬱症」，是臨床醫師的重大挑戰。

　　為什麼這些患者難治呢？研究發現，他們有著系統性發炎的問題。憂鬱症患者發炎狀態愈嚴重，藥物治療反應愈差；治療反應和發炎狀態的改善有關，抗發炎因子愈多，憂鬱情緒愈能改善、治療反應愈好 [12]。

　　精確辨認並及早處理免疫系統問題，是抗憂鬱治療的成功關鍵。積極改善發炎，憂鬱症才不會難治。

自律神經系統與發炎

　　自律神經系統連結了腦部、脊髓與周邊免疫器官，包括骨髓、脾臟、單核球。因此，壓力也會透過自律神經影響到免疫系統 [13]。壓力刺激交感神經，神經末端會釋放正腎上腺素，導致骨髓釋放造血幹細胞到血液中，增加白血球與發炎因子。

> 然而，在脾臟的迷走神經末端察覺到發炎因子，將訊息傳回腦幹，再次透過迷走神經調控腸道神經節以及透過交感神經，調控脾臟巨噬細胞，減少第 1β 型介白素與腫瘤壞死因子 α，以降低發炎，這稱為「發炎反射」[8]。
>
> 壓力的另一種影響是，腎上腺系統被活化，葡萄糖皮質醇結合單核球細胞質中的受體，抑制單核球分泌第六型介白素。

憂鬱症是發炎疾病

許多人抱怨，明明心理壓力不大，為什麼陷入憂鬱？原因常是身體過度發炎。醫學界早已發現，發炎在憂鬱的病理，扮演非常重要角色，有句話傳神地描述這點：「細胞激素唱著藍調。[13]」（Cytokines sing the blues）

2015年，《美國精神醫學期刊》回顧最新醫學證據，刊出〈發炎：憂鬱火上加油，盡情享受光熱〉一文，解釋發炎如何導致憂鬱症狀：

第一階段，免疫衝擊。免疫系統承受來自壓力、微生物感染，以及飲食失調的衝擊。

第二階段，過度或慢性發炎反應。 如果當事人有危險因子，包括肥胖、憂鬱症病史、早期生活壓力、敏感基因，將導致：
- 生病行為：疼痛、疲倦、睡眠障礙；
- 憂鬱症狀；
- 負向健康行為：飲食失調；

第三階段，發炎失控。除了有持續性發炎、長期憂鬱症狀，再次引發過度發炎反應，合併大腦與各項生理發炎疾病的惡化。

調節發炎三階段的關鍵因素，則是腸道菌生態。調控得好，發炎和憂鬱都會減輕；調控得不好，發炎和憂鬱就會加重。

飲食、壓力、童年負面經歷、憂鬱症狀，都會影響腸道菌生態，導致

腸道通透性異常增加（又稱腸漏症，在「腸胃功能與腸道共生菌失調造成的影響」一章將詳述），加重發炎反應[14]。

日常生活中的發炎

發炎造成大腦憂鬱，也導致心肌梗塞、腦中風、糖尿病、肥胖、過敏、癌症這些你更熟悉的疾病。要預防、改善這些慢性病，減少過度的發炎反應是當務之急，第一步就是移除刺激發炎的因素。

根據研究，和憂鬱有關的發炎因子如下述，你可以勾選看看自己有幾個[14]、[15]。

勾選	危險因子	說明
	合併生理疾病	特別是患有發炎疾病（例如：肌纖維疼痛、關節炎、類風濕性關節炎等）。
	過重或肥胖	尤其是腹部肥胖。BMI≧24為過重，BMI≧27為肥胖。
	不健康飲食	以「西式飲食」為代表：多紅肉、加工肉品、油炸食品、精製澱粉、含糖飲料、甜點、低纖、食品化學添加物。
	吃進食物過敏原或食物敏感原	最常見如牛奶、小麥、花生、芒果、蝦、蟹、酒精，但每個人的過敏原與敏感原都不同。
	接觸環境過敏原	塵蟎、黴菌、空氣汙染（包括懸浮微粒PM2.5）、裝潢散發出甲醛或有機溶劑。
	消化功能不良	腸道菌叢失衡、腸胃消化與吸收不良、腹脹便祕、腹瀉。
	營養失調	缺乏維生素B群、C、D，鋅、ω-3脂肪酸。
	久坐型態	不愛走動或運動、心肺適能差。
	睡眠差	睡眠障礙，如失眠（特別是每天睡不滿6小時）、嗜睡（每天睡超過9小時）、睡眠呼吸中止症（鼾聲雷動伴隨呼吸停止）、不寧腿。

》

勾選	危險因子	說明
	疲勞	特別是充分睡眠後，仍感到疲勞。
	疼痛	頭痛、肩頸痠痛、腰痛、肌肉關節疼痛等。
	抽菸	含有一氧化碳、氰化物、多種毒性重金屬。
	酒精依賴	過量飲酒，達到失控程度。
	環境毒素	汞合金補牙、有機化學溶劑、殺蟲劑、除草劑。
	輕度感染	念珠菌、鏈球菌、金黃色葡萄球菌。
	壓力	急性壓力、重大心理創傷、工作過勞。
	慢性或反覆憂鬱	憂鬱症維持兩年以上、有第二次或更多次的發作。
	非典型憂鬱特徵	呈現睡眠過多、疲倦、食欲增加、體重增加。
	早年壓力	經歷兒童虐待或忽略。
	年紀增加或銀髮族	
	女性	
	＿＿＿＿＿＿項（共21項）	大腦發炎危險指標：1～4項：輕度；5～8項：中度；9～12項：重度；13～21項：嚴重

這些風險因子當中，只有三項你不能改變，它們是最後三項：早年壓力、年紀增加或銀髮族、女性，但其他十八項都是你可以改變的。

特別是第三項「不健康飲食」，高糖分將引發大量胰島素分泌，並且釋放壓力荷爾蒙（皮質醇、腎上腺素），引發可觀的發炎連鎖反應，產生發炎性的細胞激素，包括第一型介白素、腫瘤壞死因子 α，干擾大腦神經細胞運作，產生大腦發炎症狀，並且引發胰島素抗性，導致代謝症候群。

迴避大腦發炎危險因子，就從今天開始！

環境／食物過敏原與大腦症狀的關係

過敏（Allergy）指的是食物或環境分子誘發免疫系統的第一型過敏反應（Hypersensitivity），透過免疫球蛋白IgE與抗原（食物或環境分子）結合，導致肥大細胞與嗜鹼性球活化，分泌大量組織胺、白三烯，立即在組織造成急性發炎反應，症狀包括：

- 皮膚系統：騷癢、潮紅、蕁麻疹、血管性水腫。
- 腸胃系統：嘴巴癢、腹痛、絞痛、嘔吐、腹瀉。
- 呼吸道系統：鼻塞、打噴嚏、咳嗽、哮喘。
- 神經系統：疲倦、焦慮、分心、過動、頭暈、意識不清。

常見誘發過敏的環境分子包含豬草花粉、塵蟎、黴菌、狗毛、貓毛、羊毛等。你所吃的食物分子，也在你不知情的狀況下，夜以繼日地導致你發生食物過敏（Food allergy），九成民眾的急性過敏原包括乳製品、蛋、花生、小麥、大豆、魚或帶殼海鮮、堅果（核桃、腰果、杏仁）、玉米[16]。

《小兒過敏與免疫學》（Pediatric Allergy and Immunology）回顧研究指出：母親的食物過敏可能和孩童的神經發展疾病，如注意力不足／過動症、自閉症有關。為什麼呢？母親的過敏免疫反應、腸道菌生態，會透過DNA甲基化、組蛋白修飾作用，造成表觀遺傳變化，並遺傳到胎兒身上。同時，母親的食物過敏反應也透過胎盤，影響胎兒的腸道菌生態與大腦發育。胎兒出生後，因為腸道接觸食物過敏原，改變神經免疫狀態，影響腸道神經系統與中樞神經系統發育，最終產生大腦症狀[17]。

當你或孩子呈現以下過敏疾病，身體進入系統性發炎狀態，將會伴隨多種大腦症狀，像是睡眠品質變差、反應遲鈍、學習能力不足、學業成績與工作表現下降、情緒不穩、注意力不集中、過動等。

過敏性鼻炎

導致鼻塞不適、頻擤鼻涕，甚至鼻中隔彎曲而接受開刀。由於鼻周長期發炎，眼皮附近血液循環不良，形成黑色素沉澱，黑眼圈可說是過敏性

鼻炎的正字標記。

過敏性結膜炎

　　眼結膜騷癢難耐、分泌物多、眼球紅腫不適，常過度搓揉，可能導致眼球受傷。

異位性皮膚炎

　　以皮膚騷癢為主，可伴隨紅疹、脫皮、結痂與苔蘚化。當事者拚命抓癢，甚至連睡夢中也不自覺地騷抓，從國小、國中、一路抓到結婚生子，導致皮破血流，好了之後留下明顯黑色素沉澱，成為愛美男女心中的痛。通常從幼兒期就開始，個人或家族常見過敏性鼻炎、氣喘、異位性皮膚炎等病史，稱為異位性體質。

蕁麻疹

　　全身皮膚出現紅腫斑塊，通常為不規則形狀，像蚊蟲叮咬形成的大腫塊，伴隨劇烈的騷癢感，可能合併黏膜皮膚的深層水腫，產生眼周或嘴唇的局部水腫，臉部或手腳的大片水腫。

氣喘

　　是慢性呼吸道發炎疾病，導致呼吸道阻塞、呼吸困難、哮喘，可以是急性發作而導致窒息，名歌星鄧麗君便因而過世。也可能呈現為難治型咳嗽。

　　免疫球蛋白IgE的半衰期為二至三天，因此接觸一次急性過敏原，症狀至少持續二至三天。但記憶細胞能夠維持數年之久，一接觸就一樣發作。

　　全球有10%孩童有急性過敏問題。驚人的是，近年台北市衛生局調查發現：國小學童罹患過敏達到五成以上，可說絕大多數的孩童都是過敏患者。在二十年前的調查數據，僅7%孩童是過敏患者，台灣孩童過敏比率，等於在二十年間竄升了七倍！

發生食物過敏固然有遺傳因素，但有更多體質因素，包括腸道通透性異常增加、胃酸不足導致蛋白質未被酵素分解、營養素缺乏、腸道菌失調、接觸環境毒物、心理壓力等。

加上氣候進入乾燥的秋冬，又不巧接觸到過敏原，過敏症狀如火山爆發，短期難以控制。細心地迴避過敏原，是家長與孩童所能做的最好努力之一，在「改善大腦症狀的飲食療法」中，我將介紹具體做法。

食物敏感原、麩質敏感與大腦症狀的關係

與食物過敏不同，食物敏感（Food sensitivity）指的是食物分子進入身體後，免疫球蛋白IgG與之結合形成免疫複合體，引起敏感（或不耐）反應，在一段時間後才產生症狀，維持時間更久，包括[18]：
- 全身性：慢性疲勞、活力差、多汗、怕冷、虛弱、發燒。
- 皮膚系統：搔癢、紅腫、丘疹、蕁麻疹、角質化、脫屑，特別是濕疹、乾癬等發炎疾病。
- 腸胃系統：腹痛、脹氣、噁心、嘔吐、腹瀉。
- 呼吸系統：慢性咳嗽、氣喘。
- 肌肉骨骼系統：關節炎、肌肉痠痛、頸部僵硬、腫痛。
- 神經系統：健忘、過動、衝動、情緒不穩、思考與感覺混亂、其他大腦症狀。

吃進食物敏感原的量愈多，症狀就愈嚴重。IgG半衰期長達二十三天，排除敏感原的飲食需要三週以上才能見效。

研究發現，整體食物敏感反應（抗食物分子IgG抗體）和血液中的發炎程度、甚至血管內皮厚度緊密相關[19]。IgG也越過胎盤，像食物過敏原，影響胎兒大腦發育。

在食物敏感原當中，麩質敏感具有代表性。麩質（Gluten）的英文在拉丁文中是「黏膠」的意思，是有黏性的蛋白質，加上麵包酵母後，很容

易做餐飲上的變化，烘烤後更是色香味俱全。因此，在美食達人的地圖上，麩質食物佔了絕大多數，譬如麵包、披薩、鬆餅、甜甜圈等。反之，米食缺乏這類黏性蛋白，較少變化，逐漸不受到青睞，銷售量大不如前。

為何台灣近年過敏與發炎相關疾病大幅增加？和小麥攝取增加有關，台灣傳統以米食為主，但從2009年開始，台灣小麥的消耗量首度超越了稻米。麵食量超越米食量這件事，在過敏疾病、代謝症候群，甚至於大腦症狀的增加趨勢，扮演重要的角色。

麩質主要由兩種蛋白質組成，麥穀蛋白、麥膠蛋白，後者又分成十二種不同蛋白質。對麩質敏感（Gluten sensitivity），最嚴重的反應是乳糜瀉（Celiac disease），消化系統誤認小麥中的麩質為外來入侵者，免疫系統試圖催滅它時，卻同時嚴重損害小腸，腸道通透性異常增加，小腸絨毛因嚴重過敏反應而潰爛。在美國每兩百個人中有一位這種症狀。

然而，每四個人中就有一位帶有乳糜瀉基因，對麩質敏感但沒有乳糜瀉，症狀輕微許多，呈現不特定症狀，稱為「非乳糜瀉麩質敏感」（Non-coeliac gluten sensitivity, NCGS），常導致的大腦症狀如「腦霧」（brain fog，指腦筋不清楚、健忘、注意力不集中）、憂鬱、焦慮、幻覺、自閉行為等[20]～[23]。

《自然：肝膽腸胃學回顧》（Nature Reviews Gastroenterology & Hepatology）研究指出，麩質敏感者最常抱怨的症狀排行榜包括如下表[24]：

（一）腸胃症狀

名次	症狀	比率
1	腹痛	77%
2	腹脹	72%
3	腹瀉	40%
4	便祕	18%

（二）腸胃以外症狀

名次	症狀	比率
1	「腦霧」包含：腦袋空白、健忘、無法專心、思考遲鈍	42%
2	疲勞感	36%
3	濕疹與皮膚紅疹	33%
4	頭痛	32%
5	關節或肌肉疼痛	28%
6	腿麻或手麻	17%
7	憂鬱	15%
8	貧血	15%

麩質敏感之外，乳製品中的酪蛋白則可能產生不完全消化產物酪蛋白嗎啡（Casomorphins），也被發現和大腦症狀有關，例如思覺失調症、自閉症[25]~[28]。

除了麩質與酪蛋白，食物敏感原多到不勝枚舉，而且沒有兩個人是相同的，即使他們是一家人。身體持續遭受敏感食物的轟炸，過度發炎，長達數年至數十年，直到有一天，大腦症狀或慢性疾病出現了，這時，民眾還憤怒地指著檢驗報告上的紅字怪罪醫生：「不可能！我每天花兩個小時運動、每晚睡八個小時、退休後也沒壓力，家裡更沒有遺傳，我怎麼可能會生病?!」

每天三餐中的食物敏感反應，不斷干擾免疫系統的正常運作，成為大腦症狀與慢性疾病的溫床，「病從口入」，實應留意。

發炎與躁鬱症、老年憂鬱症的關係

《科學》（Science）研究指出，當免疫系統被過度刺激時，會產生發

炎疾病，如心臟病、氣喘；自體免疫疾病，如多發性硬化症、類風濕性關
節炎；影響到細胞週期而導致癌症；以及，神經調節失常，產生憂鬱症、
注意力不足／過動症、雙相情緒障礙症、思覺失調症，以及閱讀障礙[29]。

　　曾有位三十五歲的男性，寒流來襲時整晚不睡，從嘉義騎機車到合
歡山武嶺再騎回家，共騎了兩百多公里，得到嚴重的肺炎，住院一週才痊
癒。他並不是生性浪漫，而是躁鬱症的老毛病又發作了。躁鬱症現稱雙相
情緒障礙症，包含兩種極端情緒狀態：

- 躁症發作：情緒高昂或易怒、自尊膨脹或誇大、睡眠需求降低、說話滔
  滔不絕而無法停止、意念飛躍、容易分心、活動與計畫過量、過度參與
  帶來痛苦的活動。

- 鬱症發作：持續憂鬱或容易哭泣、失去興趣或愉悅感、失眠、體重明顯
  減輕、疲倦、無價值感、思考力或專注力變差、反覆想到死亡。

　　這類疾病帶來嚴重失能，屬於重大精神疾病。治療上以情緒穩定劑、
抗精神病劑為主，但容易復發。糟糕的是，疾病機轉所知甚少。

　　所幸細心的研究人員發現，雙相情緒障礙症常合併其他生理症狀或疾
病，譬如偏頭痛、氣喘、高血脂、高血壓、代謝症候群、甲狀腺疾病、退
化性關節炎、類風濕性關節炎、腸躁症等[30]、[31]，因此視之為一種慢性「多
系統疾病」，影響大腦與多重器官，牽涉到促發炎與抗發炎免疫系統的失
衡，導致神經發炎[32]。

　　神經發炎影響甚大，除了導致嚴重情緒症狀，患者對藥物或非藥物的
治療反應都不佳。血液中發炎指標C反應蛋白濃度愈高或胰島素阻抗愈嚴
重，都代表治療預後較差。長期神經發炎的結果，還可能導致神經退化，
產生失智症。研究建議可用抗發炎輔助療法，包含魚油與N-乙醯半胱胺酸
（NAC）改善這類情緒疾病[32]、[33]。

　　老年憂鬱症和神經發炎特別有關，更是失智症的重要危險因子。研究
發現，過去憂鬱症發作的頻率與嚴重度愈高，失智症機率也愈高。而且，
憂鬱症患者血液中發炎指標C反應蛋白濃度愈高，認知缺損愈嚴重，顯示
和神經發炎程度有關[32]。

發炎與創傷後壓力症的關係

　　有位十四歲國中女生來看門診，媽媽說她得到憂鬱症，最近一個多月害怕並拒絕去學校，白天在家也十分不安，焦慮度極高、容易受到驚嚇，之前愛玩的手機與臉書，現在避之唯恐不及，有時陷入恍神與痛苦情緒中，一直喃喃自語：「我是個爛人」、「世界上沒有任何人可以信任」。她的異位性皮膚炎也加重，把自己抓得渾身是傷，好像在懲罰自己。半夜不是難以入睡，就是一下子被惡夢驚醒。

　　深入和她談心以後，她才坦露實情，前陣子，在臉書上認識幾個禮拜的男網友約她見面，發現是同校學長，一開始相談甚歡，之後卻遭受性侵害。我確定她罹患了創傷後壓力症（PTSD），除了提供治療，也請媽媽報警並通報學校，持續提供資源。

　　現代社會一點都不安全，世界上每個角落都有災難的陰影，帶給當事者重大心理創傷，包括家庭暴力（肢體、語言與精神虐待）、性侵害、交通意外、重大公共事件、戰爭、恐怖攻擊等。

　　不過，歷經重大創傷之後，並不一定會得創傷後壓力症。已知海馬迴體積愈小，創傷後壓力症狀愈嚴重。反之，海馬迴體積大，能夠降低創傷帶給腦部的衝擊。這已在同卵雙胞胎研究中獲得證實[34]。幼年時期接觸豐富內容的學習環境、有安全感的親子依附關係，海馬迴就愈大，面對壓力時，焦慮度較低、復原力（Resilience）較佳。

　　近年更發現，血液中的發炎指標C反應蛋白較高時，容易出現創傷後壓力症狀。《美國醫學會期刊：精神醫學》（JAMA Psychiatry）研究中，戰區的軍人血液中C反應蛋白濃度高，可以預測他們三個月後會出現創傷壓力症狀！發炎可能是導致創傷後壓力症的原因[35]。

　　《刺絡針：精神醫學》（The Lancet Psychiatry）研究也指出：發炎指標第一、六型介白素、腫瘤壞死因子 α 濃度愈高，創傷後壓力症愈嚴重。研究建議將「慢性低度發炎」視為創傷後壓力症的治療目標，以及反映病情嚴重度的生物指標[36]。

發炎與思覺失調症的關係

思覺失調症指的是，出現明顯脫離現實的妄想、幻覺、怪異思考與言行、社會退縮、缺乏動機的症候群。在台灣盛行率為0.3％，為重大精神疾病之一，牽涉前述的四條多巴胺迴路失調、麩胺酸活動與NMDA受體失調，過度發炎、白血球表現活化、過去與最近壓力的影響[37]。

一項針對青春期思覺失調發作的研究發現，若兒童期有異位性體質，包括氣喘、濕疹，或兩項合併者，思覺失調發作的機率增加33％～44％[38]。丹麥研究也指出，若曾因過敏性鼻炎、蕁麻疹、異位性皮膚炎到醫院就診，未來得到思覺失調症的機率增加45％～59％。這顯示免疫機轉在思覺失調症形成扮演重要角色[39]。

果然，國家衛生研究院與慈濟大學針對住院的思覺失調症患者進行合併生理疾病的調查發現，他們出現較高比例的自體免疫疾病，這是嚴重的免疫功能失調疾病，包括甲狀腺亢進、乾癬、惡性貧血、乳糜瀉（嚴重的麩質敏感）、過敏性血管炎等[40]。

前文提到麩質敏感和大腦症狀有關，和思覺失調症同樣關係匪淺。約翰霍普金斯大學精神醫學系研究發現，思覺失調症患者麩質敏感的盛行率是22％，但健康人僅2.7％，相差達八倍以上，並建議患者進行麩質敏感檢測，配合無麩質飲食[41]。指標性的CATIE研究也發現，一般人抗麥膠蛋白（一種麩質）抗體盛行率為3.1％，但思覺失調症患者高達23.1％[42]。

約翰霍普金斯大學小兒科研究也發現，最近有思覺失調發作的患者，麩質敏感抗體達到一般人的五點五倍，多次發作思覺失調者則達到六點二倍[43]。

此外，如果媽媽有麩質敏感，孩子得到思覺失調症的機率也會增高。2012年《美國精神醫學期刊》的一篇研究指出：母親在懷孕期間麩質抗體特別高者，子女在二十五年後罹患思覺失調症的風險多50％。但酪蛋白則未發現此關聯性[44]。

最新思覺失調症研究更指向：腸道菌失調、腸道發炎、腸道通透性增

加（腸漏症）、腸道菌進入血液形成慢性感染、麩質消化不良等，凸顯出思覺失調症病因的複雜性，以及照顧好患者腸胃功能、改善過度發炎的重要性 [45]、[46]。

發炎與阿茲海默症的關係

▶ 圖6-1　健康人與阿茲海默症患者大腦的比較

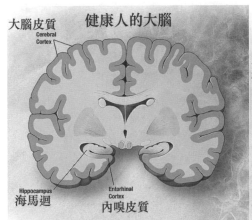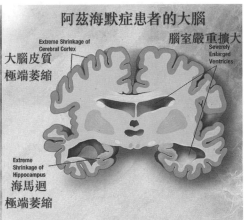

出處：wikimedia

　　阿茲海默症牽涉海馬迴、大腦皮質極端萎縮，以及腦室嚴重擴大，表現出漸進式、不可逆的認知缺損，病程在二至二十年之間，平均存活為九年。

　　在輕度階段，近期記憶障礙是最明顯的特徵，可能呈現困難學習新技能、講過的事情馬上忘、沒辦法回憶看過報紙的內容、記不清楚年月日、計算能力減退（像是連續做減法）、思考速度變慢、沒辦法做較複雜的事情，但還能完成熟悉的事務、家務與生活自理。可能出現人格改變，變得孤僻、退縮、自我中心、易怒、對人冷淡。

　　到了中度階段，剛發生的事情馬上忘、忘記家裡住址與親友名字、叫

不出東西的名稱、講出錯誤的回憶、容易迷路或走失、無法做出連續動作（如刷牙），甚至認不出自己或親友，家務或生活自理已經需要家人協助。

更常出現各類大腦症狀，例如情緒不穩、暴躁易怒、找不到自己的東西而懷疑被偷、認為伴侶與外籍看護有婚外關係、出現視覺或聽覺的幻覺、撿拾堆積髒亂物品、難以入眠或叫不醒而日夜顛倒，甚至隨地大小便。

到了重度階段，自己的姓名、年齡都忘記、完全認不出家人、發出無意義的聲音、完全喪失語言功能、大小便失禁、出現原始反射的神經學特徵。可能因營養不良、褥瘡、骨折、肺炎等原因生重病而導致死亡。

阿茲海默症屬於神經退化疾病，為何神經開始退化？久坐或不動、中年肥胖、系統性發炎、口腔衛生差或牙周病、輕微腦傷，都促使血液中促發炎因子大量增加，例如細胞激素、化學激素、補體、類花生酸（又稱二十碳酸，是發炎性前列腺素的前驅物），導致微膠細胞過度活化、神經發炎、類澱粉產生以及清除降低、形成胞內神經纖維纏結，最後神經細胞凋亡[47]。

此外，學者稱阿茲海默症為「第三型糖尿病」[48]、[49]。因為第二型糖尿病罹患阿茲海默症的風險為一般人的二至四倍，牽涉到過度發炎、胰島素阻抗問題，和糖尿病的發生十分類似。

要預防阿茲海默症，同時改善發炎和胰島素阻抗是重要方向。

發炎與注意力不足／過動症的關係

注意力不足／過動症是常見的兒童神經發展疾病，主要表現包括注意力不集中、無法持續專注、容易分心、行為衝動，以至於學習成績或人際關係受到負面影響。已知和大腦前額葉發育速度較慢有關，牽涉多巴胺、正腎上腺素、血清素神經遞質活動過低。

研究發現，孩童過敏體質與注意力不足／過動症有密切關係。在過敏發作時，免疫球蛋白IgE大量分泌，促發炎細胞激素大增，包括第六型介白素、腫瘤壞死因子，穿越血腦障壁、影響大腦的神經免疫狀態，導致過

動行為與大腦症狀[50]。其實，不只注意力不足／過動，兒童青少年憂鬱症也和發炎特別有關[51]。

《美國兒童青少年精神醫學學會期刊》（Journal of the American Academy of Child and Adolescent Psychiatry）回顧文章發現，注意力不足／過動症兒童有較高的發炎因子（如干擾素 γ、介白素等），第十三型介白素和注意力不集中有關，第十六型介白素和過動有關，也和發炎調控基因的多型性相關[52]。

注意力不足／過動症兒童的免疫系統什麼時候開始發炎？可能從嬰兒時期就開始。一項針對早產兒（妊娠小於二十八週）的追蹤研究，在嬰兒出生第一、七、十四天測量血液中的發炎因子，並且在他們兩歲時，以父母觀察的方式再度測量行為表現，結果發現，多項發炎指標和注意力問題都有關，包括腫瘤壞死因子、第六、八型介白素等。研究結論是：早產兒出生兩週的發炎狀況，和兩歲時的注意力問題有關[53]。應持續進行相關研究釐清此重要發現。

發炎與強迫症、抽搐症、妥瑞氏症的關係

▶ **圖6-2　基底核與相關腦區**

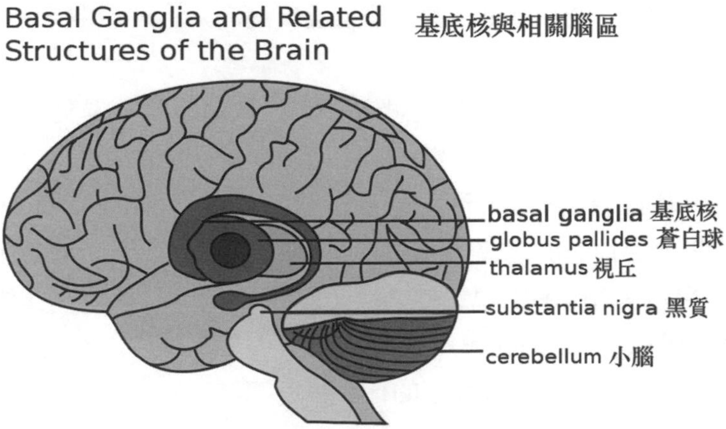

Basal Ganglia and Related Structures of the Brain　基底核與相關腦區

basal ganglia 基底核
globus pallides 蒼白球
thalamus 視丘
substantia nigra 黑質
cerebellum 小腦

出處：wikimedia

　　強迫症、抽搐症、妥瑞氏症，都是基底核相關腦區的疾病。知名的神經退化疾病巴金森氏症，牽涉到基底核相關構造神經細胞的死亡。

　　強迫症患者經驗到不合理的思考、衝動，但無法控制，可能出現強迫行為以緩解這種焦慮，像是恐懼被污染、弄髒、不整齊、沒關好門或瓦斯、反覆性或暴力的念頭，因而出現反覆洗手、檢查、思考（思想反芻）、其他怪異動作等。

　　抽搐症則是不自主而反覆的肌肉或聲音抽動。發生率為 1% ～ 7%，發作平均年齡為五至七歲，男孩居多。孩子可能頻繁出現眨眼、聳肩、噘嘴、咬唇、搖頭晃腦等運動抽搐，或者，清喉嚨、咳嗽、嗤鼻、發出哼哈聲等聲音抽搐。

　　妥瑞氏症則是同時合併多種肌肉抽動，以及一種以上的聲音抽動。動作或聲音型態可能較抽搐症更複雜，包括踢腿、觸摸他人、像動物嘶吼、罵髒話、模仿言語等。

　　強迫症、抽搐症、妥瑞氏症屬於廣義的神經運動疾患，都牽涉到大腦基底核功能失調，可能與基底核區域受到自體免疫攻擊有關，由 A β 鏈球菌感染引發，導致局部異常的發炎狀態。

　　最典型的型態是「兒童鏈球菌感染自體免疫神經精神疾患」，簡稱 PANDAS，它的英文和中文一樣，都長得令人吃驚：「Pediatric autoimmune neuropsychiatric disorders associated with streptococcal infection.」身體產生的抗體除了攻擊鏈球菌，也攻擊了蛋白質結構類似的基底核，成為抗基底核的自體抗體，是不折不扣的自體免疫疾病[54]。

　　一半的抽搐症、妥瑞氏症患者，伴有強迫症狀、過動症狀。這幾種疾病和注意力不足／過動症一樣，都和過敏疾病帶來的過度發炎問題有關。

　　台灣健保資料庫分析也支持這項關聯性，同時被診斷有注意力不足／過動症、抽搐症的患者，比起只有單純注意力不足／過動症或抽搐症患者，有明顯較高比率出現過敏疾病（過敏性鼻炎、氣喘、異位性皮膚炎、過敏性結膜炎）、強迫症與焦慮症。此外，注意力不足／過動症患者若有三種以上過敏疾病，得到抽搐症的機率將近四倍[55]。

發炎與自閉症的關係

　　自閉症的症狀在幼兒或兒童時期開始出現，包括以下兩大特徵：

- 和人缺乏互動能力：無法分享興趣、情感或情緒，無法藉由眼神接觸、肢體語言、手勢、臉部表情等非語言方式與人溝通。
- 局限而重複的行為與興趣：刻板或重複的動作或言語、堅持固定行為模式、高度局限而固著的興趣、對特定感官刺激有不尋常的興趣。

　　哈佛醫學院暨麻州總醫院小兒神經科教授Martha Herbert一直在思考：「自閉症究竟是一種大腦疾病，還是一種影響到大腦的疾病？」她發現大腦應該是全身系統的一個部分，身體出了某種問題，而這個問題蔓延到腦部。

　　自閉症孩童的大腦比一般孩童還大，解剖顯示大腦神經既發炎又腫脹，就像腳扭到時腫起來。微膠細胞與星狀細胞都過度增生，白質不成比例地增長，但腦內功能連結卻是下降的[56]。

　　加拿大多倫多大學精神醫學系賴孟泉博士在《刺絡針》的回顧文章中提到：自閉症孩童和家人的腦部有較多免疫系統異常，影響了神經發育，包括神經新生、增生、自戕、突觸形成、突觸修剪的所有過程，更導致持續的神經發炎、血清中促發炎激素升高、細胞免疫功能異常[57]。

　　為何自閉症孩童的腦部會發炎呢？高達70％的自閉症兒童都有腸胃問題，包括慢性便祕、腹痛、慢性腹瀉、胃食道逆流。同時，38％合併過敏或自體免疫疾病[57]。很有可能腸道局部發炎，影響了腸道免疫運作，形成系統性的發炎，對神經發育造成負面危害。

　　此外，證據指出，諸多環境因素和自閉症形成有關：

- 交通引起的空氣汙染、二氧化氮、懸浮微粒PM2.5或PM10，不管是母親懷孕期間，或是胎兒出生一年內，都會增加自閉症機率[58]。
- 母親懷孕期間若居住在噴灑有機磷農藥的農業區附近，飄散在空氣中的殺蟲劑，生出自閉症胎兒的機率達六點一倍[59]。
- 重金屬暴露[60]。

- 特定飲食因素[61]。

以上可能導致神經發炎、氧化壓力過大、粒線體功能失調，共同促成了自閉症的神經病理[57]、[60]。

《分子精神醫學》研究也發現，若母親懷孕初期，血液中發炎因子C反應蛋白較高，孩子有較高機會被診斷為自閉症。發炎因子最高的族群比起最低的，增加了43％的機率[62]。部分自閉症案例則是懷孕過程中，母親體內過度活動的IgG抗體或免疫失調，透過胎盤對胎兒的大腦產生負面影響[57]。

發炎與大腦老化的關係

老化的根本原因是什麼？這是頂尖科學家最感興趣的研究題目，他們提出「發炎老化」（Inflammaging）來解釋，字義就是「發炎」（Inflammation）加上「老化」（Aging）。隨著促發炎因子的增加，影響了內分泌系統，用來調節免疫的皮質醇和硫酸鹽DHEA都減少了，促成老化。

促發炎因子（特別是腫瘤壞死因子 α、第一、六型介白素、C反應蛋白）的增加，和銀髮族的高罹病率、死亡率有關。發炎導致許多慢性疾病，包括：動脈粥狀硬化、高血壓、腦中風；阿茲海默症；第二型糖尿病、老年虛弱。

促發炎因子導致細胞核中的「端粒長度」（Telomere length, TL）縮短。在慢性發炎疾病（如肝、腎、肺等部位）患者身上，「端粒長度」短了許多。「端粒長度」由端粒酶維持其長度，是科學界預測老化最重要指標。

美國加州大學舊金山分校教授Elizabeth Blackburn是2009年諾貝爾醫學獎得主、端粒與端粒酶研究的先驅，她證實端粒耗損受到遺傳與後天環境累積影響，與各類老化疾病、癌症有關，此重要文獻發表於《科學》[63]。

若端粒較短合併端粒酶活動較高，自律神經功能會變差、皮質醇升高，並且和多種心理壓力有關：社會支持差、較不樂觀、較高敵意、早年壓力，這顯示細胞承受了巨大的生理壓力[64]。

　　對於已經進入更年期的女性，壓力會耗損端粒，健康行為則能保護它，包括健康飲食、適度運動、充足睡眠[65]。有焦慮症或恐慌症的年輕女性、服用抗憂鬱劑的年輕人，端粒出現耗損現象，後者可能導因於憂鬱症的程度較重[66]。

　　發炎與大腦症狀關係如此緊密。神經科學行經漫漫長路，終於和免疫學這位老同學重逢。對於大腦症狀，醫界和民眾以前要不是怪壓力，就是怪基因。現在則要問：「你是否過敏發作、吃進食物過敏原、免疫系統失調，因而導致大腦慢性發炎？」

　　大腦不該自以為是，它可能是身體的僕人。

　　英國詩人鄧約翰（John Donne, 1572～1631）曾說：「沒有人是孤島（No man is an island）。」現在我會說：「沒有腦是孤島（No brain is an island）。」

參考書目

① Asnis GM, De La Garza R, 2nd. Interferon-induced depression in chronic hepatitis C: a review of its prevalence, risk factors, biology, and treatment approaches. J Clin Gastroenterol. 2006;40(4):322-335.
② Reichenberg A, Yirmiya R, Schuld A, et al. Cytokine-associated emotional and cognitive disturbances in humans. Arch Gen Psychiatry. 2001;58(5):445-452.
③ Muller N, Schwarz MJ. The immune-mediated alteration of serotonin and glutamate: towards an integrated view of depression. Mol Psychiatry. 2007;12(11):988-1000.
④ McIntyre RS, Soczynska JK, Konarski JZ, et al. Should Depressive Syndromes Be Reclassified as "Metabolic Syndrome Type II"? Ann Clin Psychiatry. 2007;19(4):257-264.
⑤ Kiecolt-Glaser JK, Loving TJ, Stowell JR, et al. Hostile marital interactions, proinflammatory cytokine production, and wound healing. Arch Gen Psychiatry. 2005;62(12):1377-1384.
⑥ Lillberg K, Verkasalo PK, Kaprio J, Teppo L, Helenius H, Koskenvuo M. Stressful life events and risk of breast cancer in 10,808 women: a cohort study. Am J Epidemiol. 2003;157(5):415-423.
⑦ Miller GE, Cohen S, Ritchey AK. Chronic psychological stress and the regulation of pro-inflammatory cytokines: a glucocorticoid-resistance model. Health Psychol. 2002;21(6):531-541.
⑧ Hodes GE, Kana V, Menard C, Merad M, Russo SJ. Neuroimmune mechanisms of depression. Nat Neurosci. 2015;18(10):1386-1393.
⑨ Miller AH, Maletic V, Raison CL. Inflammation and its discontents: the role of cytokines in the pathophysiology of major depression. Biol Psychiatry. 2009;65(9):732-741.
⑩ Sutcigil L, Oktenli C, Musabak U, et al. Pro- and anti-inflammatory cytokine balance in major depression: effect of sertraline therapy. Clin Dev Immunol. 2007;2007:76396.
⑪ Kim YK, Na KS, Shin KH, Jung HY, Choi SH, Kim JB. Cytokine imbalance in the pathophysiology of major depressive disorder. Prog Neuropsychopharmacol Biol Psychiatry. 2007;31(5):1044-1053.
⑫ Carvalho LA, Torre JP, Papadopoulos AS, et al. Lack of clinical therapeutic benefit of antidepressants is associated overall activation of the inflammatory system. J Affect Disord. 2013;148(1):136-140.
⑬ Raison CL, Capuron L, Miller AH. Cytokines sing the blues: inflammation and the pathogenesis of depression. Trends Immunol. 2006;27(1):24-31.

----

⑭ Kiecolt-Glaser JK, Derry HM, Fagundes CP. Inflammation: depression fans the flames and feasts on the heat. Am J Psychiatry. 2015;172(11):1075-1091.

⑮ Berk M, Williams LJ, Jacka FN, et al. So depression is an inflammatory disease, but where does the inflammation come from? BMC Med. 2013;11:200.

⑯ Lin J, Sampson HA. The role of immunoglobulin E-binding epitopes in the characterization of food allergy. Curr Opin Allergy Clin Immunol. 2009;9(4):357-363.

⑰ de Theije CG, Bavelaar BM, Lopes da Silva S, et al. Food allergy and food-based therapies in neurodevelopmental disorders. Pediatr Allergy Immunol. 2014;25(3):218-226.

⑱ Mullin GE, Swift KM, Lipski L, Turnbull LK, Rampertab SD. Testing for food reactions: the good, the bad, and the ugly. Nutr Clin Pract. 2010;25(2):192-198.

⑲ Wilders-Truschnig M, Mangge H, Lieners C, Gruber H, Mayer C, Marz W. IgG antibodies against food antigens are correlated with inflammation and intima media thickness in obese juveniles. Exp Clin Endocrinol Diabetes. 2008;116(4):241-245.

⑳ Lionetti E, Leonardi S, Franzonello C, Mancardi M, Ruggieri M, Catassi C. Gluten Psychosis: Confirmation of a New Clinical Entity. Nutrients. 2015;7(7):5532-5539.

㉑ Peters SL, Biesiekierski JR, Yelland GW, Muir JG, Gibson PR. Randomised clinical trial: gluten may cause depression in subjects with non-coeliac gluten sensitivity - an exploratory clinical study. Aliment Pharmacol Ther. 2014;39(10):1104-1112.

㉒ Reichelt KL, Tveiten D, Knivsberg AM, Bronstad G. Peptides' role in autism with emphasis on exorphins. Microb Ecol Health Dis. 2012;23.

㉓ Jackson JR, Eaton WW, Cascella NG, Fasano A, Kelly DL. Neurologic and psychiatric manifestations of celiac disease and gluten sensitivity. Psychiatr Q. 2012;83(1):91-102.

㉔ Volta U, De Giorgio R. New understanding of gluten sensitivity. Nat Rev Gastroenterol Hepatol. 2012;9(5):295-299.

㉕ Lister J, Fletcher PJ, Nobrega JN, Remington G. Behavioral effects of food-derived opioid-like peptides in rodents: Implications for schizophrenia? Pharmacol Biochem Behav. 2015;134:70-8.

㉖ Reichelt KL, Seim AR, Reichelt WH. Could schizophrenia be reasonably explained by Dohan's hypothesis on genetic interaction with a dietary peptide overload? Prog Neuropsychopharmacol Biol Psychiatry. 1996;20(7):1083-1114.

㉗ Vojdani A, Pangborn JB, Vojdani E, Cooper EL. Infections, toxic chemicals and dietary peptides binding to lymphocyte receptors and tissue enzymes are major instigators of autoimmunity in autism. Int J Immunopathol Pharmacol. 2003;16(3):189-199.

㉘ Cade R, Privette M, Fregly M, et al. Autism and Schizophrenia: Intestinal Disorders. Nutr Neurosci. 2000;3(1):57-72.

㉙ Demmig-Adams B, Adams WW, 3rd. Antioxidants in photosynthesis and human nutrition. Science. 2002;298(5601):2149-2153.

㉚ Tseng P-T, Tu K-Y, Wu C-K. A Trend of Higher Prevalence of Bipolar Disorder in Patients with Rheumatoid Arthritis: A Preliminary Meta-analysis. Taiwanese Journal of Psychiatry (Taipei). 2016;30(1):56-62.

㉛ Forty L, Ulanova A, Jones L, et al. Comorbid medical illness in bipolar disorder. Br J Psychiatry. 2014;205(6):465-472.

㉜ Chen P-S. Neuroimmune Mechanisms of Mood Disorder: A Translational Perspective. Taiwanese Journal of Psychiatry (Taipei). 2015;29(4):227-237.

㉝ Rosenblat JD, Kakar R, Berk M, et al. Anti-inflammatory agents in the treatment of bipolar depression: a systematic review and meta-analysis. Bipolar Disord. 2016;18(2):89-101.

㉞ Gilbertson MW, Shenton ME, Ciszewski A, et al. Smaller hippocampal volume predicts pathologic vulnerability to psychological trauma. Nat Neurosci. 2002;5(11):1242-1247.

㉟ Eraly SA, Nievergelt CM, Maihofer AX, et al. Assessment of plasma C-reactive protein as a biomarker of posttraumatic stress disorder risk. JAMA Psychiatry. 2014;71(4):423-431.

㊱ Passos IC, Vasconcelos-Moreno MP, Costa LG, et al. Inflammatory markers in post-traumatic stress disorder: a systematic review, meta-analysis, and meta-regression. Lancet Psychiatry. 2015;2(11):1002-1012.

㊲ Di Nicola M, Cattaneo A, Hepgul N, et al. Serum and gene expression profile of cytokines in first-episode psychosis. Brain Behav Immun. 2013;31:90-5.

㊳ Khandaker GM, Zammit S, Lewis G, Jones PB. A population-based study of atopic disorders and inflammatory markers in childhood before psychotic experiences in adolescence. Schizophr Res. 2014;152(1):139-145.

㊴ Pedersen MS, Benros ME, Agerbo E, Borglum AD, Mortensen PB. Schizophrenia in patients with atopic disorders with particular emphasis on asthma: a Danish population-based study. Schizophr Res. 2012;138(1):58-62.

㊵ Chen SJ, Chao YL, Chen CY, et al. Prevalence of autoimmune diseases in in-patients with schizophrenia: nationwide population-based study. Br J Psychiatry. 2012;200(5):374-380.

㊶ Cascella NG, Santora D, Gregory P, Kelly DL, Fasano A, Eaton WW. Increased prevalence of transglutaminase 6 antibodies in sera from schizophrenia patients. Schizophr Bull. 2013;39(4):867-871.

㊷ Cascella NG, Kryszak D, Bhatti B, et al. Prevalence of celiac disease and gluten sensitivity in the United States clinical antipsychotic trials of intervention effectiveness study population. Schizophr Bull. 2011;37(1):94-100.

㊸ Dickerson F, Stallings C, Origoni A, et al. Markers of gluten sensitivity and celiac disease in recent-onset psychosis and multi-episode schizophrenia. Biol Psychiatry. 2010;68(1):100-104.

㊹ Karlsson H, Blomstrom A, Wicks S, Yang S, Yolken RH, Dalman C. Maternal antibodies to dietary antigens and risk for nonaffective psychosis in offspring. Am J Psychiatry. 2012;169(6):625-632.

㊺ Severance EG, Yolken RH, Eaton WW. Autoimmune diseases, gastrointestinal disorders and the microbiome in schizophrenia: more than a gut feeling. Schizophr Res. 2016;176(1):23-35.

㊻ Severance EG, Alaedini A, Yang S, et al. Gastrointestinal inflammation and associated immune activation in schizophrenia. Schizophr Res. 2012;138(1):48-53.

㊼ Heneka MT, Kummer MP, Latz E. Innate immune activation in neurodegenerative disease. Nat Rev Immunol. 2014;14(7):463-477.

㊽ Mittal K, Katare DP. Shared links between type 2 diabetes mellitus and Alzheimer's disease: A review. Diabetes Metab Syndr. 2016;10(2 Suppl 1):S144-149.

㊾ Ahmed S, Mahmood Z, Zahid S. Linking insulin with Alzheimer's disease: emergence as type III diabetes. Neurol Sci. 2015;36(10):1763-1769.

㊿ Verlaet AA, Noriega DB, Hermans N, Savelkoul HF. Nutrition, immunological mechanisms and dietary immunomodulation in ADHD. Eur Child Adolesc Psychiatry. 2014;23(7):519-529.

51 Dineen Wagner K. Timely topics in pediatric psychiatry. J Clin Psychiatry. 2014;75(11):1224-1225.

52 Mitchell RH, Goldstein BI. Inflammation in children and adolescents with neuropsychiatric disorders: a systematic review. J Am Acad Child Adolesc Psychiatry. 2014;53(3):274-296.

53 O'Shea TM, Joseph RM, Kuban KC, et al. Elevated blood levels of inflammation-related proteins are associated with an attention problem at age 24 mo in extremely preterm infants. Pediatr Res. 2014;75(6):781-787.

54 da Rocha FF, Correa H, Teixeira AL. Obsessive-compulsive disorder and immunology: a review. Prog Neuropsychopharmacol Biol Psychiatry. 2008;32(5):1139-1146.

55 Chen MH, Su TP, Chen YS, et al. Attention deficit hyperactivity disorder, tic disorder, and allergy: is there a link? A nationwide population-based study. J Child Psychol Psychiatry. 2013;54(5):545-551.

56 Herbert MR. Large brains in autism: the challenge of pervasive abnormality. Neuroscientist. 2005;11(5):417-440.

57 Lai MC, Lombardo MV, Baron-Cohen S. Autism. Lancet. 2014;383(9920):896-910.

58 Volk HE, Lurmann F, Penfold B, Hertz-Picciotto I, McConnell R. Traffic-related air pollution, particulate matter, and autism. JAMA Psychiatry. 2013;70(1):71-77.

59 Roberts EM, English PB, Grether JK, Windham GC, Somberg L, Wolff C. Maternal residence near agricultural pesticide applications and autism spectrum disorders among children in the California Central Valley. Environ Health Perspect. 2007;115(10):1482-1489.

60 Herbert MR. Contributions of the environment and environmentally vulnerable physiology to autism spectrum disorders. Curr Opin Neurol. 2010;23(2):103-110.

61 Herbert MR, Buckley JA. Autism and dietary therapy: case report and review of the literature. J Child Neurol. 2013;28(8):975-982.

62 Brown AS, Sourander A, Hinkka-Yli-Salomaki S, McKeague IW, Sundvall J, Surcel HM. Elevated maternal C-reactive protein and autism in a national birth cohort. Mol Psychiatry. 2014;19(2):259-264.

63 Blackburn EH, Epel ES, Lin J. Human telomere biology: A contributory and interactive factor in aging, disease risks, and protection. Science. 2015;350(6265):1193-1198.

64 Zalli A, Carvalho LA, Lin J, et al. Shorter telomeres with high telomerase activity are associated with raised allostatic load and impoverished psychosocial resources. Proc Natl Acad Sci U S A. 2014;111(12):4519-4524.

65 Puterman E, Lin J, Krauss J, Blackburn EH, Epel ES. Determinants of telomere attrition over 1 year in healthy older women: stress and health behaviors matter. Mol Psychiatry. 2015;20(4):529-535.

66 Needham BL, Mezuk B, Bareis N, Lin J, Blackburn EH, Epel ES. Depression, anxiety and telomere length in young adults: evidence from the National Health and Nutrition Examination Survey. Mol Psychiatry. 2015;20(4):520-528.

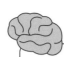

第 **7** 章

腸胃功能與腸道共生菌失調造成的影響

良好的腸胃功能與共生菌生態，是大腦健康的根本。

▶ 圖7-1　腸胃系統與大腦

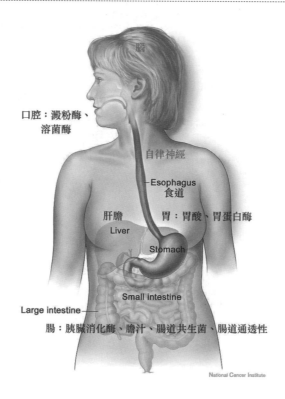

口腔：澱粉酶、
溶菌酶

腦

自律神經

Esophagus
食道

肝膽
Liver

胃：胃酸、胃蛋白酶

Stomach

Small intestine

Large intestine

腸：胰臟消化酶、膽汁、腸道共生菌、腸道通透性

National Cancer Institute

出處：wikimedia

充足胃酸的重要性

　　胃裡分泌的胃酸酸度就像廁所裡的鹽酸，PH值等於2。為什麼需要這麼酸呢？

- 溶解食物，將食物團塊溶解，才能把食物分子做最細的切割，方便小腸吸收。
- 胃蛋白酶在強酸環境下，才能活化，分解蛋白質為胺基酸。
- 幫助吸收維生素B_{12}與鐵質。

　　過去已知制酸劑的負面影響，包括胃酸減少、骨折風險增加、維生素B_{12}與鐵質吸收差而造成貧血。此外，胃酸可殺菌，腸內共生菌可抗壞菌。胃食道逆流、胃潰瘍患者因胃酸分泌過多，需服用制酸劑降低胃酸分泌，卻同時降低了胃酸的殺菌力，增加了腸胃道感染風險，引起系統性發炎。

　　國家衛生研究院分析健保十年資料庫，發表胃藥與沙門氏菌感染相關性的研究，發現服用強力制酸劑「氫離子幫浦阻斷劑（PPI）」的病患，感染沙門氏菌風險是一般人的五點三九倍，停藥一週者為三點二倍，停藥一個月以上，感染風險與一般人無異。服用一般制酸劑「組織胺阻斷劑」的民眾，感染沙門氏菌風險為一點八四倍。抗生素、類固醇、非類固醇止痛藥（NSAID）如阿斯匹靈等，也增加腸胃道感染風險。

　　最新研究更發現，胃酸不足（或制酸劑使用）可能和失智症有關。德國波昂國家神經退化研究中心發現，病人吃一年半療程的強力制酸劑「氫離子幫浦阻斷劑（PPI）」，失智症機率大幅增加44％。這等於是說，避免使用這類制酸劑，可能可以預防失智症。動物實驗中也已經發現，使用這類藥物會導致老鼠大腦的 β 類澱粉沉積。這篇重要研究刊登於《美國醫學會期刊：神經學》（JAMA Neurology）[1]。

　　這印證了充足的胃酸對大腦健康的重要性，這不難理解。因為，胃酸活化胃蛋白酶，才能將蛋白質分子分解為胺基酸，而鐵質與維生素B_{12}的吸收，是製造充足的神經遞質、荷爾蒙與免疫蛋白所必須，更能保護神經免於過度發炎危害。

需要注意的是，除了制酸劑，壓力也是胃酸分泌不足的重要原因。

▶ 表7-1　你是否胃酸不足呢？請填寫是否有以下症狀：

是	否	胃酸不足症狀
		吃完飯後，就開始脹氣或打嗝。
		吃完東西就覺得脹。
		手指甲或腳趾甲脆弱、剝落，或斷裂。
		常常長青春痘。
		糞便中發現未消化的食物。
		容易臉紅、微血管擴張（酒糟性肌膚）。
		鐵質缺乏。
		慢性腸道感染。
		多種食物過敏。

良好腸胃功能的重要性

唾液中有澱粉酶與溶菌酶，前者能分解澱粉為單醣，後者則能抗菌。食物需要口腔充分咀嚼，這些酵素才好作用。胃酸則有胃蛋白酶，將蛋白質分解為各種胺基酸。

食物通過胃到了十二指腸，則開始分泌碳酸氫鈉以中和胃酸，胰臟分泌大量消化酵素進來，包括蛋白酶、澱粉酶、纖維酶、脂肪酶，膽囊分泌膽汁以乳化脂肪，分解脂肪、蛋白質、碳水化合物、大部分的維生素。腸道細胞刷狀緣上也有酵素，包括乳糖酶、膽囊收縮素等。

為什麼養生祕訣都建議：盡量不要吃太冰的食物？飯後也不要喝太多湯？因為酵素需要在恆定的體溫區間才能發揮最好作用，且酵素活性隨著

溫度的升高而增加，反應速率加快。溫度變低時，反應變差甚至被抑制。同時，酵素需要適當的酸鹼值，若水分過多（喝太多飲料或湯），酵素可能變質或沉澱，影響消化作用。

　　若胰臟消化酵素不足，會產生：

- 吃完二至四小時消化不良或腹脹。
- 脹氣或排氣。
- 糞便中發現未消化的食物。

　　可以藉由測量胰彈性蛋白酶，了解胰臟消化酵素功能。在消化酵素不足的情況下，可以進行補充，例如包括鳳梨酵素具有菠蘿蛋白酶；木瓜酵素具有木瓜蛋白酶；動物酵素具有胰蛋白酶。

　　吸收則是消化後的食物分子透過腸道細胞上的各種運轉體，進入細胞、細胞外液、微血管中再進入身體。當腸道接觸過多刺激性食物（暴飲暴食、麻辣鍋）、持續發炎（接觸過敏原或敏感原）、或營養素不足時，腸道絨毛受損，吸收就會變差。

　　以腸躁症為例，患者即使吃進最健康的食物，但在腸胃中沒有被充分地消化、分解、吸收，最後又腹瀉，大腦細胞還是一樣挨餓，依然產生大腦症狀，包括健忘、分心、反應變慢、焦慮、憂鬱、暴躁等。

　　大腸內的共生菌進行發酵作用，產生維生素K、乳酸、丁酸供人體運用。最後，能夠有規律的排便非常重要。將腸道過度發酵的產物、經由肝臟代謝而藏在膽汁中的毒物、雌激素異常代謝物，順利排出體外。若常便祕，這些毒物又將透過腸肝循環，由腸道重新吸收回肝門靜脈，進入肝臟中，不但會造成肝臟的解毒壓力，還會再次傷害全身組織與器官，並產生大腦症狀。

腸道通透性異常與大腦症狀的關聯

　　正常的腸道會維持一定的通透性（Intestinal permeability），讓多種營養素分子、電解質、水分子能夠通過黏膜細胞、基底膜，進入血液當中。

　　腸道附近也有大量淋巴組織（GALT），辨別進入的異己分子是朋友還是敵人？細胞之間有緊密連結（Tight junction），解連蛋白（Zonulin）負責調控是否容忍它們、讓這些分子進入血液，或者啟動發炎反應，殲滅或驅逐這些分子②。

　　就像外國人入境必須在海關排隊，本國警察人員對每一個人進行嚴密的安全檢查，判斷其是一般人還是恐怖分子，前者讓他們通關入境，後者動用武力進行或驅逐出境。

　　哪些狀況會導致腸道通透性異常增加？當腸道益菌過少、壞菌增加、黴菌或念珠菌過多、接觸食物過敏原、食物沒有完全消化、吃藥、睡眠不足、壓力大、系統性的發炎，都可能導致腸道通透性異常增加③，這就是自然醫學早已發現的「腸漏症」（Leaky gut syndrome）。美國馬里蘭大學醫學院的 Alessio Fasano 教授是這方面的權威④。

　　腸道通透性增加之後，會產生什麼影響呢？

- 細菌（金黃色葡萄球菌、鏈球菌）、酵母菌（念珠菌）、原蟲（梨形鞭毛蟲、變形蟲）從腸道滲入血液中。
- 格蘭氏陰性菌外毒素（克雷伯氏菌、偽球菌）產生移位，進入血液中。
- 食物大分子抗原（譬如小麥麩質、乳蛋白）從腸道長驅直入身體。
- 腸道抗體（免疫球蛋白IgA、IgM、IgG）、細胞激素（第一、六型介白素、腫瘤壞死因子、干擾素）大量增加。
- 肝臟門脈系統負荷過大，導致肝臟解毒功能失調。
- 系統性免疫負荷過大。

　　最後，產生全身性免疫反應的大風暴，超過身體能夠調適的範圍，免疫系統終於失調。

　　在輕微的狀況下，當事者感到疲倦、出現生病行為、多項腸胃症狀，或自律神經失調，進一步可能導致多種疾病：

- 一般疾病：慢性疲勞症候群、過敏症、感染症、胰臟炎、膽囊結石等。
- 自體免疫疾病：第一型糖尿病、乳糜瀉、類風濕性關節炎、紅斑性狼瘡、僵直性脊椎炎、乾燥症（修格蘭氏症）、乾癬、橋本氏（自體免疫）甲狀腺炎等。

• 大腦疾病：偏頭痛、憂鬱症、自閉症、思覺失調症、酒精成癮等 [2]、[4]、[5]。
　　臨床上不明原因疾病可能和腸道通透性異常有關。舉例而言：自閉症孩童的腸道通透性增加了43％，思覺失調症患者則增加了35％[6]。

關鍵的腸道共生菌

　　腸道共生菌可說是腸道功能良窳的靈魂，發揮三大功能：
• 參與營養代謝過程：促進食物發酵反應、合成維生素提供給人體、製造燃料（丁酸）供腸道細胞粒線體產生能量、協助營養素吸收與脂肪分佈。
• 調控腸道黏膜與免疫細胞：促進腸道上皮細胞分化、調節腸道周邊免疫細胞活動（佔了全身免疫細胞的70％～80％）、維持正常的腸道通透性。
• 抵抗腸道病原體：和病原體（細菌、黴菌、病毒等）競爭營養素、空間，與腸道附著力，會製造抑菌素。

　　然而，腸內菌的功能遠遠超過這些。腸內菌調節著你我的體重，減肥到了不吃不喝的自我虐待階段，為什麼還是減不下來？因為，腸內菌依然失調，失調會造成肥胖。
　　脆弱擬桿菌（*Bacteroides fragilis*）隸屬於擬桿菌門（*Bacteroides*），是厭氧格蘭氏陰性菌，和厚壁菌門（*Firmicutes*）這種格蘭氏陽性菌，在人類腸內菌合佔70％～75％之多，能夠調控人體肥胖。
　　厚壁菌與擬桿菌的相對比率（F/B ratio）若高，也就是厚壁菌多，人會變胖；反之，擬桿菌增加，F/B比率降低，人就會變瘦。當你開始吃低碳水化合物與低脂的飲食，F/B比率會降低，幫助達到減重目標[7]、[8]。
　　《美國國家科學院院刊》研究發現，帶有兩個肥胖基因的肥胖老鼠和瘦鼠相比，前者的擬桿菌數量降低50％，而厚壁菌則成比例增加。肥胖明顯影響了腸內菌生態，反之，以人為方式調控腸內菌，有機會改善身體利用能量的方式[8]。

《新英格蘭醫學期刊》也專文介紹，母老鼠在生產前接觸抗生素，子代會終生發胖，若糞便腸內菌移植到另一隻無菌的老鼠身上，也會導致發胖，體重與脂肪都增加、肝臟脂質新生作用增加、骨質密度減少⑨。這凸顯抗生素可能破壞腸內菌生態，也印證了腸內菌對於肥胖調控的關鍵性，肥胖牽涉到共生菌組成種類的改變、多樣性的減少、細菌基因表現與代謝的變化⑩。

腸內菌也可能影響你的進食行為。當你一直想吃垃圾食物，其實是因為腸道有較多壞菌與黴菌，他們就是靠大量糖分過活。腸內菌失調是過敏疾病很關鍵的病因，包括異位性皮膚炎、濕疹、過敏性鼻炎、氣喘、結膜炎等⑪。

腸內菌失調和慢性疾病關係緊密，例如腸躁症、肥胖、脂肪肝、膽結石、糖尿病、高血脂症、腸胃道癌症、多發性硬化症、自體免疫疾病、動脈粥狀硬化、疼痛等，因而和大腦症狀相關。

腸胃和大腦間的關聯

「牽腸掛肚」描述擔心的感覺，聽起來十分傳神。不過，相隔十萬八千里的兩個器官——腸胃與大腦，為什麼會湊在這句成語中呢？這並不是巧合，這幾年神經科學的蓬勃發展，很有信心地告訴我們：腸胃和大腦息息相關。

首先為你介紹2011年《美國國家科學院院刊》的重要研究⑫，科學家讓實驗組老鼠吃鼠李糖乳酸桿菌（*Lactobacillus rhamnosus*），控制組則吃普通的肉汁，接著進行高架十字迷宮試驗：如果老鼠躲在密閉管道，表示度焦慮高；如果待在沒有護欄的高架上，表示焦慮度低。結果，乳酸菌組老鼠進入高架的次數，明顯比控制組高出兩倍。

再來，進行強迫游泳試驗：如果老鼠掉到水裡不掙扎，表示高憂鬱；一直掙扎的，為低憂鬱。結果，乳酸菌組不動的時間，比控制組少了25％，相差達四十秒鐘，明顯較少憂鬱。

　　進行學習測試時，第一天兩組老鼠表現相當；第二天，乳酸菌組對於線索的記憶力比控制組更強。

　　科學家再針對強迫游泳的老鼠，在實驗前後檢測壓力荷爾蒙，發現控制組的壓力荷爾蒙暴增，乳酸菌組增加幅度小很多。後者腦中扣帶迴、前邊緣、齒狀迴區域GABA基因表現明顯提升，製造更多GABA，而GABA正是大腦的天然鎮定劑！

　　問題來了，腸道裡的乳酸菌和大腦增加GABA有什麼關聯呢？科學家為老鼠實施迷走神經切除術，再次進行迷宮與游泳試驗。結果，餵食乳酸菌但被切除迷走神經的老鼠，恐懼的表現和控制組一樣，腦中GABA活動也一樣。

　　真相已經呼之欲出：副交感神經（迷走神經）是一條聯絡腸胃與大腦的高速公路，共生菌透過這個「腸—腦連結」（Gut-brain axis，或稱腸—腦軸），調控大腦的壓力反應，如焦慮、憂鬱等。

　　「腸—腦連結」是怎麼運作的？《自然：神經科學》（Nature Neuroscience）指出「腸—腦連結」牽涉三大系統：荷爾蒙系統（腎上腺皮質醇）、免疫系統（發炎因子）、神經系統（副交感神經與腸道神經）。

　　壓力狀態下，大腦中的下視丘、腦下垂體活化了，刺激腎上腺分泌皮質醇，皮質醇則刺激腸道免疫細胞分泌細胞激素，促使腸道與全身進入發炎狀態；皮質醇也導致腸道通透性異常增加（腸漏症），並引起腸內菌生態失調。

　　相反地，好的共生菌或攝入益生菌能逆轉上述狀況，降低血液中的發炎因子，改善大腦功能。同時，腸內菌刺激副交感神經，一方面增強抗發炎能力，阻止細菌毒素引發敗血症，另一方面，透過回饋路徑將訊息傳回大腦，調節大腦功能。副交感神經對腸胃的支配路徑只佔了20％，回饋路徑竟佔了80％。與其說大腦控制腸胃，還不如說腸胃控制大腦。腸道共生菌是「腸—腦連結」的總指揮。

　　腸內菌還可以透過以下方式，遠端遙控大腦：

• 消化膳食纖維，會產生短鍊脂肪酸（SCFA），包括正丁酸、醋酸、丙酸，都具有神經活性。

▶ 圖7-3　經典《格雷氏解剖學》（1918）中的
　　　　大腦、迷走神經與腸胃系統

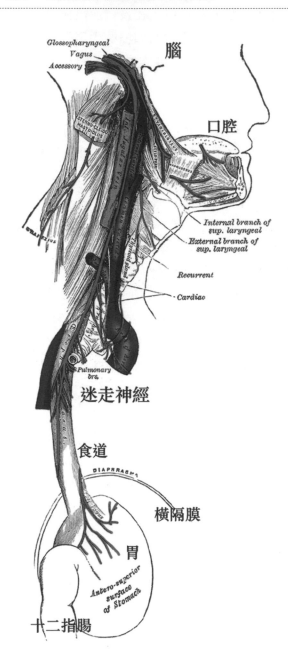

出處：wikimedia

- 能調節色胺酸代謝酵素（IDO、TDO）功能，影響血清素濃度。

- 腸內菌細胞壁上的多醣體，可以直接調節神經傳導。

- 產生神經傳導物質，如：GABA、正腎上腺素、血清素、多巴胺、乙醯膽鹼 ⑬。

- 促進腸嗜鉻細胞產生血清素，而血清素和諸多大腦疾病有關，在腦中含量只佔總量2％，腸道佔九成以上 ⑭。

　　這就是「**共生菌—腸—腦連結**」。「共生菌—腸—腦連結」是怎麼產生的呢？在胚胎時期，神經管與神經脊是神經系統的雛形，頭端的前驅細胞演變成中央神經系統（CNS），也就是「大腦」，在成人神經元總數達一千億；部分的前驅細胞則演變為腸道神經系統（ENS），也就是「腸腦」，被稱為「第二個大腦」。

　　雖然兄弟分家，長大後，自律神經仍連結「腸腦」與「大腦」。那麼，調控「腸腦」的腸內菌有多少？

　　　全身細胞有六十兆之多，腸內菌數量是這數目的十倍，達一百至一千兆之譜。它們總重超過一公斤，佔了糞便重量的六成，有一千種，當中厚壁菌及擬桿菌兩種，就佔了四分之三。更驚人的，腸內菌基因總數是人體的一百五十倍，調控的功能比人體自己的基因還多。

　　腸內菌除了主導「腸—腦連結」，根本影響了神經、免疫系統發育與功能，而且是從小到大，一點都不誇張。腸內菌直接影響大腦海馬迴中血清素細胞表現，促進BDNF的分泌，甚至不必透過自律神經、神經遞質，或發炎機轉 ⑮～⑰。

腸內菌失調與大腦症狀的關聯

　　2014年，科學界最頂尖期刊《自然》（Nature）刊出一篇報導：〈神經科學家高度關注「腸—腦連結」——腸內菌影響精神狀態已被證實〉⑱；接著2015年，又刊出兩篇報導：〈當大腦遇見腸道〉、〈精神健康——從腸道開始思考〉，作者們總結了最新醫學研究成果，告訴我們：「微生物可能會

構成『精神益生菌』（Psychobiotics）的新療法，用來治療焦慮、憂鬱與其他情緒疾病[19]、[20]。」

　　全美心臟科排行第一的克里夫蘭診所（Cleveland Clinic）評選出2017年世界十大醫學創新發現，指出這些發現將改寫醫界遊戲規則。第一名就是使用腸內菌預防、診斷與治療疾病（網址：https://newsroom.clevelandclinic.org/2016/10/26/cleveland-clinic-unveils-top-10-medical-innovations-likley-game-changers/）。

　　腸內菌失調（Dysbiosis）受到飲食影響，和大腦症狀緊密相連，除了和憂鬱、焦慮症狀、情緒疾患有關[21]～[23]，和壓力或創傷反應也很有關係[24]。

　　研究發現，早期腸內菌失調（包括在子宮內、嬰兒、孩童階段），導致在遇到壓力或創傷後，更容易產生長期免疫功能與其他生理系統失調，最後形成創傷後壓力症[25]。

　　2016年《細胞》（Cell）最新文章指出，腸內菌與中樞神經系統關係十分密切，腸內菌影響了腸道功能、免疫狀態、血腦障壁、髓鞘形成、神經新生作用、微膠細胞成熟，若失調將改變生物行為，最終導致焦慮、憂鬱、認知缺損，以及自閉症[26]。

　　兒童自閉症，是醫學重大難題之一。不僅不了解成因，且幾乎沒有藥物可醫，目前以行為治療與復健為主。但細心的醫師早已發現，自閉症孩子常合併腸胃症狀，而且自閉症症狀愈嚴重，腸胃症狀也愈嚴重[27]。

　　自閉症孩童的腸內菌生態明顯和健康孩子不同，比菲德氏菌（*Bifidobacterium*）明顯較少，梭狀桿菌（*Clostridium spp.*）、普通類桿菌（*Bacteroides vulgatus*）、脫硫弧菌屬（*Desulfovibrio*）較多[27]、[28]。愈來愈多證據顯示，自閉症這類「不明原因」的神經發展疾病，腸內菌扮演關鍵角色，也包括前述的脆弱擬桿菌[29]。

　　加州大學洛杉磯分校蕭夷年（Elaine Hsiao）博士培養等同於人類自閉症的老鼠，正呈現腸道通透性增加、腸細胞間緊密連結缺陷、共生菌失衡、腸道細胞過度發炎等特徵。當為這些老鼠補充脆弱擬桿菌，發現腸道滲漏與共生菌失衡改善，同時，老鼠們的溝通障礙、固著（重複）行為、焦慮症狀、感覺與運動問題也都進步了！

　　她還發現有三百二十二種腸道細菌代謝產物，細菌正是透過這些分子影響宿主（人類）的代謝、免疫與行為，譬如4EPS濃度跟宿主高焦慮、低溝通行為有關，補充脆弱擬桿菌能回復正常濃度，還影響了34%的細菌代謝物種類。研究驗證了「共生菌—腸—腦連結」機轉，刊登於國際頂尖科學期刊《細胞》[30]。

　　蕭博士曾在加州理工學院發表TED演說，題目為「改變心智的微生物：微生物如何影響大腦與行為」（Mind-altering microbes: how the microbiome affects brain and behavior），有興趣的讀者可以上網觀看（網址：https://www.youtube.com/watch?v＝FWT_BLVOASI）。

　　自閉症孩童的腸內菌為何會失調？答案可能藏在媽媽懷孕期間的飲食。《細胞》一篇動物實驗指出，母親懷孕期間的肥胖和子代的「神經發展疾病」有關，譬如自閉症。若母親吃高脂肪飲食，子代會呈現腸內菌失調、合併社交互動缺損、下視丘催產素不足。母親吃正常飲食的子代，在社交互動時，會增強腹側蓋核的突觸增益作用（LTP），但母親吃高脂肪飲食的子代卻無此現象。

　　補充說明一下，充足的催產素是享受社交關係以及增進親密互動的關鍵，在媽媽餵母奶給嬰兒，或者男女陷入熱戀時，催產素會高到破表。相對地，催產素不足和自閉症行為有關。

　　當研究者進一步提供特定益生菌，發現能夠成功矯正這些子代的社交缺損、下視丘催產素不足，以及腹側蓋核的突觸增益作用。這顯示益生菌確實有潛力改善「神經發展疾病」以及社交缺損[31]。

　　腸內菌與「神經退化疾病」如巴金森氏症也有關[32]。美國加州理工學院研究人員培育有α-突觸核蛋白的實驗鼠，誘發巴金森氏症病徵，一組擁有完整腸內菌，另一組腸道無菌。無菌鼠不僅沒有巴金森氏症病徵，且在跑步、爬竿等運動測試中的表現，明顯好得多。

　　研究人員隨後餵食短鏈脂肪酸給一部分無菌鼠，這是由正常腸內菌群分解食物纖維時產生的物質。另一組無菌鼠，則餵食從人類巴金森氏症患者糞便中的腸內菌群（糞便移植），結果這兩組全都出現巴金森氏症症狀。腸內菌的組成或變化，可能透過影響大腦神經發炎，導致運動神經元退

化。未來醫生若要治療巴金森氏症，可能不是治療大腦，而是治療腸道，包括服用益生菌、清除壞菌、調節短鏈脂肪酸濃度。

腸內菌失調和成癮疾病

　　《美國國家科學院院刊》一篇研究中，針對接受戒癮治療的酒精成癮病人進行腸道與腸內菌分析，並與正常人比較，發現部分（43％）有腸道通透性增加現象，腸內菌生態也明顯改變，腸內菌數量減少、瘤胃菌科（*Ruminococcaceae*）腸內菌如比菲德氏菌（*Bifidobacterium*）、*F. prausnitzii* 明顯減少，兩個屬（*Dorea, Blautia*）的細菌增加，促成腸道通透性增加。細菌代謝物也是異常，苯酚大幅增加、吲哚大幅減少。

　　酒精成癮者都有發炎現象，發炎因子、C反應蛋白增高，但腸道通透性增加的族群有更高的第八型介白素，並和腸道通透性成正比。

　　三週戒癮後，腸道通透性回復正常，但仍有較強憂鬱、焦慮、酒精渴求衝動，推論應為腸內菌生態異常所導致，和日後酒癮復發有關[33]。

　　後續研究更發現，酒精成癮患者因腸道滲透性增加，細菌毒性成分會穿過腸道障壁、進入血液，活化周邊血液單核球細胞上的類鐸受體（TLR），引發產生大量發炎因子，其中第1β，八型介白素濃度愈高，飲酒量愈大、酒精渴求反應愈強[34]！

　　以上研究顯示，「腸—腦連結」是酒精成癮的重要機轉，腸道共生菌在腸道障壁與大腦症狀之間，再次扮演關鍵角色。

重新思考「共生菌─腸─腦連結」

倫敦大學學院演化生物學博士Alanna Collen寫了《我們只有10%是人類：認識主宰你健康與快樂的90%細菌》（10% Human: How your body's mi crobes hold the key to health and happiness），書中指出，在「人類基因組計畫」完成後，科學家發現人類基因總數為二點一萬個，竟然跟線蟲（二點一萬個）差不多，遠低於預估的十萬！

人類基因總數比不上小老鼠的二點三萬個、小麥的二點六萬個、水蚤的三點一萬個基因，而且比植物還少，沒錯，我們吃的水稻有三點八萬個基因，是人體的一點七倍。人類基因總數這麼少，這下如何號稱「萬物之靈」？

原來，腸內菌數量遠超過人體細胞十倍，更令人訝異的，人體基因總數約二點一萬個，但腸內菌卻有一百萬個。人不能沒有腸內菌，因為腸內菌已經掌管了人體無數功能，我們相當地依賴它們，在十幾億的演化過程中，我們形成了牢不可破的共生關係。

2012年，美國國家衛生院資助一點一五億美元，完成「人類微生物組計畫」第一階段研究 [35]、[36]。參加該研究的科學家在《自然》期刊上說：「人類不需要去演化出太多基因，因為我們和微生物共生，彼此基因體共同演化，建構出一個『人類超級生物體』[37]。」所以，我們有兩萬個基因就夠了！

每當我看到病人、家屬、上班族或主管發飆時，就想到他的腸內菌生態十分悲慘，就像被夷為平地的亞馬遜雨林，導致他成為被壞菌「綁架」的「阿凡達」（Avatar）！

事實上，你我都是腸內菌的「阿凡達」。

腸道被稱為「第二個大腦」，大腦健康深受腸道微生物影響，腸內菌寄生在你身上，但它可能是你的主人。

「腸—腎連結」與「腸—腦—皮膚連結」

　　腸道確實是身體許多系統的靈魂。近年醫學研究還發現了：

◆「腸—腎連結」（gut-kidney axis）：腸道與腎臟之間有雙向對話。尿毒症會引起腸內菌失調，而腸內菌失調會產生有毒代謝產物、導致腸黏膜通透性異常增加、細菌內毒素釋放至血液中、腸道異常發酵產生多種毒素，進一步損害腎血管與腎細胞[38]、[39]。

◆「腸—腦—皮膚連結」（gut-brain-skin axis）：補充益生菌，能夠改善系統性發炎與氧化壓力，進而降低皮膚與毛囊周圍的發炎現象、減少物質P的促發炎效果、改善皮膚障壁作用、降低皮脂細胞的脂肪分泌（透過第二型類大麻受體）、抑制痤瘡桿菌生長，以及透過「腸—腦連結」改善心理抗壓力[40]～[42]。

參考書目

[1] Gomm W, von Holt K, Thome F, et al. Association of Proton Pump Inhibitors With Risk of Dementia: A Pharmacoepidemiological Claims Data Analysis. JAMA Neurol. 2016;73(4):410-416.

[2] Fasano A. Leaky gut and autoimmune diseases. Clin Rev Allergy Immunol. 2012;42(1):71-78.

[3] Hietbrink F, Besselinkmg, Renooij W, et al. Systemic inflammation increases intestinal permeability during experimental human endotoxemia. Shock. 2009;32(4):374-378.

[4] Fasano A. Zonulin and its regulation of intestinal barrier function: the biological door to inflammation, autoimmunity, and cancer. Physiol Rev. 2011;91(1):151-175.

[5] Maes M, Kubera M, Leunis JC. The gut-brain barrier in major depression: intestinal mucosal dysfunction with an increased translocation of LPS from gram negative enterobacteria (leaky gut) plays a role in the inflammatory pathophysiology of depression. Neuro Endocrinol Lett. 2008;29(1):117-124.

[6] Julio-Pieper M, Bravo JA, Aliaga E, Gotteland M. Review article: intestinal barrier dysfunction and central nervous system disorders--a controversial association. Aliment Pharmacol Ther. 2014;40(10):1187-1201.

[7] Zhao L. The gut microbiota and obesity: from correlation to causality. Nat Rev Microbiol. 2013;11(9):639-647.

[8] Ley RE, Backhed F, Turnbaugh P, Lozupone CA, Knight RD, Gordon JI. Obesity alters gut microbial ecology. Proc Natl Acad Sci U S A. 2005;102(31):11070-11075.

[9] Jess T. Microbiota, antibiotics, and obesity. N Engl J Med. 2014;371(26):2526-2528.

[10] Turnbaugh PJ, Hamady M, Yatsunenko T, et al. A core gut microbiome in obese and lean twins. Nature. 2009;457(7228):480-484.

[11] Ipci K, Altintoprak N, Muluk NB, Senturk M, Cingi C. The possible mechanisms of the human microbiome in allergic diseases. Eur Arch Otorhinolaryngol. 2016:26.

[12] Bravo JA, Forsythe P, Chew MV, et al. Ingestion of Lactobacillus strain regulates emotional behavior and central GABA receptor expression in a mouse via the vagus nerve. Proc Natl Acad Sci U S A. 2011;108(38):16050-16055.

⑬ Ridaura V, Belkaid Y. Gut microbiota: the link to your second brain. Cell. 2015;161(2):193-194.
⑭ Yano JM, Yu K, Donaldson GP, et al. Indigenous bacteria from the gut microbiota regulate host serotonin biosynthesis. Cell. 2015;161(2):264-276.
⑮ Diaz Heijtz R, Wang S, Anuar F, et al. Normal gut microbiota modulates brain development and behavior. Proc Natl Acad Sci U S A. 2011;108(7):3047-3052.
⑯ Clarke G, Grenham S, Scully P, et al. The microbiome-gut-brain axis during early life regulates the hippocampal serotonergic system in a sex-dependent manner. Mol Psychiatry. 2013;18(6):666-673.
⑰ Bercik P, Denou E, Collins J, et al. The intestinal microbiota affect central levels of brain-derived neurotropic factor and behavior in mice. Gastroenterology. 2011;2011 Aug;141(2):599-609.
⑱ Reardon S. Gut-brain link grabs neuroscientists. Nature. 2014;515(7526):175-177.
⑲ Schmidt C. Mental health: thinking from the gut. Nature. 2015;518(7540):S12-15.
⑳ Smith PA. The tantalizing links between gut microbes and the brain. Nature. 2015;526(7573):312-314.
㉑ Petra AI, Panagiotidou S, Hatziagelaki E, Stewart JM, Conti P, Theoharides TC. Gut-Microbiota-Brain Axis and Its Effect on Neuropsychiatric Disorders With Suspected Immune Dysregulation. Clin Ther. 2015;37(5):984-995.
㉒ Ogbonnaya ES, Clarke G, Shanahan F, Dinan TG, Cryan JF, O'Leary OF. Adult Hippocampal Neurogenesis Is Regulated by the Microbiome. Biol Psychiatry. 2015;78(4):e7-9.
㉓ Dash S, Clarke G, Berk M, Jacka FN. The gut microbiome and diet in psychiatry: focus on depression. Curr Opin Psychiatry. 2015;28(1):1-6.
㉔ Dinan TG, Cryan JF. Microbes, Immunity, and Behavior: Psychoneuroimmunology Meets the Microbiome. Neuropsychopharmacology. 2016:103.
㉕ Leclercq S, Forsythe P, Bienenstock J. Posttraumatic Stress Disorder: Does the Gut Microbiome Hold the Key? Can J Psychiatry. 2016;61(4):204-213.
㉖ Sharon G, Sampson TR, Geschwind DH, Mazmanian SK. The Central Nervous System and the Gut Microbiome. Cell. 2016;167(4):915-932.
㉗ Adams JB, Johansen LJ, Powell LD, Quig D, Rubin RA. Gastrointestinal flora and gastrointestinal status in children with autism--comparisons to typical children and correlation with autism severity. BMC Gastroenterol. 2011;11:22.
㉘ Finegold SM. State of the art; microbiology in health and disease. Intestinal bacterial flora in autism. Anaerobe. 2011;17(6):367-368. 1
㉙ Vuong HE, Hsiao EY. Emerging Roles for the Gut Microbiome in Autism Spectrum Disorder. Biol Psychiatry. 2017;81(5):411-423.
㉚ Hsiao EY, McBride SW, Hsien S, et al. Microbiota modulate behavioral and physiological abnormalities associated with neurodevelopmental disorders. Cell. 2013;155(7):1451-1463.
㉛ Buffington SA, Di Prisco GV, Auchtung TA, Ajami NJ, Petrosino JF, Costa-Mattioli M. Microbial Reconstitution Reverses Maternal Diet-Induced Social and Synaptic Deficits in Offspring. Cell. 2016;165(7):1762-1775.
㉜ Sampson TR, Debelius JW, Thron T, et al. Gut Microbiota Regulate Motor Deficits and Neuroinflammation in a Model of Parkinson's Disease. Cell. 2016;167(6):1469-1480.e1412.
㉝ Leclercq S, Matamoros S, Cani PD, et al. Intestinal permeability, gut-bacterial dysbiosis, and behavioral markers of alcohol-dependence severity. Proc Natl Acad Sci U S A. 2014;111(42):E4485-4493.
㉞ Leclercq S, De Saeger C, Delzenne N, de Timary P, Starkel P. Role of inflammatory pathways, blood mononuclear cells, and gut-derived bacterial products in alcohol dependence. Biol Psychiatry. 2014;76(9):725-733.
㉟ Robles-Alonso V, Guarner F. From basic to applied research: lessons from the human microbiome projects. J Clin Gastroenterol. 2014;48(Suppl 1):S3-4.
㊱ The Integrative Human Microbiome Project: dynamic analysis of microbiome-host omics profiles during periods of human health and disease. Cell Host Microbe. 2014;16(3):276-289.
㊲ Arumugam M, Raes J, Pelletier E, et al. Enterotypes of the human gut microbiome. Nature. 2011;473(7346):174-180.
㊳ Evenepoel P, Poesen R, Meijers B. The gut-kidney axis. Pediatr Nephrol. 2016:15.
㊴ Khoury T, Tzukert K, Abel R, Abu Rmeileh A, Levi R, Ilan Y. The gut-kidney axis in chronic renal failure: A new potential target for therapy. Hemodial Int. 2016:12486.
㊵ Bowe W, Patel NB, Logan AC. Acne vulgaris, probiotics and the gut-brain-skin axis: from anecdote to translational medicine. Benef Microbes. 2014;5(2):185-199.
㊶ Chen Y, Lyga J. Brain-skin connection: stress, inflammation and skin aging. Inflamm Allergy Drug Targets. 2014;13(3):177-190.
㊷ O'Neill CA, Monteleone G, McLaughlin JT, Paus R. The gut-skin axis in health and disease: A paradigm with therapeutic implications. Bioessays. 2016;38(11):1167-1176.

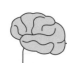

第 **8** 章

毒物累積與解毒異常造成的影響

認識環境醫學／職業醫學

環境醫學與職業醫學以往是不被重視的科別。然而，近年大量醫學證據顯示，許多「不明原因」的疾病根本就是環境毒物累積、加上身體解毒功能異常的結果。

許多人的工作環境就是暴露在毒物或煙塵當中，譬如室內裝潢人員、油漆工、加油站員工、礦場工人、國道收費站員工、美甲師、科技工廠的工程師與操作人員、外科醫生等。這些毒物或煙塵若只是吸個幾天大概沒事，若連續吸上二十年，事情就大條了。加上職場毒物防護裝備不足或不小心疏忽而大量暴露，都可能導致終身的毒害。因此，各大醫院皆需設置環境及職業醫學科提供相關診療。

毒物影響健康甚鉅。《科學》專文指出：外在環境來源的「總暴露量」（Exposome）接觸到身體內在的化學環境，會產生交互作用，決定個體的健康或疾病。

- 外在環境：輻射、壓力、生活型態、感染、藥物、飲食、污染，特別是活性電子（自由基）、重金屬、內分泌干擾物質、免疫影響物質、和受體結合的蛋白質、外來毒物（Xenobiotic）。
- 內在環境：發炎、疾病、脂質過氧化、氧化壓力、腸道共生菌失調①。

這又稱為總體毒性負荷（Total toxic load），和神經退化疾病有關。以巴金森氏症為例，這是美國僅次於阿茲海默症的第二大神經退化疾病，除了導致失智、憂鬱症、思覺失調之外，會有無法行走、肢體協調差、雙手

發抖等運動缺損，直到無法呼吸而死亡。

當病人問醫生為何得到巴金森氏症，醫生總回答：「原因不明。」相反的，美國功能醫學院院長 Mark Hyman 醫師，很詳細地詢問巴金森氏症患者病史，發現他們有個共通點：明顯的毒物接觸史。

故事常是這樣的：

- 年輕運動員不知道游泳池裡含有超量的氯氣，到野溪去游泳也不知道河流被工廠污染。
- 中年家庭主婦痛恨蟑螂與螞蟻，一天到晚在屋內屋外噴灑標示著「安全無毒」的殺蟲劑。
- 銀髮族農夫背著沉重的農藥桶，在田裡噴灑了一整天的農藥，噴了三十年。
- 建築工人抽菸二十年，每天一包，太太與小孩在家裡也吸了十五年的二手菸。
- 中年女性滿嘴蛀牙，全鑲有銀粉合金（汞齊），因為從小就愛吃甜食。

我樂於為病人挖掘毒物暴露的真相，像 Mark Hyman 醫師一樣，總是為五花八門的毒物暴露故事感到驚嘆！醫生需要像偵探福爾摩斯一樣，用「科學辦案」的精神，來幫每個病人看病。

言歸正傳，在巴金森氏症出現前幾十年，腦部結構就已經出現異常，接著出現前驅症狀，包括憂鬱、失眠、認知功能退化、不自主動作等，都可以是暗示毒物暴露的最初警訊。

《美國醫學會期刊》（JAMA）一篇〈巴金森氏症的神經保護〉論文指出：環境毒物在人體產生自由基，導致氧化壓力，破壞了細胞的發電廠粒線體，導致細胞過度激化與發炎。到了被診斷出有巴金森氏症的那一天，中腦的黑質已經有60％神經元死亡[②]。

巴金森氏症是毒物暴露的唯一悲劇嗎？回顧近年醫學證據，各類毒物接觸會增加以下疾病的發病率：

- 神經疾病：阿茲海默症、巴金森氏症、肌萎縮性脊髓側索硬化症（漸凍人）；
- 精神疾病：憂鬱症、焦慮症、注意力不足／過動症、自閉症；

- 慢性疲勞症候群；
- 肌肉骨骼疾病：肌纖維疼痛症；
- 免疫失調疾病：過敏、氣喘；
- 自體免疫疾病；
- 內分泌與生殖系統疾病；
- 癌症；
- 心血管疾病。

　　我將在後文中詳細剖析。

肝臟解毒的基本機轉

　　現代人或多或少暴露在毒物環境中，為什麼有些人發病？有些人活得好好的？

　　這就牽涉到肝臟解毒效能的個別差異。環境毒物累積是有害的，但毒物和人體保持一種「動態平衡」。毒物進到了身體，我們有肝臟、腸道、皮膚、泌尿等器官，可以幫忙解毒與排泄。每個人的總體毒性負荷為天壤之別。

> 總體毒性負荷＝總體毒物暴露－（生理解毒能力＋毒物排出能力）

　　肝臟是人體負責解毒的首席執行官，雖其貌不揚，若功能出現異常，整個身體都陷入存亡危機。可惜的是，除了肝膽腸胃科醫師身負肝臟的「管轄權」之外，其他科醫師（包括身心科醫師）很少去思考肝的問題。

　　當毒物被血流進入肝臟這個「垃圾焚化爐」，就進入「垃圾處理」，正式的稱呼是「解毒」（Detoxification）或「生物轉化」，分成兩階段：

第一階段、生物活化作用	
細胞色素（CYP）P450酵素 ✓ 氧化作用 ✓ 還原作用 ✓ 羥基化水解作用	• CYP1A1、1A2、1B1：代謝雌激素、多環芳香烴（PAH）、黃麴毒素。 • CYP2D6：20～30%藥物都由此酵素代謝，包含抗心律不整藥物、抗焦慮劑、抗憂鬱劑；大部分的殺蟲劑也由它處理。 • CYP2E1：代謝酒精、亞硝酸胺、食物中的致癌成分、酮類。 • CYP3A4：40～45%藥物都由此酵素代謝，也代謝食物中的致癌成分、黃麴毒素。

　　第一階段是生物活化作用，第二階段是結合作用。若物質是水溶性的，則可以直接由尿液或膽汁排出，但脂溶性物質，幾乎都要透過「解毒」機轉處理。

　　第一階段「生物活化作用」中，細胞色素（CYP）P450酵素能處理超過二十萬種物質，包括：

• 人體本身就有的生理分子：膽固醇、類固醇荷爾蒙（特別是雌激素）。
• 食物分子：如蔬果中的植化素。
• 環境物質：如補牙合金裡的汞、塑化劑、免洗餐具美耐皿中的三聚氰胺（甲醛樹脂）。
• 藥物：如乙醯胺酚（普拿疼）、苯二氮平類藥物（鎮靜安眠藥）。

　　這些酵素的活性可以從原本增加到五倍之高，在藥物交互反應下，甚至可能增強到四百倍！相反地，也可能因為基因多型性，活性變很差或不作用。

　　舉例而言，5%～10%的人有CYP2D6功能較差的情形，導致接觸殺蟲劑或服用藥物之後，在體內無法代謝而持續累積，自由基清除效力下降，產生毒性或「副作用」。

　　有些人發現噴完殺蟲劑的那幾天特別疲累，或者更常見的，一吃西藥就不舒服或過敏。常見過敏藥物包括NSAID止痛劑、比林類、盤尼西林類抗生素、四環素、磺胺類藥物、抗癲癇藥物，可以引發全身性的藥物疹、眼皮或嘴唇水腫、嚴重表皮剝落與黏膜潰爛（史帝文生—強生症候群）、窒

息、過敏性休克。

藥物過敏現象看起來可能沒什麼，卻可以是肝臟解毒酵素效能不佳的最初警訊。緩慢型CYP2D6基因確實普遍存於巴金森氏症患者，醫生或民眾持續忽略，直到有一天真的出現「不明原因」的疾病。。

藥物不良反應與大腦症狀

《臨床精神醫學期刊》（Journal of Clinical Psychiatry）回顧文章指出，母親在懷孕期間服用乙醯胺酚（普拿疼），將提高孩子發生注意力不足／過動症的機會，這項因果推論已經排除了感染本身、發炎、疼痛、發燒的因素，而且劑量愈高，機率愈高。乙醯胺酚其實不如一般人想像的那麼安全③。

此外，根據食藥署統計，台灣人一年吃掉三點四億顆的安眠藥。然而，《英國醫學期刊》（British Medical Journal）研究指出：連續吃三個月安眠藥或鎮定劑，阿茲海默症發生機率增加51%④。

許多有失眠、焦慮或憂鬱的民眾常合併有胃痛、胃食道逆流、胃潰瘍，或腸躁症，衛福部統計國人一年吃下二十二億顆胃藥。然而《美國醫學會期刊—神經學》（JAMA Neurology）卻指出，吃一年半的胃藥療程（氫離子幫浦抑制劑，國內需做胃鏡健保才給付），失智症機率增加44%⑤。

以上為流行病學研究，詳細機轉尚不清楚，但大多數藥物都需要經過肝臟解毒酵素代謝，酵素功能因人而異、可以是天差地別。民眾服藥時，需要謹慎觀察自己的反應，並與醫師密切討論。

除了每個人的基因差異（即「基因多型性」），食物或處方用藥也可能抑制解毒酵素活性，包括：

• 葡萄柚汁：特別會抑制細胞色素3A4。

- 血清素再回收抑制劑（抗憂鬱劑）。
- 抗黴菌藥物。
- 胃藥（如希每得定）。

很重要：第一階段解毒結果，是產出「活化」的中間產物，它們相當不安定，往往比原來的物質更有毒性！所以，一定要有第二階段解毒。

第二階段、結合作用	
葡萄糖醛酸 硫酸鹽 麩胱甘肽 醋酸 胺基酸（牛磺酸、 甘胺酸、麩醯胺酸） 甲基	• 葡萄糖醛酸轉移酶。 • 硫酸鹽轉移酶。 • 麩胱甘肽硫轉移酶。 • N-乙醯轉移酶。 • 胺基酸（牛磺酸、甘胺酸、麩醯胺酸）。 • 甲基轉移酶（包括重要的兒茶酚-O-甲基轉移酶"COMT"）。

第二階段「結合作用」的目的，在於為「活化」的中間產物加上特定分子，讓它變成水溶性、並且「不活化」的形式。這個階段耗費細胞最多能量，提升其能力是預防慢性疾病的關鍵之一。因人而異的「基因多型性」也明顯影響第二階段的解毒能力。若第一階段過度活躍，第二階段卻過度抑制，將產生大量有毒活性中間產物，增加癌症、發炎相關疾病的風險。

如何優化肝臟的解毒機轉？「神奇的藥丸」並不存在。但只要透過本書所介紹的飲食與營養概念，便能夠提升解毒能力，降低環境毒物對我們的健康衝擊[6]！

肝臟的雌激素代謝與癌症

肝除了要處理食物、微生物、環境毒物，更要處理荷爾蒙，特別是雌激素。不分男女，當雌激素在肝臟代謝出現問題，變成不折不扣

的體內毒物，產生慢性疾病與大腦症狀。

　　肝臟酵素分解雌激素的過程中，第一階段為羥基化，第二階段為甲基化、葡萄糖醛酸化、硫酸化。產生保護性、致癌性這兩種雌激素代謝物：

- 保護性：2-羥雌酮、2-甲氧基雌酮、4-甲氧基雌酮。
- 致癌性：16α-羥雌酮、4-羥雌酮。

　　當中，2-羥雌酮／16α-羥雌酮比值又稱「2/16比值」，代表了肝臟第一階段「羥基化」解毒能力。研究發現，當這項比值過低，與婦科癌症和男性攝護腺癌的發生有高度相關。

　　2-甲氧基雌酮／2-羥雌酮比值、4-甲氧基雌酮／4-羥雌酮比值代表肝臟第二階段代謝「甲基化」解毒能力，比值愈高，愈能減少腫瘤發生。

　　保護性及致癌性雌激素代謝物百分比，前者應高於60％，後者應低於40％。

肝臟解毒異常的原因

　　什麼時候肝臟解毒酵素功能變差，導致毒性代謝物增加？

- 微量或巨量營養素不足：維生素B群、礦物質、胺基酸、抗氧化營養素不足。
- 解毒酵素基因多型性：有些人的解毒基因天生就弱，譬如，家族中有人得到婦科腫瘤或乳癌。
- 肝臟疾病：B、C型病毒性肝炎帶原、脂肪肝、急性或慢性肝炎、肝硬化。
- 毒物累積：常抽菸、吃炭烤、燒焦或高溫油炸的食物（含有多環芳香烴（PAH）、多環芳香胺（PAA）、丙烯醯胺（Acrylamide））、暴露於空氣

汙染（鉛、一氧化碳、懸浮微粒PM2.5）、接觸農藥。

• 腸道排毒差：便祕、膳食纖維不足、腸道菌失調，或 β 葡萄糖醛酸酶過高（由腸道壞菌分泌，導致雌激素又被回收到肝臟）。

事實上，腸道與肝臟協力完成解毒功能，稱為「**腸—肝連結**」（Gut-liver axis）。

為何有些人身材嬌小、也沒酗酒，卻有脂肪肝？原來，這類非酒精性脂肪肝（NAFLD）的形成，和小腸細菌過度增生（SIBO）有關。脂肪肝是降低肝臟解毒酵素功能的重要原因，代謝症候群或肥胖患者有更高程度的脂肪肝，導致解毒效能差，衍生生理疾病[7]。

在環境刺激下，像是肝臟感染（無症狀的B、C肝帶原者）、肝臟受傷（抽菸、暴露毒物）、高脂飲食等，導致小腸細菌過度增生、腸道菌失調、腸道通透性增加，導致腸道壞菌與代謝物藉由血液遷移，透過肝門靜脈（腸肝循環），讓肝臟暴露在腸道壞菌的代謝產物中、包括內毒素、外毒素（LPS），第四型類鐸受體（TLR4）會辨識外毒素，開啟發炎基因表現。

在動物實驗中，四週高脂飲食會讓外毒素升高達二至三倍，導致肝臟發炎、肝細胞受傷、肝纖維化、脂肪肝。同時，肝臟細胞與庫佛氏細胞（肝巨噬細胞）的粒線體失能、活性氧產生過多，可能加劇C型肝炎、酒精性肝炎、脂肪肝 [8]、[9]。

「腸—肝—肺連結」
（Gut-liver-lung axis）

《美國呼吸細胞分子生物學期刊》（American Journal of Respiratory Cell and Molecular Biology）研究，發現高纖飲食能改善肺功能、降低慢性阻塞性肺病發生率，因此提出「腸—肝—肺連結」的存在。

肝臟在腸道門脈循環中扮演「免疫監視」的角色，更是全身最豐

富的發炎激素製造工廠，包括：第六型介白素、C反應蛋白，和慢性阻塞性肺病（COPD）的形成都有關。

　　高纖可能改善腸道菌生態，進而透過「腸─肝─肺連結」，改善肺組織對於刺激原的免疫反應 ⑩。

外來毒物的影響和危害

塑化劑

　　是塑膠製品的重要成分，普遍存在於各種日用品甚至食品中，以增加柔軟度或液化程度，是日常生活中最常見的毒物。

　　雙酚A是一種荷爾蒙干擾物（Endocrine disrupting chemicals, EDCs），模仿雌激素作用，擾亂女性荷爾蒙系統，影響細胞內訊息傳導，導致初經提早、子宮內膜異位、不孕、婦科癌症 ⑪~⑭。

　　雙酚A也是「致胖原」（Obesogen）。人體的脂肪是真正的內分泌器官，不停地分泌發炎物質，對荷爾蒙干擾物敏感，導致肥胖、糖尿病、心腦血管疾病。它也導致肝炎、甲狀腺疾病 ⑪~⑬，間接產生大腦症狀。

　　《美國醫學會期刊》研究指出，孩童尿液中雙酚A濃度最低的一組，肥胖比率只有10.3％，但濃度最高組，有22.3％肥胖，濃度中高或中低的組其實也在20％左右。排除了環境酚類來源，如防曬乳、肥皂之後，這項關係依然存在，這顯示：飲食可能是兒童青少年身體中雙酚A重要來源，也可能肥胖孩童體內儲存了更多的雙酚A ⑮。

　　飲食中的雙酚A怎麼來？使用塑膠類製品是根本原因。

　　孩童尿液中的塑化劑DEHP（鄰苯二甲酸二（2-乙基己基）酯）愈高，愈容易出現注意力不集中症狀，有些可能合併學習障礙 ⑯。

　　台灣國家衛生院研究員王淑麗等人研究，追蹤孩子在二、五、八、十一歲時的智商，尿液中的塑化劑DEHP代謝物濃度愈高，孩子智商愈

▶ 圖8-1 空氣、水、土壤污染的健康危害

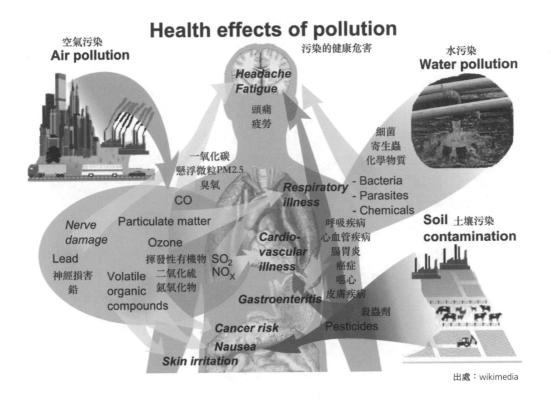

出處：wikimedia

低。濃度增加一倍，智商少兩分。塑化劑明顯影響了孩童的神經認知發育[17]。

　　如何避免塑化劑呢？使用塑膠袋或塑膠容器裝食物的人，血液中可以測得超標的雙酚A（BPA）與塑化劑（DEHP）的代謝物。但只要停用三天塑膠袋，這兩種毒物代謝物的濃度可以立即下降66%與56%[18]。盡可能少用、或不用塑膠袋與塑膠容器，是上上之策。

農藥、殺蟲劑、除草劑的影響和危害

　　農藥中的有機磷，根本是神經毒氣原料！有機磷會抑制乙醯膽鹼分解

酵素，讓乙醯膽鹼過量，達到殺蟲目的。

劇毒的巴拉刈（Paraquat）能阻礙光合作用，可作為除草劑。人若誤食，會以自由基形式在肺部與氧結合，產生大量活性氧，摧毀肺臟而致死。除草劑草脫淨（Atrazine）被發現會刺激芳香酶活性，可能導致雌激素異常升高[19]。

《兒科學》研究指出，當孩童尿液中有機磷殺蟲劑代謝物濃度愈高，愈會被診斷出有注意力不足／過動症。濃度在正常範圍的組，出現注意力不足／過動症的機會是10%，但濃度超標的組達到20%，是兩倍的高。這可能是因為有機磷抑制了大腦乙醯膽鹼酶，導致乙醯膽鹼過高[20]。《美國醫學會期刊》評論這項研究最驚人之處，是孩童身體有機磷殺蟲劑的來源，只是相對低濃度的、來自平日食用的蔬果[21]。

事實上，美國學童的尿液中可以輕易檢出有機磷馬拉松（Malathion）、毒死蜱（Chlorpyrifos），都是附著於蔬果的農藥。學童改用有機食品後，這兩種農藥就檢測不到了。如果改回一般食物，又可以檢出農藥[22]。

陽明大學環境與職業衛生研究所團隊針對罹患注意力不足／過動症的兒童進行研究，發現和一般學童相比，注意力不足／過動症的兒童尿液中，有機磷農藥代謝物濃度明顯較高。如果根據兒童尿液中有機磷農藥濃度分成高、中、低三組，高有機磷組罹患注意力不足／過動症的機會，是低有機磷組的三倍，中有機磷組約是低有機磷組的二倍。這顯示兒童尿液中有機磷農藥濃度愈高，罹患注意力不足／過動症的風險也愈高[23]。

若是有機氯殺蟲劑，也會產生無法專注的症狀[24]。蔬果農藥無孔不入，對孩童或成人的大腦帶來嚴重危害。購買有機來源的蔬果，並且充分地用水沖洗，才能將農藥的殘留與危害降到最低。

	容易農藥殘留	不容易農藥殘留
蔬菜	菠菜、青椒、四季豆、萵苣、黃瓜、南瓜、馬鈴薯	綠花椰菜、甘藍、蘆筍、豌豆、洋蔥、番茄、茄子、香菇
水果	葡萄、草莓、水蜜桃、櫻桃、蘋果、洋梨	香蕉、芒果、柳橙、香瓜、奇異果、鳳梨、西瓜

有機溶劑

三氯乙烯、四氯乙烯、四氯化碳是常見工業溶劑，見於金屬去污劑、羊毛與衣物的乾洗劑、地毯清潔劑、去漬劑、黏著劑、染料。全美三成的飲用水中都有被有機溶劑污染的蹤跡。

針對美國科學院收案的雙胞胎進行調查，發現三氯乙烯的接觸史明顯增加巴金森氏症的發病率達六倍！四氯乙烯、四氯化碳也有增加巴金森氏症的趨勢[25]。

這些工業溶劑毒害身體的機轉，可能是透過增加氧化壓力、危害粒線體功能、活化大腦微膠細胞而產生神經發炎。

我接觸過一些患者，是乾洗店老闆或員工，除了情緒低落、慢性疲勞的主訴，常合併腎臟腫瘤、膀胱癌、腎臟或膀胱結石、自體免疫疾病，很有可能是因為職業性長期暴露於有機溶劑，加上肝臟解毒酵素效能較差，導致免疫失調、細胞異常分化與癌化。

空氣汙染

空氣汙染的具體成分包括懸浮微粒（PM2.5）、臭氧、一氧化碳、氮氧化物、二氧化硫、多環芳香烴、對二甲苯、鄰二甲苯、 三氯乙烯、四氯乙烯、苯、乙苯、鉛等。

多環芳香烴來自抽菸、吸進炭烤或煙燻食物的分子，進入肝臟代謝後，可能產生環氧化物（Epoxide）的中間產物，為高度致癌物。不只是癮君子需要警戒，因為它大量充斥於夜市小吃或五星級餐館美食中，是被你我忽略的毒物。

《刺絡針》文章指出，中國每年有三十五至五十萬人死於空氣汙染相關疾病。空氣汙染已成為中國第四大健康威脅，僅次於心臟病、飲食問題、抽菸，肺癌則是癌症第一大死因[26]，應該改善空氣汙染，才能預防肺癌[27]。

揮發性有機物（VOCs）

常見於肥料、廢水、溶劑、脫脂劑、汽油添加劑，含有硝酸鹽、苯、三氯乙烯、苯乙烯、甲基三級丁基醚。

飲水中的揮發性有機物會導致癌症、神經與腦功能障礙、肝腎傷害、不孕。

三鹵甲烷（THMs）

氯、溴廣泛用於飲用水消毒，在游泳池中有1ppm（百萬分之一）的含氯濃度，目的在消滅細菌、寄生蟲。然而，它本身有殺菌功能，也形同你每天吃抗生素，把腸道中的共生菌給殺掉，衍生慢性疾病與癌症。

當氯接觸人體口水、汗水、尿液、糞便，會形成無機的氯胺化合物，包括氯胺、二氯胺、三氯化氮，因而誘發過敏，運動誘發性支氣管收縮的發病率超過60％。

當氯和人體體液中的有機化合物結合，或經過加熱，就會形成三鹵甲烷，包含氯仿（三氯甲烷）、一溴二氯甲烷、二溴一氯甲烷、溴仿。其中出現頻率、濃度最高的是氯仿。它們具有肝毒性、腎毒性，導致孕婦流產、胎兒畸形；還有致癌性，形成膀胱癌等癌症。

持久性有機污染物的危害

持久性有機污染物（POPs）是人為製造出來的劇毒物質，存在環境中數年至數十年之久，透過空氣與水在環境中無限制地擴散，被人無意間所攝取，具有生物累積與生物放大作用，導致肝臟第一階段解毒酵素功能異常。

有機氯殺蟲劑

以DDT為代表，DDE（大克蟎）為其分解產物，具有抗雄性激素效

應，攝入體內後儲存在脂肪組織，99％的人身上的脂肪都可以發現它。

當脂肪被身體分解而產生能量時，DDT便大量釋出產生危害，和癌症、乳腺癌、男性不孕、流產、出生體重低、發展遲緩、神經損害、肝臟損害等有關。

工業化學物

多氯聯苯（PCBs）因具備高耐熱特質、電阻低，多用於變壓器、電容器、塑化劑、潤滑劑、冷卻劑，美國環保署雖於七〇年代禁用，但目前仍可在食品中檢驗到，因多氯聯苯仍存於河底，經由浮游生物與魚類攝食，進入人體於脂肪中長期累積。

它的代謝物和甲狀腺素相似，競爭受體，導致甲狀腺素和維生素A低下。孕婦體內多氯聯苯和嬰兒出生體重過輕、短期記憶力與學習能力下降有關；中老年人攝入含有多氯聯苯的魚，可能導致記憶力衰退與學習力下降。多氯聯苯更會影響生殖系統，導致精子品質下降與月經不規則，和癌症有關。學者認為多氯聯苯是癌症的促進物，非致癌物。

1968年，日本福岡發生兩千多人中毒，呈現氯痤瘡、皮膚病變等，發現和被多氯聯苯污染的米糠油有關，稱為「油症」（Yusho disease）。

遺憾的是，1979年，台灣彰化、台中也發生米糠油事件，同樣也是兩千多人中毒，三十九位孕婦生下的孩子當中，有八位死亡，對孩童的影響包括免疫力下降、發育遲緩、異常行為問題、中耳疾病、陰莖變短等。

台灣精神醫學會理事長賴德仁教授等人，追蹤事件發生後七年間出生的小孩，他們的母親都是米糠油事件受害者。這些孩童在子宮環境暴露在多氯聯苯當中，確實導致了兒童時期的持續性認知缺損、行為問題。這項歷史性的研究刊登於重要的《一般精神醫學彙刊》（Archives of General Psychaitry）[28]。

美國麻州新伯福市一處港口遭受多氯聯苯污染，研究者長期追蹤發現，孕婦臍帶血中多氯聯苯濃度愈高者，將來孩童注意力不足、或過動症狀，也會愈嚴重，可以增加26％～92％之多[29]。

多溴聯苯（PBBs）則為日常生活中常見的阻燃劑，電子產品特別多，

如電腦的主機板、塑膠外殼、電線、地毯、沙發、車內裝等，也是需要留意的毒物。

化學副產品

戴奧辛（PCDDs）是一群與多氯聯苯化學組成、毒性相近的碳、氯、苯有機物，是工業上無實際用途的副產物。其中最有名的四氯聯苯戴奧辛（2,3,7,8-TCDD），是人類合成化合物中毒性最強的，又稱「世紀之毒」，毒性是砒霜九百倍。而自然界中最毒的兩種物質，為蓖麻毒素、肉毒桿菌素。

戴奧辛一度被用為除草劑，稱為「橘劑」。越戰期間，美軍在越南鄉間噴灑了四千兩百萬公升「橘劑」，越南民眾與退伍美軍皆受身體戕害。戴奧辛與軟體組織惡性瘤、惡性淋巴瘤、氯痤瘡、畸胎、早產、流產有關。

呋喃（Furan），則為含氧五元芳環，用於有機合成或作為溶劑，具有肝毒性、致癌性、神經毒性，也導致兒童發展障礙、智力下降、嚴重過敏。

毒性重金屬的影響和危害

汞

日常生活中汞的暴露來源，包括牙科銀粉補牙（汞齊、汞合金）、日光燈管中的水銀蒸氣、化學工廠排放廢水、吃進被污染的魚或帶殼海鮮。

汞蒸氣是脂溶性的，從肺臟與口腔黏膜快速進入血液中，輕易通過血腦障壁，進入腦部。汞也會通過母體胎盤，進入胎兒體內，危害發育，具有致畸胎性。

汞分佈在腎臟（達50%）、血液、肝臟、脾臟、大腦、周邊神經，以及脂肪組織。汞和含硫蛋白結合，可能產生以下神經症狀：腦性麻痺、智力遲緩、感覺異常，運動失調、口齒不清，以及精神症狀，包括認知缺損、憂鬱、易怒、恐懼、顫抖，液態汞或無機汞則為水溶性，傷害一樣大。

1956年，日本熊本縣水俣市的貓兒出現「貓舞蹈症」，表現抽搐、麻

痺,甚至跳海死去。不久,人們也開始口齒不清、步履蹣跚、面部痴呆、手足麻痺、感覺障礙、視覺喪失、震顫、手足變形,重者神經失常,或酣睡,或興奮,身體彎弓高叫,直至死亡,被稱為「水俁病」。

追查之下,才發現生產氯乙烯與乙醛工廠排放無機汞(氧化汞),被微生物轉化為有機汞(甲基汞),溶於脂肪,導致魚累積十萬倍!最後有七十多人死亡,兩千兩百六十五人中毒。

全球水族被人類重金屬危害已經相當嚴重,這些重金屬又被重新吃回人體,對於胎兒危害尤大。因此,英國政府已經建議孕婦應該節制攝取鮪魚、劍魚、鱈魚等大型魚類。

鉛

鉛的暴露來源包括陶瓷器工廠、亮光漆、鉛水管、含鉛容器、農藥(砷酸鉛)、化妝品、印度或中國草藥、空氣汙染。

大氣中一半的鉛來自含鉛汽油。因此,交通警察、加油站人員暴露最多,而單車或機車騎士也成為「環保志工」,搖身一變為「空氣清淨機」。鉛在水中不易吸收,但經由肺部效率高,是最重要的鉛暴露途徑,比鉛水管的暴露更高。

鉛沉積在骨頭中,孩童為70%,成人達95%。當骨頭代謝加速時,譬如懷孕、骨折、更年期後骨質疏鬆,鉛就有可能大量釋出中毒症狀包括疲倦、便祕、貧血、不孕等。

兒童可能無意間接觸含鉛油漆,傷害中樞神經,造成智商變低、成長緩慢、聽覺敏感度降低。汽車含鉛廢氣中有四乙鉛,為有機鉛,特別攻擊中樞神經。血中鉛濃度若從$10 \sim 100 \mu g/dL$一路升高,兒童智力就一路降低。若達到$100 \mu g/dL$以上,會出現其他中毒症狀,例如血紅素減少、腎病變、腦病變。最近的醫學關注已經從高濃度的短期暴露轉移到低濃度的長期暴露,會帶來更嚴重的健康危害。

即使血鉛濃度並未超高,低於$10 \mu g/dL$或$5 \mu g/dL$,孩童血液中的鉛濃度愈高,還是愈容易得到注意力不足/過動症。這常和孩童吸進父母親的二手菸有關[24]、[30]。

鋁

鋁，事實上是地殼含量第三多的元素，僅次氧、矽，超量暴露來源包括制酸劑、鋁鍋、洗腎機、止汗劑等。

你可能不知道如油條、鬆餅、甜甜圈、海帶、海蜇皮等尋常食物，也加進了含鋁、明礬（硫酸鋁）的食品添加物為膨鬆劑，提高賣相與口感。

1988年，英國羅爾摩市一名糊塗司機誤將二十噸有毒的硫酸鋁倒入乾淨的水源中，導致當地大規模飲水污染，居民陸續出現中毒症狀：腸胃不適、皮膚疹、關節疼痛、記憶退化等。事發十六年後，一名女子離奇死亡，解剖發現大腦含有嚴重超標的鋁。鋁是惡名昭彰的神經毒物，鋁的暴露與累積，導致多種神經退化疾病，包括：漸凍人、失智症、阿茲海默症、巴金森氏症 [31]~[33]。

鋁中毒牽涉到大腦細胞氧化壓力過大、細胞自戕、神經發炎、麩胺酸毒性、鈣離子失衡、異常基因表現、形成神經元纖維纏結，最後導致神經細胞死亡 [32]。

砷

砷的暴露來源八成來自肉或魚，因為用了含砷的抗生素。此外，被農田農藥（殺蟲劑）污染的水源、機車排放的廢氣，都含有砷。無機砷甚至比有機砷毒性更強，包括雌黃（三硫化二砷）、雄黃（硫化砷）、砒霜（三氧化二砷）、殺蟲劑（砷酸鉛）、二硫化鐵。

1983年，孟加拉陸續有兩百萬人出現砷中毒症狀，包括皮膚變黑、烏腳病、皮膚癌、腎臟癌、膀胱癌，他們血液中的砷濃度超過0.05mg/L，但水中正常量為0.01mg/L以下。原來，為了防治水源被細菌污染的問題，結果鑿出受砷污染的地下水。此事件被世界衛生組織喻為「人類歷史上最嚴重的集體中毒事件」。

1950年代，台灣西南沿海地區民眾飲用地下水，也出現過「烏腳病」。原來，地下水含砷量過高，導致砷中毒事件。改用自來水後，已獲得完全改善。

暴露在慢性低濃度的砷中，和神經病變、動脈硬化、糖尿病有關。暴露於中等濃度會產生腹痛、噁心嘔吐、血球不足、心律不整、頭痛、疲倦、感覺異常、肝毒性等 ㉞。

毒物世界的自保之道

日常生活中，類似汞、鉛、殺蟲劑這類環境毒物總共有八萬種以上。全球一年排放六百萬磅的汞，而且汞只是毒物的一種。全球一年排放的有毒化學物質，包括塑化劑、有機溶劑、農藥、重金屬……，加起來總共二十五億磅。

這就是我們的現代文明，你我根本是生活在毒素之海。中毒已經不是與人結怨、飯菜被下毒的宮廷戲碼或凶案現場，而是你我每日家常便飯，每天二十四小時發生的事。

若輕忽環境毒物、長期持續接觸，加上自身解毒基因功能低落，將導致我們身體的排毒系統不堪負荷，體內毒物濃度飆高，摧毀各項生理運作，引發大腦症狀，包括注意力不足／過動症、阿茲海默症、巴金森氏症，以及慢性疲勞症候群、代謝症候群、婦科疾病、癌症。

盡量迴避本章介紹的毒物，並且透過本書的飲食與營養原則，增強你肝臟與腸道的解毒能力。

參考書目

① Rappaport SM, Smith MT. Epidemiology. Environment and disease risks. Science. 2010;330(6003):460-461.
② Schapira AH, Olanow CW. Neuroprotection in Parkinson disease: mysteries, myths, and misconceptions. JAMA. 2004;291(3):358-364.
③ Andrade C. Use of acetaminophen (paracetamol) during pregnancy and the risk of attention-deficit/hyperactivity disorder in the offspring. J Clin Psychiatry. 2016;77(3):e312-314.
④ Billioti de Gage S, Moride Y, Ducruet T, et al. Benzodiazepine use and risk of Alzheimer's disease: case-control study. BMJ. 2014;349:g5205.
⑤ Gomm W, von Holt K, Thome F, et al. Association of Proton Pump Inhibitors With Risk of Dementia: A Pharmacoepidemiological Claims Data Analysis. JAMA Neurol. 2016;73(4):410-416.
⑥ Hennig B, Ormsbee L, McClain CJ, et al. Nutrition can modulate the toxicity of environmental pollutants: implications in risk assessment and human health. Environ Health Perspect. 2012;120(6):771-774.

⑦ Guercio Nuzio S, Di Stasi M, Pierri L, et al. Multiple gut-liver axis abnormalities in children with obesity with and without hepatic involvement. Pediatr Obes. 2016:12164.

⑧ Paolella G, Mandato C, Pierri L, Poeta M, Di Stasi M, Vajro P. Gut-liver axis and probiotics: their role in non-alcoholic fatty liver disease. World J Gastroenterol. 2014;20(42):15518-15531.

⑨ Ilan Y. Leaky gut and the liver: a role for bacterial translocation in nonalcoholic steatohepatitis. World J Gastroenterol. 2012;18(21):2609-2618.

⑩ Young RP, Hopkins RJ, Marsland B. The Gut-Liver-Lung Axis. Modulation of the Innate Immune Response and Its Possible Role in Chronic Obstructive Pulmonary Disease. Am J Respir Cell Mol Biol. 2016;54(2):161-169.

⑪ Janesick AS, Blumberg B. Obesogens: an emerging threat to public health. Am J Obstet Gynecol. 2016;214(5):559-565.

⑫ Nappi F, Barrea L, Di Somma C, et al. Endocrine Aspects of Environmental "Obesogen" Pollutants. Int J Environ Res Public Health. 2016;13(8).(pii):E765.

⑬ Vandenberg LN, Maffini MV, Sonnenschein C, Rubin BS, Soto AM. Bisphenol-A and the great divide: a review of controversies in the field of endocrine disruption. Endocr Rev. 2009;30(1):75-95.

⑭ Buttke DE, Sircar K, Martin C. Exposures to endocrine-disrupting chemicals and age of menarche in adolescent girls in NHANES (2003-2008). Environ Health Perspect. 2012;120(11):1613-1618.

⑮ Trasande L, Attina TM, Blustein J. Association between urinary bisphenol A concentration and obesity prevalence in children and adolescents. JAMA. 2012;308(11):1113-1121.

⑯ Chopra V, Harley K, Lahiff M, Eskenazi B. Association between phthalates and attention deficit disorder and learning disability in U.S. children, 6-15 years. Environ Res. 2014;128:64-9.

⑰ Huang HB, Chen HY, Su PH, et al. Fetal and Childhood Exposure to Phthalate Diesters and Cognitive Function in Children Up to 12 Years of Age: Taiwanese Maternal and Infant Cohort Study. PLoS One. 2015;10(6):e0131910.

⑱ Rudel RA, Gray JM, Engel CL, et al. Food packaging and bisphenol A and bis(2-ethyhexyl) phthalate exposure: findings from a dietary intervention. Environ Health Perspect. 2011;119(7):914-920.

⑲ Holloway AC, Anger DA, Crankshaw DJ, Wu M, Foster WG. Atrazine-induced changes in aromatase activity in estrogen sensitive target tissues. J Appl Toxicol. 2008;28(3):260-270.

⑳ Bouchard MF, Bellinger DC, Wright RO, Weisskopf MG. Attention-deficit/hyperactivity disorder and urinary metabolites of organophosphate pesticides. Pediatrics. 2010;125(6):e1270-1277.

㉑ Kuehn BM. Increased risk of ADHD associated with early exposure to pesticides, PCBs. JAMA. 2010;304(1):27-28.

㉒ Lu C, Toepel K, Irish R, Fenske RA, Barr DB, Bravo R. Organic diets significantly lower children's dietary exposure to organophosphorus pesticides. Environ Health Perspect. 2006;114(2):260-263.

㉓ Yu CJ, Du JC, Chiou HC, et al. Increased risk of attention-deficit/hyperactivity disorder associated with exposure to organophosphate pesticide in Taiwanese children. Andrology. 2016;4(4):695-705.

㉔ Polanska K, Jurewicz J, Hanke W. Review of current evidence on the impact of pesticides, polychlorinated biphenyls and selected metals on attention deficit / hyperactivity disorder in children. Int J Occup Med Environ Health. 2013;26(1):16-38.

㉕ Goldman SM, Quinlan PJ, Ross GW, et al. Solvent exposures and Parkinson disease risk in twins. Ann Neurol. 2012;71(6):776-784.

㉖ Chen Z, Wang JN, Ma GX, Zhang YS. China tackles the health effects of air pollution. Lancet. 2013;382(9909):1959-1960.

㉗ Fajersztajn L, Veras M, Barrozo LV, Saldiva P. Air pollution: a potentially modifiable risk factor for lung cancer. Nat Rev Cancer. 2013;13(9):674-678.

㉘ Lai TJ, Liu X, Guo YL, et al. A cohort study of behavioral problems and intelligence in children with high prenatal polychlorinated biphenyl exposure. Arch Gen Psychiatry. 2002;59(11):1061-1066.

㉙ Sagiv SK, Thurston SW, Bellinger DC, Tolbert PE, Altshul LM, Korrick SA. Prenatal organochlorine exposure and behaviors associated with attention deficit hyperactivity disorder in school-aged children. Am J Epidemiol. 2010;171(5):593-601.

㉚ Winneke G. Developmental aspects of environmental neurotoxicology: lessons from lead and polychlorinated biphenyls. J Neurol Sci. 2011;308(1-2):9-15.

㉛ Walton JR. Chronic aluminum intake causes Alzheimer's disease: applying Sir Austin Bradford Hill's causality criteria. J Alzheimers Dis. 2014;40(4):765-838.

㉜ Maya S, Prakash T, Madhu KD, Goli D. Multifaceted effects of aluminium in neurodegenerative diseases: A review. Biomed Pharmacother. 2016;83:746-754.

㉝ Wang Z, Wei X, Yang J, et al. Chronic exposure to aluminum and risk of Alzheimer's disease: A meta-analysis. Neurosci Lett. 2016;610:200-6.

㉞ Wang CH, Jeng JS, Yip PK, et al. Biological gradient between long-term arsenic exposure and carotid atherosclerosis. Circulation. 2002;105(15):1804-1809.

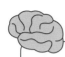

第 **9** 章

能量代謝與氧化壓力異常造成的影響

▶ 圖9-1　粒線體結構圖

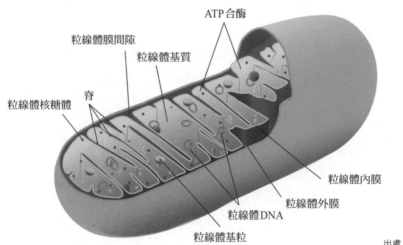

ATP合酶

粒線體膜間隙

粒線體基質

脊

粒線體核糖體

粒線體內膜

粒線體外膜

粒線體DNA

粒線體基粒

出處：wikimedia

　　低頭族都知道，當智慧型手機沒電時，螢幕從五光十色的遊戲，變成漆黑一片，手邊既沒有充電插頭、行動電源、更沒有插座時，簡直快瘋了。

　　手機如此，細胞更是如此。細胞也需要電源才能運作，特別是掌管意識的神經細胞，耗電量更凶。細胞的電池在哪裡呢？就是：粒線體（Mitochondria）。

粒線體的重要性

粒線體是細胞內的發電廠，產生氧化作用，就像汽車引擎點火燃燒汽油，釋放能量出來，稱為三磷酸腺苷（ATP），供人體一天二十四小時、長達八十年的使用。

如果你的體重七十公斤，你每天會製造出多少重量的ATP呢？答案就是七十公斤！若粒線體功能不彰或數量太少，細胞可說在停電狀態，可能死亡，衍生許多疾病。

一個人體細胞平均含有兩百至兩千顆粒線體，全身細胞六十到一百兆，全身粒線體的數目達到十萬兆個，遠多於細胞數目，總重量為體重的10％。也就是說，你的體重十分之一都是電池。這對手機來講很合理，不是嗎？

一顆心肌細胞含有高達五千顆粒線體，甚至佔到細胞質的50％之多。粒線體在高耗能的器官特別多，包括腎臟小管、肌肉、肝臟細胞、神經細胞。一個神經細胞含有三百到四百個。因為神經細胞是狹長型的，粒線體也呈現絲狀。

粒線體最獨特之處，在於有自己的遺傳物質（mtDNA），就跟細胞本身一樣。一分子的mtDNA含有三十七個基因，為環狀雙股螺旋結構，一個粒線體有二至十個這樣的環。它們完全承襲母親的粒線體，一顆卵中有十到一百萬個mtDNA分子，而精子的粒線體在精卵結合後，被完全分解與摧毀了。科學家運用這個特性找到人類共同的母親，是住在非洲的一位「粒線體夏娃」。

粒線體不僅含有自己的遺傳物質，而且和細胞核的遺傳物質完全不同，和變形菌（proteobacteria）反而比較接近！為什麼會這樣呢？

演化生物學家同時也是美國科學獎章得主Lynn Sagan推測，在十五～二十三億年前，有氧的變形菌（立克次體）被有核的單細胞生物吞噬，受到宿主的控制，以粒線體形式存在，幫助宿主進行「氧化磷酸化」作用，以產生能量。隨著地球氧氣濃度的增加，這些宿主因為接納了粒線

體的存在，具有演化優勢而存活至今，包括人類，這就是「內共生」
（endosymbiosis）理論。

　　相對於腸內菌與人類的「共生」關係，粒線體與細胞的「內共生」關
係可說更進一步。這實在令人驚嘆，人類的自大荒謬不過。因為，沒有這
些微生物的「共生」與「內共生」，人類根本無法存活。

粒線體的能量製造

　　粒線體藉由將食物中的生化物質轉化為ATP，代謝機轉包括[1]：

糖解作用

　　這是最原始的能量代謝機轉，快速但沒有效率，會將葡萄糖分解為
丙酮酸，同時將NAD^+還原為NADH，產生二分子的ATP。在無氧的狀況
下，粒線體功能被抑制，丙酮酸會被乳酸脫氫酶轉變為乳酸，再產生二分
子的ATP。

　　這是癌細胞運用的代謝方式，產生嚴重的乳酸堆積以及過度發炎。

檸檬酸循環

　　乙醯輔酶A（Acetyl-CoA）是進入檸檬酸循環最重要的原料，可以由
丙酮酸（前身為葡萄糖）、脂肪酸、酮體或胺基酸轉化過來。

　　乙醯輔酶A最後氧化為二氧化碳，形成NADH、FADH2、GTP、各種
胺基酸前驅物，藉由氧化磷酸化、電子傳遞鏈，可以產生三十四個ATP，
這是能量產生最有效率的代謝路徑，也是人體最常運用的方式。

▶ **圖9-2　檸檬酸循環與葡萄糖、胺基酸代謝**

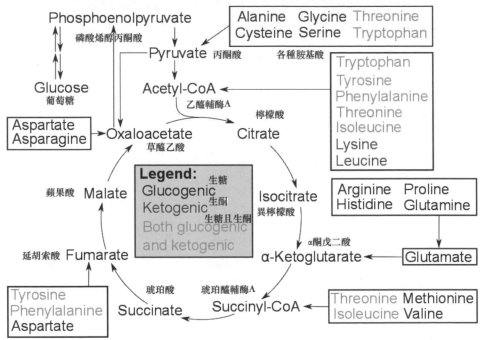

出處：wikimedia

β-氧化作用

　　飲食中的長鍊脂肪酸就像一根根柴火被送進粒線體，分解為乙醯輔酶A的原料，以進入檸檬酸循環；也可被轉化為酮體，如 β-羥基丁酸、乙醯醋酸、丙酮等。

　　在斷食、飢餓、生酮飲食下，可以增加肝臟 β-氧化作用，製造更多酮體，相對於葡萄糖，這對於心肌細胞、腎臟皮質細胞都是更好的燃料，也可以在穿過血腦障壁後，被大腦細胞所運用，特別是葡萄糖能量代謝出現問題時。

　　過多碳水化合物的攝取則會破壞此機轉，導致細胞內脂質代謝物與甘油累積，造成胰島素阻抗。

因此，比起吃進錯誤的食物或者攝取過多空熱量食物，保持適度的飢餓反而是健康最好的選擇！

生酮飲食

生酮飲食（Ketogenic diet）指一種「低碳水化合物／高脂肪」的飲食療法，碳水化合物每天小於一百公克，或熱量佔比小於20％，脂肪的熱量佔比可到75％以上。目的是啟動粒線體的 β - 氧化作用，將長鍊脂肪酸轉化為大量酮體，燃燒產生能量。

在神經系統疾病方面，生酮飲食已有一些應用，包括難治型癲癇、巴金森氏症、漸凍人、腦瘤、偏頭痛等。在精神疾病方面，則有阿茲海默症與自閉症，部分證據顯示，可以克服大腦葡萄糖代謝異常、預防形成 β - 類澱粉、改善粒線體能量代謝效率[2]～[4]。

不過，生酮飲食仍存在不少爭議，民眾需要留意[5]。

自由基與氧化壓力的關聯

粒線體進行葡萄糖或脂肪酸氧化，透過電子傳遞鏈以產生能量，但5％～10％的氧氣變成活性氧（Reactive oxygen species, ROS），具有不成對的電子、化學性質很不穩定，形態上分為：

• 自由基型：超氧化物（Superoxide O2-）、一氧化氮（NO）、氫氧自由基（.OH）
• 非自由基型：過氧化氫、臭氧、高氧亞硝酸陰離子（ONOO-）

據估計，正常人一年產生一公斤的活性氧自由基，結果是：平均一個細胞在一天當中，粒線體DNA會遭受十萬次的自由基攻擊！

當自由基沒有被有效地清除，會大量漏出粒線體，掠奪其他組織的電

子，造成細胞結構受傷，包括：

- 脂質過氧化反應：破壞細胞膜上的不飽和脂肪酸。
- 蛋白質氧化傷害：半胱胺酸和甲硫氨酸這兩種胺基酸最易受傷害，影響細胞膜或胞內受體、細胞酵素功能。
- DNA氧化傷害：核酸的氧化性修飾，產生大量8-OHdG，誘發基因突變（點突變、斷裂突變）、p53磷酸化。

這個過程稱為氧化壓力，減少了ATP的製造量，導致粒線體DNA受損、波及細胞核DNA、細胞膜受損、膽固醇氧化，最後細胞發炎、老化、自戕或癌化。

美國Denham Harman醫學博士首先提出：自由基會破壞身體結構導致老化。後來他修正為：粒線體健康決定了壽命。他自己則活到九十八歲。

細胞核內的基因有組蛋白保護，但粒線體沒有，因此非常容易受到氧化壓力的傷害。特別是大腦，最容易受活性氧和自由基的傷害，因為大腦代謝消耗體內25％的氧氣，卻只有十分受限的抗氧化能力，大腦的粒線體和細胞膜容易因過氧化作用而損壞。

粒線體氧化壓力異常已被發現和多種大腦症狀有關，包括憂鬱症、思覺失調症、強迫症、阿茲海默症、自閉症。

粒線體興奮效應

（Mito-hormesis）

與Denham Harman醫學博士的自由基理論相反，近年證據顯示：適量的活性氧有其生理重要性。

活性氧可以刺激粒線體產生調適反應，用以抵抗壓力，長期反而能降低氧化壓力，對於促進健康與長壽，十分重要。

相反地，抗氧化物攝取過多，可能會抵銷熱量限制、減少攝取葡萄糖，以及運動為粒線體帶來的好處[6]。

抗氧化系統的作用

活性氧在正常狀態下，理應被體內的抗氧化系統所清除，包括：

細胞酵素型

- 超氧化物歧化酶（SOD）：把體內的過氧化物（superoxide radical O_2^-）轉變成過氧化氫（H_2O_2）。人體每天產生五百萬單位，但隨年紀減少。
- 觸酶（CAT）：把 H_2O_2 轉變成 H_2O 和 O_2。
- 麩胱甘肽過氧化酶（GSH-Px）：把 H_2O_2 轉變成 H_2O 和 O_2。
- 麩胱甘肽還原酶：將氧化型麩胱甘肽還原成為硫醇型麩胱甘肽。

非酵素型：麩胱甘肽

當抗氧化能力不足，特別是因為肝臟中麩胱甘肽缺乏，就容易產生氧化壓力與過度發炎問題，和憂鬱症、慢性疲勞症候群、巴金森氏症有關。

提供N-乙醯半胱胺酸、植化素（如薑黃素、白藜蘆醇、肉桂）、葉酸，都能提升麩胱甘肽，改善以上神經發炎疾病[7]。

粒線體功能失調的原因

《新英格蘭醫學期刊》（The New England Journal of Medicine）研究指出，粒線體有其動力學，包括：

- 生成：主要透過PGC-1 α 調控，可以藉由斷食、飢餓、運動、冷暴露活化，或者，服用PQQ也有促進作用[8]。
- 融合。
- 與內質網交互作用：調節鈣離子進出細胞。
- 分裂。
- 粒線體自噬作用（Mitophagy）：將功能不良的粒線體摧毀。

以上過程的任一步驟發生問題，可能產生慢性疲勞症候群、肌纖維疼痛症、代謝症候群（肥胖、胰島素阻抗、脂肪肝、第二型糖尿病）、心血管疾病、內分泌疾病，以及神經退化疾病 [9]。

導致以上粒線體功能失調，最常見的原因包括：

氧化壓力

粒線體失調的原因，最重要來自氧化壓力 [9]，如前所述。

食物

攝取過多熱量、精製碳水化合物、果糖、酒精、飽和脂肪等。

糖毒性

不管是血糖偏高、高血糖，都可能透過「糖化作用」，產生「糖化終產物」（AGEs），它是糖類與身體蛋白質經由梅納反應（還原醣與胺基酸加熱產生上千種分子）所形成的最終產物，在細胞內抑制蛋白質活性、導致基因突變、引發產生自由基、導致發炎，引起組織或器官的老化與病變。

粒線體的「糖化作用」和糖尿病、癌症、老化、神經退化有關 [10]。

發炎因子

譬如腫瘤壞死因子，會導致 PGC-1α 不活化，減少粒線體的製造。

缺氧

氧氣不足，血液循環或微循環不佳。

環境毒素

可能破壞粒線體 DNA、阻斷粒線體能量製造，包括：
- 抽菸：當中含有兩樣最劇毒的毒物：氰化物與一氧化碳。
- 空氣汙染：如多環芳香烴。
- 有機磷農藥：巴拉刈、除草淨。

- 持續性有機污染物：戴奧辛、雙酚 A。
- 毒性重金屬：鉛、汞、鎘、砷，鐵或錳過高。
- 游離輻射。

　　當中，抽菸和殺蟲劑都是阿茲海默症的確定危險因子，殺蟲劑也是巴金森氏症的危險因子[11]。

藥物

　　以下藥物與粒線體失能最有關係：

- 乙醯胺酚（普拿疼）。
- 抗生素（胺基糖苷類）。
- 抗反轉錄病毒藥物。
- 阿斯匹靈。
- 降血脂藥（他汀類（Statin））。
- 化療藥（鉑化合物、泰莫西芬）。
- 降血糖藥（二甲雙胍）。
- 情緒穩定劑（抗癲癇藥帝拔癲）。

他汀類降血脂藥導致粒線體失能

　　這是大多數高血脂病人會服用的藥物。

　　《美國心臟學院期刊》研究中，將過重或肥胖的人分為兩組，一組進行十二週有氧運動，另一組有氧運動外，加吃四十毫克的他汀類降血脂藥（辛伐他汀）。

　　結果前者心血管適能增加10％，骨骼肌粒線體檸檬酸生成酶增加13％。後者心血管適能只增加1.5％，粒線體檸檬酸生成酶減少了4.5％[12]。

　　針對停經後女性的大型追蹤研究也發現：使用他汀類藥物，導致

糖尿病風險升高71%[13]。

前文已經介紹，粒線體功能異常可能導致胰島素阻抗，這項發現也就不意外了。服用該類藥物的高血脂病人，應該注意粒線體功能的維護，並積極透過飲食與運動策略改善高血脂。

當粒線體受到以上七種原因的傷害，尿液中8-OHdG這項指標就會升高，這是前述粒線體DNA氧化傷害的證據，譬如巴金森氏症、肺癌。若多食用單元不飽和脂肪酸如橄欖油或多運動，8-OHdG數值則會降低。

氧化壓力與憂鬱症的關聯

大體上，憂鬱症伴隨大腦氧化壓力升高，抗氧化酵素（超氧化物歧化酶、觸酶、麩胱甘肽過氧化酶）活動、抗氧化物濃度（鋅、輔酶Q10、維生素E）、麩胱甘肽降低。不過，研究結果仍有不一致之處。

高雄長庚醫院精神醫學部研究團隊發現，超氧化物歧化酶與觸酶活性如果同時上升，是重度憂鬱症在急性期的指標[14]、[15]。此外，在憂鬱症發作時，細胞膜上的長鍊不飽和脂肪酸與花生四烯酸受到自由基攻擊，長鍊被分解以及過氧化，8-OHdG增高，代表DNA也遭受破壞[15]～[17]。

憂鬱症與氧化壓力的關係和老化模式也十分類似，因此，抗氧化劑與抗老化療法或許可以應用在憂鬱症的治療上[18]、[19]。事實上，N-乙醯半胱胺酸、鋅除了是抗氧化劑之外，也被發現有抗憂鬱效果[20]。

氧化壓力與焦慮症的關聯

活性氧、活性氮等引起的氧化壓力過高，麩胱甘肽還原酶活性降低、

抗氧化能力不足，和焦慮症、恐慌症、強迫症、創傷後壓力症的產生有關 [21]、[22]。

強迫症牽涉到的大腦迴路（皮質—紋狀體—視丘—皮質，CSTC）存在氧化壓力的問題。強迫症患者腦部的後扣帶迴區，麩胱甘肽活動下降，而且下降愈多，強迫症狀愈嚴重 [23]。

在兒童青少年強迫症患者身上，血清氧化狀態、氧化壓力指標都明顯增加，但抗氧化能力卻降低，這氧化不平衡可能在強迫症病理扮演重要角色 [24]，兒童青少年的強迫症更牽涉氧化壓力造成的 DNA 損壞 [25]。

《臨床精神藥理學》（Journal of Clinical Psychopharmacology）指出，部分強迫症患者腦部麩胺酸神經元過度活動、氧化壓力過大，建議在傳統治療之外，合併抗氧化劑治療，可藉由補充 N-乙醯半胱胺酸（NAC）而獲得改善 [26]。

氧化壓力與神經發展疾病的關聯

環境毒物可能在胎兒在子宮內發育的不同時間點，透過增加氧化壓力、擾亂免疫系統、改變神經傳導、干擾甲狀腺荷爾蒙等方式，導致神經發展疾病，譬如自閉症、注意力不足／過動症、思覺失調症 [27]、[28]。

自閉症牽涉到氧化壓力過大、還原代謝不足、粒線體功能失調、神經發炎、免疫失調、突觸功能不佳等問題，小分子植化素蘿蔔硫素具有調節以上機轉的能力，或許能啟發創新療法的研究 [29]。

大約有 46％～65％的孕婦在懷孕期間使用乙醯胺酚（普拿疼），以改善感冒相關症狀，然而，乙醯胺酚會增加氧化壓力。研究發現，若孕婦使用超過一個月，未來幼兒在三歲時，比較容易出現神經發展問題，包括運動發育遲緩、粗動作與精細動作缺損、溝通障礙、行為問題，以及過動，但不影響情緒與社交發展。相關研究也支持，孕婦使用乙醯胺酚，幼兒容易得到注意力不足／過動症，而不是自閉症 [30]。

氧化壓力與思覺失調症的關聯

在思覺失調症急性發作時，症狀愈嚴重，麩胱甘肽過氧化酶、麩胱甘肽濃度愈低，但超氧化物歧化酶活性反而增加。在女性接受四週抗精神病劑治療後，麩胱甘肽過氧化酶明顯增加，代表抗氧化能力提升了[31]。

氧化壓力與神經退化疾病的關聯

阿茲海默症牽涉到活性氧與一氧化氮的氧化壓力、電子傳遞鍊異常、粒線體功能失調，導致神經軸突與突觸損傷、抑制粒線體呼吸作用，以及誘發神經自戕[32]、[33]。

對於病程發展初期，也就是輕度至中度的阿茲海默症，可以考慮補充抗氧化劑，譬如輔酶Q10、α硫辛酸、硒、魚油、維生素E等[34]。

參考書目

① DiMauro S, Schon EA. Mitochondrial respiratory-chain diseases. N Engl J Med. 2003;348(26):2656-2668.

② Kashiwaya Y, Takeshima T, Mori N, Nakashima K, Clarke K, Veech RL. D-beta-hydroxybutyrate protects neurons in models of Alzheimer's and Parkinson's disease. Proc Natl Acad Sci U S A. 2000;97(10):5440-5444.

③ Stafstrom CE, Rho JM. The ketogenic diet as a treatment paradigm for diverse neurological disorders. Front Pharmacol. 2012;3:59.

④ Akram M. A focused review of the role of ketone bodies in health and disease. J Med Food. 2013;16(11):965-967.

⑤ Burke LM, Ross ML, Garvican-Lewis LA, et al. Low Carbohydrate, High Fat diet impairs exercise economy and negates the performance benefit from intensified training in elite race walkers. J Physiol. 2016.

⑥ Ristow M, Zarse K. How increased oxidative stress promotes longevity and metabolic health: The concept of mitochondrial hormesis(mitohormesis). Exp Gerontol. 2010;45(6):410-418.

⑦ Morris G, Anderson G, Dean O, et al. The glutathione system: a new drug target in neuroimmune disorders. Mol Neurobiol. 2014;50(3):1059-1084.

⑧ Rucker R, Chowanadisai W, Nakano M. Potential physiological importance of pyrroloquinoline quinone. Altern Med Rev. 2009;14(3):268-277.

⑨ Archer SL. Mitochondrial dynamics--mitochondrial fission and fusion in human diseases. N Engl J Med. 2013;369(23):2236-2251.

⑩ Pun PB, Murphy MP. Pathological significance of mitochondrial glycation. Int J Cell Biol. 2012;2012:843505.

⑪ Campdelacreu J. Parkinson disease and Alzheimer disease: environmental risk factors. Neurologia. 2014;29(9):541-549.

⑫ Mikus CR, Boyle LJ, Borengasser SJ, et al. Simvastatin impairs exercise training adaptations. J Am Coll Cardiol. 2013;62(8):709-714.

⑬ Culver AL, Ockene IS, Balasubramanian R, et al. Statin use and risk of diabetes mellitus in postmenopausal women in the Women's Health Initiative. Arch Intern Med. 2012;172(2):144-152.

⑭ Tsai MC, Huang TL. Increased activities of both superoxide dismutase and catalase were indicators of acute depressive episodes in patients with major depressive disorder. Psychiatry Res. 2016;235:38-42.

⑮ Jimenez-Fernandez S, Gurpegui M, Diaz-Atienza F, Perez-Costillas L, Gerstenberg M, Correll CU. Oxidative stress and antioxidant parameters in patients with major depressive disorder compared to healthy controls before and after antidepressant treatment: results from a meta-analysis. J Clin Psychiatry. 2015;76(12):1658-1667.

⑯ Siwek M, Sowa-Kucma M, Dudek D, et al. Oxidative stress markers in affective disorders. Pharmacol Rep. 2013;65(6):1558-1571.

⑰ Hirose A, Terauchi M, Akiyoshi M, Owa Y, Kato K, Kubota T. Depressive symptoms are associated with oxidative stress in middle-aged women: a cross-sectional study. Biopsychosoc Med. 2016;10:12.

⑱ Moylan S, Maes M, Wray NR, Berk M. The neuroprogressive nature of major depressive disorder: pathways to disease evolution and resistance, and therapeutic implications. Mol Psychiatry. 2013;18(5):595-606.

⑲ Maurya PK, Noto C, Rizzo LB, et al. The role of oxidative and nitrosative stress in accelerated aging and major depressive disorder. Prog Neuropsychopharmacol Biol Psychiatry. 2016;65:134-44.

⑳ Maes M, Galecki P, Chang YS, Berk M. A review on the oxidative and nitrosative stress(O&NS)pathways in major depression and their possible contribution to the(neuro)degenerative processes in that illness. Prog Neuropsychopharmacol Biol Psychiatry. 2011;35(3):676-692.

㉑ Hassan W, Silva CE, Mohammadzai IU, da Rocha JB, J LF. Association of oxidative stress to the genesis of anxiety: implications for possible therapeutic interventions. Curr Neuropharmacol. 2014;12(2):120-139.

㉒ Behl A, Swami G, Sircar SS, Bhatia MS, Banerjee BD. Relationship of possible stress-related biochemical markers to oxidative/antioxidative status in obsessive-compulsive disorder. Neuropsychobiology. 2010;61(4):210-214.

㉓ Brennan BP, Jensen JE, Perriello C, et al. Lower Posterior Cingulate Cortex Glutathione Levels in Obsessive-Compulsive Disorder. Biol Psychiatry Cogn Neurosci Neuroimaging. 2016;1(2):116-124.

㉔ Kandemir H, Abuhandan M, Aksoy N, Savik E, Kaya C. Oxidative imbalance in child and adolescent patients with obsessive compulsive disorder. J Psychiatr Res. 2013;47(11):1831-1834.

㉕ Simsek S, Gencoglan S, Yuksel T. DNA damage and antioxidants in treatment naive children with obsessive-compulsive disorder. Psychiatry Res. 2016;237:133-7.

㉖ Smith L, Tracy DK, Giaroli G. What Future Role Might N-Acetyl-Cysteine Have in the Treatment of Obsessive Compulsive and Grooming Disorders?: A Systematic Review. J Clin Psychopharmacol. 2016;36(1):57-62.

㉗ Heyer DB, Meredith RM. Environmental toxicology: Sensitive periods of development and neurodevelopmental disorders. Neurotoxicology. 2016;58:23-41.

㉘ Yui K, Kawasaki Y, Yamada H, Ogawa S. Oxidative Stress and Nitric Oxide in Autism Spectrum Disorder and Other

Neuropsychiatric Disorders. CNS Neurol Disord Drug Targets. 2016;15(5):587-596.

㉙ Liu H, Talalay P, Fahey JW. Biomarker-Guided Strategy for Treatment of Autism Spectrum Disorder(ASD). CNS Neurol Disord Drug Targets. 2016;15(5):602-613.

㉚ Andrade C. Use of acetaminophen(paracetamol)during pregnancy and the risk of autism spectrum disorder in the offspring. J Clin Psychiatry. 2016;77(2):e152-154.

㉛ Tsai MC, Liou CW, Lin TK, Lin IM, Huang TL. Changes in oxidative stress markers in patients with schizophrenia: the effect of antipsychotic drugs. Psychiatry Res. 2013;209(3):284-290.

㉜ Heneka MT, Kummer MP, Latz E. Innate immune activation in neurodegenerative disease. Nat Rev Immunol. 2014;14(7):463-477.

㉝ Khan SA, Khan SA, Narendra AR, et al. Alzheimer's Disease and Autistic Spectrum Disorder: Is there any Association? CNS Neurol Disord Drug Targets. 2016;15(4):390-402.

㉞ Ajith TA, Padmajanair G. Mitochondrial Pharmaceutics: A New Therapeutic Strategy to Ameliorate Oxidative Stress in Alzheimer's Disease. Curr Aging Sci. 2015;8(3):235-240.

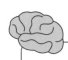

第 **10** 章

心理壓力與睡眠障礙造成的影響

精神分析大師Sigmund Freud曾說：「我們所背負的人生，對我們來說實在太辛苦，太多的痛苦、失望和難解的課題都從中而生。想要承受這樣的人生，沒有鎮定劑根本無法撐過去。」

他認為苦難的原因有三個：

- 我們終究得面對身體的病痛、衰老、死亡。
- 無常一定會出現，以壓倒性、毫無慈悲、強大破壞的力量攻擊我們。
- 和他人的關係衝突。

Freud認為人際衝突的痛苦遠比前面兩種更難受。正因人無法避免以上三種苦難，所以人一定要靠「鎮定劑」而活。在本書中，我已經為讀者介紹大腦早已存在、或者藏身於飲食與營養中的「天然鎮定劑」。不過，在本章中我將告訴大家：痛苦不可避免，但痛苦的程度也可以天壤之別。

心理壓力的來源

心理壓力有兩種，一種是外在的，一種是內在的。

外在的壓力包括工作過勞、薪資過低、學業挫折、人際衝突、感情衝突、法律糾紛、債務負擔、婚姻失和、生老病死、喪失親友、照顧親人、家庭暴力、恐怖攻擊等，可說講不完。

有憂鬱的民眾被太太「拖」來我的診間，開宗明義告訴我：「我的憂鬱『完全』是公司倒閉，欠債兩千萬造成的，看醫生有什麼屁用？醫生你能

夠幫我還這兩千萬的債嗎？如果可以，我就來看你的診！」如果對憂鬱的瞭解僅限於這個層次，那麼全世界的人都憂鬱症了。

壓力是不可避免的，每分每秒都有新的壓力為你而生。沒有人不面臨上述壓力，即使含金湯匙出世、得意情場與職場，或成為大企業董事長。

若你有一份鐵飯碗工作如公務員，也必然感嘆現在公務員很難當，想說提早辦退休，一定能夠擺脫所有壓力。沒想到真的退休後，開始煩惱白天家裡闖進幾隻螞蟻、半夜有幾隻蟑螂橫行客廳、為什麼每天花了八小時擦地板還是有灰塵、到了晚上又睡不著覺，人生真是痛苦！

你已經發現：外在壓力還不夠，我們拚命給自己內在的壓力，這就是所謂的「個性」。

五種帶來內在壓力的「個性」，包括：

- 急性子：馬上就要做到或得到、沒辦法等待、講話做事都衝動、喜歡亂罵人，又稱「A型人格」，出了名會成功的個性，但也是出了名會得到高血壓、心律不整、心肌梗塞，甚至猝死的個性。

- 好面子：一定要比別人厲害、打腫臉充胖子、不能接受失敗、要求別人給自己特權、最喜歡別人對自己逢迎拍馬、自私自利、覺得自己是神、不把別人當人看，又稱「自戀人格」，心裡容易受傷，但會透過怪罪別人，或自我催眠（阿Q心態）彌補，直到有一天自尊粉碎，陷入嚴重憂鬱。

- 完美主義：一定要做到最好、不能容忍任何瑕疵、一定要照著規則或儀式、一天到晚把SOP掛在嘴邊、過度重視細節以致犧牲整體，常在拖延、犧牲休息時間、高度潔癖，這是「強迫人格」。一天二十四小時、一年三百六十五天、一輩子八十年（如果那時還活著的話），都如此嚴以律己，可以想見給自己帶來多大壓力。

- 悲觀主義：認為自己不如人、一事無成、別人都很幸福但自己很痛苦、一定會失敗、別人不理會自己、沒有未來，這是「憂鬱人格」，情緒長期性的低落。不自覺地把注意力放在煩惱身體症狀，像是頭痛、頭暈、胸悶、呼吸不順、腰痛等，更加地悲觀。

- 依賴性：一定要親友在身旁才覺得安心、只有某人能夠讓自己開心、害

怕一個人、不敢自己做決定,這是「依賴人格」,像孩子一樣敏感且容易
受傷害,進入成人世界的熱帶雨林,毒蠍蟒蛇伺候,想必難以適應。

其實,內在壓力的影響遠大於外在壓力。比方說,外在壓力像一公
斤的沙袋,日夜背在肩上固然辛苦,但內在壓力卻讓一公斤立即升級為一
公噸。當然,身體是無法承受的。大腦症狀的出現,就是在告訴我們這件
事。

如何降低內在壓力?那就是要改變個性。但「江山易改,本性難移」,
個性頑固、至死方休。我鼓勵讀者除了自我修煉、持續心靈成長,更可以
接受心理諮商或心理治療,常能帶來豁然開朗的體悟。個性不改,再強的
「天然鎮定劑」也會破功。

自律神經失調與大腦症狀的關聯

身心壓力會直接導致自律神經失調。

實習醫師是一個代表性的高壓力職業族群,除了每天上班、加上一週
兩次以上的值班,每週平均工時為八十六小時,普遍出現工作過勞與身心
壓力過大。

台大醫院精神醫學部林煜軒醫師針對實習醫師進行一年的自律神經功
能追蹤研究發現,實習到了半年,總體自律神經活性明顯出現低落,第九
個月,副交感神經活動低落,到了一年,出現憂鬱症狀[1]。

該研究顯示在長期身心壓力之下,可能導致自律神經失調。特別值得
注意的是,大腦症狀(憂鬱)的出現,是在自律神經失調半年後,也就是
說,一項大腦症狀的背後,代表自律神經失調已經相當長期了,只是當事
者自己不知道!站在預防醫學的角度,早期辨認並改善自律神經失調,對
於預防大腦症狀有積極意義。

幾乎所有大腦症狀都可以看到自律神經失調的問題,最常見的狀態
是:交感神經過度亢奮、副交感神經功能持續低落,或總體自律神經活性
衰退,也就是自律神經年齡老化。

當自律神經失調、身體能量過度消耗，卻無法獲得修復，導致大腦與生理症狀發作、增加心血管疾病風險，必然提早老化。

以下簡介各種大腦症狀的自律神經失調問題。

焦慮症

患者很容易緊張、難以放鬆，合併多項身體症狀，譬如呼吸困難、過度換氣、心悸、胸悶、肌肉緊繃、頭痛、耳鳴等。焦慮症患者的副交感神經活性比一般人低，代表自律神經系統的抑制功能不佳。患者即使練習放鬆技巧，副交感神經功能還是比一般人低 [2]。

恐慌發作指的是在幾分鐘內突發生理與心理症狀，產生心悸、盜汗、手抖、呼吸困難、喉嚨梗塞感、胸悶、噁心、頭暈、害怕失控、害怕快死掉、身體感覺麻痺、發冷或發熱等，和嚴重疾病如心臟病發作很類似。如果恐慌反覆出現，患者一直想逃避特定場合，或對身體過度擔心，就稱為恐慌症。患者很痛苦，常合併憂鬱情緒或無助無望感。

恐慌症患者的副交感神經功能比一般人降低，總體自律神經功能也較低。隨著恐慌症的嚴重度愈高，自律神經功能愈低、認知能力（特別是執行功能）測驗分數也愈低，推測和患者前額葉活動減少有關 [2]~[6]。

恐慌症患者的正腎上腺素運轉體功能異常，正腎上腺素的回收與分解減少，濃度因而增加，增強了交感神經對心臟的促進作用，導致恐慌發作，增加長期心血管疾病風險，和抑制憤怒的人格特質、對焦慮過於敏感有關 [7]。

憂鬱症

憂鬱症患者總體自律神經活性降低，同時，憂鬱程度愈高、副交感活性愈低，是發生冠狀動脈心臟病或惡化病情的重要原因，更會惡化鬱血性心衰竭、高血壓、心肌梗塞後恢復、心臟繞道與瓣膜手術的預後 [8]~[11]。然而，若有心血管疾病，也容易發生憂鬱症，在《自然：心臟醫學》的回顧文章裡，學者用「心痛」（heartache）和「心碎」（heartbreak）描述心血管疾病與憂鬱症之間的緊密關係 [12]。

　　和一般人相比，憂鬱症患者交感神經活動亢進、副交感神經活動與感壓反射敏感度低下。值得注意的是，抗憂鬱藥物無法改善自律神經失調，甚至有可能惡化，對於有心律不整風險的憂鬱症病人，需要謹慎使用藥物⑬、⑭。

　　《生物精神醫學》研究指出，服藥中的憂鬱症患者的心律變異性降低，但為抗憂鬱劑所導致的效應，而且所有抗憂鬱劑都抑制了副交感神經功能；當憂鬱症患者不使用抗憂鬱劑時，自律神經功能就恢復了。研究指出抗憂鬱劑造成了憂鬱症患者的自律神經異常，但此異常是可逆的⑮。

　　台北榮民總醫院精神醫學部楊智傑副教授發現，憂鬱患者與原發性失眠患者有著類似的自律神經異常，包含副交感神經活動減少、睡眠期心律複雜度減少。在憂鬱患者的副交感神經活動減少，可能是由失眠所造成，和憂鬱程度無關。因此，失眠應被視為單獨疾病，而非只是憂鬱症的症狀之一⑯。

　　邊緣型人格者在面臨心理壓力時，也和憂鬱症患者類似，交感神經活性較高、副交感神經的活性則偏低⑰。

雙相情緒障礙症（躁鬱症）

　　躁症發作時，患者會感到情緒高亢、易怒、話多、活動量大、過度誇大自我、有著多種脫離現實的計畫或想法，呈現總體自律神經功能、副交感神經活性減少的狀態；躁症症狀愈嚴重，副交感神經功能愈差。

　　為何憂鬱症、雙相情緒障礙症，都和自律神經失調有關？因為大腦中的「前額葉」是情緒調控的重要腦區，也牽涉到自律神經的調控。當心律變異性增加時，腦部掌管情緒調控與抑制功能的區域血流會跟著增加，因而改善了情緒。當前額葉血流量因情緒障礙症而減少，心律變異性也同時降低了⑱。

　　同時，前額葉不再能調節「杏仁核」功能，後者是面對壓力時，調整心血管與自律神經系統反應的重要區域，最終導致了交感神經功能亢進⑲。

思覺失調症

　　思覺失調症的患者會受到幻覺、妄想、混亂思考或行為、思考貧乏等症狀干擾，導致無法正常學習與就業。症狀反映在自律神經功能上，是副交感神經活性降低、交感神經功能亢進；若生活自理與職業功能較差，也可能呈現整體自律神經與副交感神經活性降低 [20]～[23]。

　　思覺失調症患者家族內一等親雖未罹患該病，但其副交感神經活性、感壓反射均有下降。子代的自律神經功能異常較手足為明顯。在臨床上，應特別注意此自律神經異常的高危險族群，即家中有思覺失調症病史者，以預防嚴重心血管疾病產生 [24]。

　　抗精神病劑治療能夠改善病狀，間接改善自律神經活動；但抗膽鹼型抗精神病藥物的使用，可能會抑制副交感神經活性，在臨床上需要謹慎使用 [25]。

物質使用障礙症

　　台灣常見成癮物質包含酒精、香菸（尼古丁）、鎮靜安眠藥、海洛因、安非他命、搖頭丸、古柯鹼、K他命、強力膠等，可能產生物質相關之中毒、戒斷、濫用、依賴、譫妄、痴呆、失憶、精神病、情緒障礙症、焦慮症、性功能障礙、睡眠障礙症等。我也曾報告止痛成藥「明通治痛單」濫用（Bromvalerylurea abuse），導致合併思覺失調的案例 [26]。

　　對於正常人來說，剛喝下酒精的時候，會產生副交感神經抑制以及交感神經亢奮的效果。若飲酒量在正常範圍（男性每天兩杯，女性每天一杯，相當於一罐啤酒的酒精量），自律神經相關參數較佳，可能和放鬆有關。這點也支持了每天喝適量紅酒的養生之道。

　　但若飲酒過量、有戒斷反應，或到了酒癮的程度，整體自律神經活性下降。戒酒能夠改善酒癮者的自律神經功能，但無法恢復一般人的水準 [27]。

　　自律神經功能指標可以用來預測酒癮者內心對酒精的渴求衝動 [28]。這意味著積極保養自律神經功能，對於戒癮是有幫助的。

　　抽菸則會降低副交感神經功能、增加交感神經活性。若迷走神經對壓

力的反應較弱，當事者會較快去拿菸來抽，並透過抽菸紓解渴求感，可說較難抗拒抽菸的衝動 [29]～[30]。戒菸明顯能改善自律神經功能 [31]。

　　我和林煜軒醫師在台大醫院的研究發現，長期海洛因成癮者，其副交感神經活動明顯較差，美沙冬替代療法能夠提升副交感神經活動，對於心血管系統可能有保護作用，特別是近期有濫用海洛因的復發者 [32]。

　　甲基安非他命和搖頭丸成癮者的整體自律神經活性減少、副交感神經活性減少 [33]；古柯鹼則增加交感神經活性、抑制副交感神經活性 [34]。副交感神經功能長期低下，可能和致命性的心律不整、猝死有關，是藥物成癮者必須警覺的。

注意力不足／過動症

　　孩童若有注意力不足／過動症，會呈現較低的副交感神經活性。男童在注意力不集中、過動／衝動、對立反抗症狀的嚴重度，和交感神經活動減少有關聯性 [35]。改善孩童自律神經功能，或可對症狀有所助益。

阿茲海默症

　　是認知障礙症（失智症）最常見的一種，在記憶力、注意力、語言流暢表現、學習能力等逐漸呈現缺損，導致功能退化，甚至無法生活自理。

　　阿茲海默症在自律神經功能上的表現，是副交感神經活動減少，這和牽涉到膽鹼神經系統嚴重退化有關 [36]～[38]。此外，副交感功能指標愈高，認知功能測驗總分也愈高 [37]。自律神經功能的狀態，可作為追蹤其病況發展的參考。

　　楊智傑副教授針對社區榮民之家非失智老人（平均年齡七十八點三歲）進行研究，發現總體自律神經功能愈佳，認知功能檢測分數愈高；副交感神經功能指標愈佳，短期記憶、注意力、語言流暢度等表現就愈好。這顯示大腦膽鹼系統失調時，不只認知功能退化，副交感系統也受影響 [39]。

　　此外，在平均五十五歲的健康中年族群，總體自律神經功能愈佳，記憶測驗成績也會愈好 [40]。持續改善自律神經功能，對於維持良好認知功能是必要的。

充足睡眠的重要性

人類的夜間睡眠平均在七點五小時。缺乏睡眠的結果，心智警覺度與認知功能會急遽下降。若每天能睡八小時，認知功能能逐漸增加。

一天睡眠維持在七到八小時之間的人，產生高血壓、糖尿病、失智症、神經退化疾病的機會都是最低，死亡率也是最低。

《睡眠》（Sleep）研究發現，在三十至五十四歲的青壯年，若每天睡眠不到六小時，比起睡七到八小時者，得到代謝症候群的機率增加54％。睡眠愈短，腹部肥胖愈嚴重、飯前血糖值及三酸甘油脂都愈高，都是未來罹患糖尿病與心臟病的警訊。

睡眠不足為何會導致代謝症候群？原因包括睡眠不足導致瘦素降低、飢餓素增高而增加了食欲，以及血糖不耐、自律神經失調、腎上腺荷爾蒙過高、過度發炎等[41]。

研究也發現，若睡眠不足，馬上引起皮質醇過高，睡眠節律失調也導致皮質醇過低，還增加發炎激素。反之，睡眠正常組的發炎激素反而比原來更加減少。這顯示：睡眠狀態會影響發炎機轉[42]。

睡眠是大腦可塑性作用的黃金時間，經典實驗性研究證實：即使白天接受再多刺激與學習，沒有睡眠，大腦神經迴路不會因而改變[43]。睡眠對於海馬迴的神經新生十分重要，若連續四天不睡，新生的神經細胞少掉68％[44]。

研究指出，對於中年或老年女性，和每天睡七小時的族群相比，每天睡不到五小時，或睡超過九小時，認知功能明顯較差[45]。

睡眠能處理白天代謝活動帶來給粒線體的氧化壓力，清除累積的自由基，為我們帶來生理與心理的完全修復，避免老化、失智症與慢性疾病。在生物界中，白天代謝率愈高的動物，睡眠時間也愈長。

睡眠的重要分期與大腦生理意義包括：

• 快速動眼（REM）期：每晚出現五到六次，是產生夢境的主要階段，以非理性的、怪異的、幻覺的內容為主。大腦會處理白天帶有情緒的事

件，對白天的穩定情緒十分重要。

- 非快速動眼（Non-REM）期：分為第一期嗜睡期（θ 波）、第二期淺睡期（紡錘波）、第三期慢波睡眠（δ 波）。隨著睡眠時間過半，睡眠深度明顯變淺。

　　特別在深睡期，海馬迴細胞再度活化，有如白天一般，以「離線」方式重演白天回憶，而且將記憶送至大腦皮質進行固化，轉變成長期記憶。這階段海馬迴血流量愈大、活動愈高，白天的學習記憶與表現愈好。

自律神經失調與失眠的關聯

　　儘管睡眠對於大腦如此重要，一半的人都有不同程度的睡眠困擾，10%～15%的民眾失眠為長期且嚴重，被診斷為失眠症。

　　失眠症的定義是：不滿意睡眠的質或量，呈現

- 難以入睡。
- 維持睡眠困難，頻繁醒來、或醒來後難再入眠。
- 清晨很早醒來，無法再入眠。

　　每個星期至少三天晚上失眠，至少有三個月，儘管有足夠機會睡眠，還是無法入睡，造成主觀困擾、明顯影響到學習、工作、行為等，且無法以其他精神或生理疾病解釋。

　　失眠症患者約25%和失眠前的生活壓力有關，但75%的人「找不出原因」。這個沒被找出的原因，最重要的就是自律神經失調。研究顯示，失眠者整天處於高度警覺狀態，可能是交感神經過度亢奮，或者副交感神經活動過度低落，或者是腎上腺荷爾蒙皮質醇過高；有些人則是長期慢性發炎問題導致。

　　入睡困難型的失眠症患者，通常副交感神經功能不足。若睡眠時常中斷，可能是交感神經過度亢奮引起[46]～[51]。BZD類安眠藥在中度至重度失眠症有其角色，其原理是透過GABA受體的作用，讓氯離子流進細胞內，對神經細胞產生抑制效果。

　　雖然安眠藥改善了部分失眠症狀，但對睡眠結構產生負面影響，包括抑制慢波睡眠、快速動眼睡眠。因此，服用安眠藥的患者常會抱怨淺眠、記憶力下降，以及情緒不佳等問題，但又因睡不著很痛苦，不得不繼續服藥下去。

　　此外，安眠藥常同時抑制交感與副交感神經，違反睡眠的自律神經生理，需要注意長期副交感神經活動抑制，可能帶來心臟病風險。

褪黑激素不足與失眠的關聯

　　褪黑激素（Melatonin）是松果體自然合成的荷爾蒙，受到下視丘視交叉上核（SCN）的調控，這裡正是人體生理時鐘所在位置。

　　褪黑激素的製造原料是色胺酸，先合成血清素，再於黑暗中由鎂催化形成，在 $5 \sim 200pg/mL$ 間變動。當環境變暗，褪黑激素濃度就增加，隨著接近黎明，褪黑激素濃度逐步減少。睡眠當中的光線、點小夜燈，甚至睡前使用高藍光的3C裝置，都會減少褪黑激素，導致失眠。

　　有些人習慣晚睡，而且一天比一天晚，要求他們上床睡覺，也確實翻來覆去，被稱為夜貓子，更因過度使用3C而惡化。這是因為他們有睡眠相位延遲的問題，這是兒童失眠最常見的原因之一，也是青少年失眠最重要的原因。

　　當內在的睡醒週期（生理時鐘）和外在的日夜變化（表定時鐘）無法同步，就會產生睡眠障礙。十分不湊巧的是，地球上的日夜變化為二十四小時，但人類的生理時鐘卻是二十五小時，必須依賴「日出而作、日落而息」來調整成二十四小時。但現代人已經不再看太陽了，只看日光燈和手機藍光，難怪導致睡醒節律混亂，在睡眠神經迴路尚未成熟的兒童青少年，更是如此。

　　褪黑激素的功能不只在睡眠，它是強抗氧化劑，有抗發炎特性，具備多重器官功能：心臟保護、抗神經細胞凋亡、抗糖尿病、抗癌。特別需要注意的是，女性輪班人員的夜間褪黑激素分泌被壓抑，特別容易得到乳

癌⑤。因此,「日出而作,日落而息」的生活型態才是健康的,而「晝伏夜出」往往暗藏褪黑激素失調,以及各類慢性疾病的禍根。此外,季節性情感疾患、老化、認知功能退化、阿茲海默症都牽涉褪黑激素不足的問題⑤。

3C產品使用與失眠的關聯

　　哈佛醫學院與波士頓布萊根婦女醫院睡眠醫學研究團隊注意到,90％的美國人有睡前一小時內使用3C產品的習慣,並且影響了睡眠。他們開始懷疑:短波長的光譜(藍光)影響了睡眠節律。

　　於是,他們邀請了十二位年輕人住進睡眠實驗室,並且在睡前四小時內(晚上六點到十點),以隨機分派方式,指定閱讀平板電腦(iPad,學術用語為發光電子書)或者一般書本,連續五個晚上。研究發現:睡前使用平板電腦,褪黑激素平均降低達55％,但閱讀紙本書時,褪黑激素還增加了19％。

　　昏暗褪黑激素開始分泌時間(DLMO)在平板電腦組平均為晚上十點三十一分,讀書組為九點零一分。這表示睡前看平板電腦,上床後要等半小時才開始有睡意,但睡前讀書,上床前一小時就已經培養出睡意了。

　　事實上,平板組上床後二十六分鐘睡著,讀書組十六分鐘就睡著。平板電腦組晚上睡意較少、快速動眼睡眠明顯減少、早上醒來較想睡、需要花更多時間讓自己清醒⑤。

　　平板電腦發射的光,以短波長為主,在藍光區四百五十二奈米達到高峰,書本反射的一般光源為廣泛光譜,為白光,在六百一十二奈米達到高峰。前者打在視網膜上的能量(流明數),幾乎是後者的三十倍以上。

　　需要注意的是,若以藍光強度做比較:智慧型手機>平板電腦>筆記型電腦,而且智慧型手機螢幕和字體都小,使用時更靠近眼睛。平板電腦的藍光能量已經是書本的三十倍,使用手機可說是盯著一顆「小太陽」,很難想像智慧型手機的藍光危害!

　　晚間的3C使用,不僅導致失眠、睡眠相位延遲,以及慢性睡眠不足,

近年證據更顯示：夜間照光導致的褪黑激素抑制，特別是輪班工作者，和乳癌、大腸直腸癌、晚期攝護腺癌的增加有關。輪班工作已經被世界衛生組織警告為一種「致癌物」[53]。

耳朵有兩個功能，聽覺和平衡，眼睛也有兩個功能，視覺和生理時鐘調節。夜間人造光源不斷告訴位於視交叉上核的生理時鐘：「現在還是白天」，因此，抑制了下視丘促進睡眠的神經元，活化了促進清醒的神經元（分泌食欲激素Orexin，不足將導致嗜睡症），更抑制了褪黑激素分泌。

在美國，30％的上班族以及44％的夜間工作者每天睡不到六小時。和一世紀前相比，孩童睡眠減少了一點二小時。

如前所述，睡眠疾病或睡眠不足不只是帶來疲累感，更會導致許多疾病如：肥胖、糖尿病、心臟病、腦中風、憂鬱症。肥胖還帶來睡眠呼吸中止症，嚴重導致睡眠品質差。抱怨睡眠不足的美國人達四成，四分之一覺得因為疲勞而注意力不集中，在死亡車禍中，疲勞駕駛僅次於酒駕。

哈佛醫學院教授暨世界睡眠醫學權威Charles Czeisler在《自然》為文指出：在美國，高中男學生被醫師診斷為注意力不足／過動症高達19％，嚴肅反省起來，其實這些孩子很多是被誤診了，根本是睡眠不足。兒童青少年在睡眠不足時的反應，正是注意力不足與過動[54]。

傳統白熾光源，包括燈泡或日光燈，正在全球逐漸被汰換為LED光源，不管電腦、筆記型電腦、平板電腦、手持裝置包含智慧型手機，都運用LED光源，藍光比例與強度大幅增高，偏偏內源感光視網膜神經細胞（ipRGCs）對於短波長光譜（藍光、藍綠光）特別敏感，因此夜間暴露於LED光源，特別會干擾生理節律、褪黑激素分泌與睡眠品質。晚上改為紅光或橘光，才能減少對生理節律的不當干擾[54]。證據也顯示，青少年晚上配戴抗藍光眼鏡，和一般眼鏡相比，能減少褪黑激素抑制現象，並且改善睡前過度清醒的問題[55]。

夜間人造光源（ALAN）導致睡眠節律失調，除了導致心血管與代謝問題，還會導致心理症狀，和憂鬱症、躁鬱症、自閉症有關，這對於兒童青少年的情緒穩定十分重要[56]、[57]。

睡眠呼吸中止症與失眠的關聯

睡眠呼吸中止症是常見睡眠障礙，睡眠因為呼吸停止而不時中斷，睡眠品質很差，早上醒來也可能頭痛，白天三不五時會打瞌睡，是一般人出現「嗜睡」症狀的重要原因。

睡眠呼吸中止症最常出現在肥胖的男性，合併呼吸道狹窄、高血壓、心臟病、胃食道逆流、全身性缺氧（氧氣飽和度低）、夜間盜汗、夜尿、男性勃起功能障礙，以及神經認知功能下降等重大健康問題，近年受到醫學界非常大的重視，是需要早期辨認並且積極改善的疾病 [58]、[59]。

睡眠呼吸中止會導致交感神經過度亢奮、血管內皮功能失調、容易發生凝血、發炎、氧化壓力過高、代謝失調（胰島素阻抗）等狀況，若未積極改善，可能出現難治型高血壓、心律不整、心臟衰竭、心肌梗塞、腦中風、猝死的危急狀況 [58]、[60]、[61]。

台北醫學大學研究團隊還發現，空氣汙染會導致睡眠呼吸中止症患者的舒張壓增高，譬如懸浮微粒（PM10、PM2.5）、二氧化氮、臭氧等。空氣汙染愈嚴重，愈容易導致嚴重型或過重患者血壓增高 [62]。

睡眠呼吸中止症和大腦症狀緊密相關。估計有四分之一睡眠呼吸中止症患者會合併認知功能退化，包括注意力不集中、警覺度降低、學習與記憶力變差、執行功能（包括工作記憶）變差、思考力與判斷力下降、反應速度變慢等。這衍生最嚴重的問題是交通意外，據研究，睡眠呼吸中止症患者出車禍的機會是一般人的二到七倍之高！

對於睡眠呼吸中止症患來說，若腹部肥胖較明顯、呼吸中止次數較多、缺氧較嚴重、快速動眼期較長，愈有可能出現輕度認知障礙，血液中氧化壓力指標都明顯增高 [63]。若自己主觀發現有睡眠呼吸中止，會增加66％得到失智症的機率，而且和失智基因APO E4基因無關 [64]。

此外，睡眠呼吸中止症患者與平常人相比，有一點六倍的機會得到憂鬱症，若積極改善呼吸中止，不僅白日嗜睡改善，憂鬱症狀也能得到改善。

　　孩童的睡眠呼吸中止症更不能掉以輕心。約有1%～5%孩童有睡眠呼吸中止症，可能合併心血管疾病、代謝症候群（肥胖）、認知功能下降，甚至導致嚴重行為問題[65]。部分是因為過敏性鼻炎、慢性鼻竇炎、扁桃腺腫大所導致，需要積極治療。美國兒科醫學會建議，醫師應該藉由病史詢問與身體檢查，評估每一位兒童有無睡眠呼吸中止症[65]。

參考書目

① Lin YH, Chen CY, Lin SH, et al. Gender differences in cardiac autonomic modulation during medical internship. Psychophysiology. 2013;50(6):521-527.

② Pittig A, Arch JJ, Lam CW, Craske MG. Heart rate and heart rate variability in panic, social anxiety, obsessive-compulsive, and generalized anxiety disorders at baseline and in response to relaxation and hyperventilation. Int J Psychophysiol. 2013;87(1):19-27.

③ Garakani A, Martinez JM, Aaronson CJ, Voustianiouk A, Kaufmann H, Gorman JM. Effect of medication and psychotherapy on heart rate variability in panic disorder. Depress Anxiety. 2009;26(3):251-258.

④ Yeragani VK, Sobolewski E, Igel G, et al. Decreased heart-period variability in patients with panic disorder: a study of Holter ECG records. Psychiatry Res. 1998;78(1-2):89-99.

⑤ Martinez JM, Garakani A, Kaufmann H, Aaronson CJ, Gorman JM. Heart rate and blood pressure changes during autonomic nervous system challenge in panic disorder patients. Psychosom Med. 2010;72(5):442-449.

⑥ Hovland A, Pallesen S, Hammar A, et al. The relationships among heart rate variability, executive functions, and clinical variables in patients with panic disorder. Int J Psychophysiol. 2012;86(3):269-275.

⑦ Alvarenga ME, Richards JC, Lambert G, Esler MD. Psychophysiological mechanisms in panic disorder: a correlative analysis of noradrenaline spillover, neuronal noradrenaline reuptake, power spectral analysis of heart rate variability, and psychological variables. Psychosom Med. 2006;68(1):8-16.

⑧ Agelink MW, Boz C, Ullrich H, Andrich J. Relationship between major depression and heart rate variability. Clinical consequences and implications for antidepressive treatment. Psychiatry Res. 2002;113(1-2):139-149.

⑨ Carney RM, Saunders RD, Freedland KE, Stein P, Rich MW, Jaffe AS. Association of depression with reduced heart rate variability in coronary artery disease. Am J Cardiol. 1995;76(8):562-564.

⑩ Thayer JF, Yamamoto SS, Brosschot JF. The relationship of autonomic imbalance, heart rate variability and cardiovascular disease risk factors. Int J Cardiol. 2010;141(2):122-131.

⑪ Brown AD, Barton DA, Lambert GW. Cardiovascular abnormalities in patients with major depressive disorder: autonomic mechanisms and implications for treatment. CNS Drugs. 2009;23(7):583-602.

⑫ Nemeroff CB, Goldschmidt-Clermont PJ. Heartache and heartbreak--the link between depression and cardiovascular disease. Nature reviews Cardiology. 2012;9(9):526-539.

⑬ Koschke M, Boettger MK, Schulz S, et al. Autonomy of autonomic dysfunction in major depression. Psychosom Med. 2009;71(8):852-860.

⑭ Kemp AH, Quintana DS, Gray MA, Felmingham KL, Brown K, Gatt JM. Impact of depression and antidepressant treatment on heart rate variability: a review and meta-analysis. Biol Psychiatry. 2010;67(11):1067-1074.

⑮ Licht CM, de Geus EJ, van Dyck R, Penninx BW. Longitudinal evidence for unfavorable effects of antidepressants on heart rate variability. Biol Psychiatry. 2010;68(9):861-868.

⑯ Yang AC, Tsai SJ, Yang CH, Kuo CH, Chen TJ, Hong CJ. Reduced physiologic complexity is associated with poor sleep in patients with major depression and primary insomnia. J Affect Disord. 2011;131(1-3):179-185.

⑰ Weinberg A, Klonsky ED, Hajcak G. Autonomic impairment in Borderline Personality Disorder: A laboratory investigation. Brain Cognition. 2009;71(3):279-286.

⑱ Thayer JF, Lane RD. Claude Bernard and the heart-brain connection: further elaboration of a model of neurovisceral integration. Neurosci Biobehav Rev. 2009;33(2):81-88.

⑲ Henry BL, Minassian A, Paulus MP, Geyer MA, Perry W. Heart rate variability in bipolar mania and schizophrenia. J Psychiatr Res. 2010;44(3):168-176.

⑳ Chang LR, Lin YH, Kuo TB, et al. Autonomic modulation and health-related quality of life among schizophrenic patients treated with non-intensive case management. PLoS One. 2011;6(11):e26378.

㉑ Boettger S, Hoyer D, Falkenhahn K, Kaatz M, Yeragani VK, Bar KJ. Altered diurnal autonomic variation and reduced vagal information flow in acute schizophrenia. Clin Neurophysiol. 2006;117(12):2715-2722.

㉒ Chang JS, Yoo CS, Yi SH, et al. Differential pattern of heart rate variability in patients with schizophrenia. Prog Neuropsychopharmacol Biol Psychiatry. 2009;33(6):991-995.

㉓ Fujibayashi M, Matsumoto T, Kishida I, et al. Autonomic nervous system activity and psychiatric severity in schizophrenia. Psychiatry Clin Neurosci. 2009;63(4):538-545.

㉔ Bar KJ, Berger S, Metzner M, et al. Autonomic dysfunction in unaffected first-degree relatives of patients suffering from schizophrenia. Schizophr Bull. 2010;36(5):1050-1058.

㉕ Huang WL, Chang LR, Kuo TB, Lin YH, Chen YZ, Yang CC. Impact of antipsychotics and anticholinergics on autonomic modulation in patients with schizophrenia. J Clin Psychopharmacol. 2013;33(2):170-177.

㉖ Kuo CY, Liu CM, Chang LR. Psychosis associated with bromvalerylurea abuse in a patient with traumatic brain injury. General hospital psychiatry. 2012;34(3):e3-4.

㉗ Karpyak VM, Romanowicz M, Schmidt JE, Lewis KA, Bostwick JM. Characteristics of heart rate variability in alcohol-dependent subjects and nondependent chronic alcohol users. Alcohol Clin Exp Res. 2014;38(1):9-26.

㉘ Quintana DS, Guastella AJ, McGregor IS, Hickie IB, Kemp AH. Heart rate variability predicts alcohol craving in alcohol dependent outpatients: further evidence for HRV as a psychophysiological marker of self-regulation. Drug Alcohol Depend. 2013;132(1-2):395-398.

㉙ Ashare RL, Sinha R, Lampert R, et al. Blunted vagal reactivity predicts stress-precipitated tobacco smoking. Psychopharmacology (Berl). 2012;220(2):259-268.

㉚ Erdem A, Ayhan SS, Ozturk S, et al. Cardiac autonomic function in healthy young smokers. Toxicol Ind Health. 2015;31(1):67-72.

㉛ Harte CB, Meston CM. Effects of smoking cessation on heart rate variability among long-term male smokers. Int J Behav Med. 2014;21(2):302-309.

㉜ Chang LR, Lin YH, Kuo TB, et al. Cardiac autonomic modulation during methadone therapy among heroin users: A pilot study. Prog Neuropsychopharmacol Biol Psychiatry. 2012;37(1):188-193.

㉝ Henry BL, Minassian A, Perry W. Effect of methamphetamine dependence on heart rate variability. Addict Biol. 2012;17(3):648-658.

㉞ Irwin MR, Olmos L, Wang M, et al. Cocaine dependence and acute cocaine induce decreases of monocyte proinflammatory cytokine expression across the diurnal period: autonomic mechanisms. The Journal of pharmacology and experimental therapeutics. 2007;320(2):507-515.

㉟ Wang TS, Huang WL, Kuo TB, Lee GS, Yang CC. Inattentive and hyperactive preschool-age boys have lower sympathetic and higher parasympathetic activity. The journal of physiological sciences : JPS. 2013;63(2):87-94.

㊱ Zulli R, Nicosia F, Borroni B, et al. QT dispersion and heart rate variability abnormalities in Alzheimer's disease and in mild cognitive impairment. J Am Geriatr Soc. 2005;53(12):2135-2139.

㊲ Toledo MA, Junqueira LF, Jr. Cardiac autonomic modulation and cognitive status in Alzheimer's disease. Clin Auton Res. 2010;20(1):11-17.

㊳ de Vilhena Toledo MA, Junqueira LF, Jr. Cardiac sympathovagal modulation evaluated by short-term heart interval variability is subtly impaired in Alzheimer's disease. Geriatr Gerontol Int. 2008;8(2):109-118.
㊴ Yang AC, Tsai SJ, Hong CJ, Yang CH, Hsieh CH, Liu ME. Association between heart rate variability and cognitive function in elderly community-dwelling men without dementia: a preliminary report. J Am Geriatr Soc. 2008;56(5):958-960.
㊵ Shah AJ, Su S, Veledar E, et al. Is heart rate variability related to memory performance in middle-aged men? Psychosom Med. 2011;73(6):475-482.
㊶ Hall MH, Muldoon MF, Jennings JR, Buysse DJ, Flory JD, Manuck SB. Self-reported sleep duration is associated with the metabolic syndrome in midlife adults. Sleep. 2008;31(5):635-643.
㊷ Wright KP, Jr., Drake AL, Frey DJ, et al. Influence of sleep deprivation and circadian misalignment on cortisol, inflammatory markers, and cytokine balance. Brain Behav Immun. 2015;47:24-34.
㊸ Frank MG, Issa NP, Stryker MP. Sleep enhances plasticity in the developing visual cortex. Neuron. 2001;30(1):275-287.
㊹ Guzman-Marin R, Suntsova N, Stewart DR, Gong H, Szymusiak R, McGinty D. Sleep deprivation reduces proliferation of cells in the dentate gyrus of the hippocampus in rats. J Physiol. 2003;549(Pt 2):563-571.
㊺ Devore EE, Grodstein F, Duffy JF, Stampfer MJ, Czeisler CA, Schernhammer ES. Sleep duration in midlife and later life in relation to cognition. J Am Geriatr Soc. 2014;62(6):1073-1081.
㊻ Burgess HJ, Trinder J, Kim Y, Luke D. Sleep and circadian influences on cardiac autonomic nervous system activity. Am J Physiol. 1997;273(4 Pt 2):H1761-1768.
㊼ Bonnet MH, Arand DL. Heart rate variability in insomniacs and matched normal sleepers. Psychosom Med. 1998;60(5):610-615.
㊽ Yang CC, Lai CW, Lai HY, Kuo TB. Relationship between electroencephalogram slow-wave magnitude and heart rate variability during sleep in humans. Neurosci Lett. 2002;329(2):213-216.
㊾ Kuo TB, Shaw FZ, Lai CJ, Yang CC. Asymmetry in sympathetic and vagal activities during sleep-wake transitions. Sleep. 2008;31(3):311-320.
㊿ de Zambotti M, Covassin N, De Min Tona G, Sarlo M, Stegagno L. Sleep onset and cardiovascular activity in primary insomnia. J Sleep Res. 2011;20(2):318-325.
(51) Kuo TB, Yang CC. Frequency domain analysis of electrooculogram and its correlation with cardiac sympathetic function. Exp Neurol. 2009;217(1):38-45.
(52) Opie LH, Lecour S. Melatonin has multiorgan effects. Eur Heart J Cardiovasc Pharmacother. 2016;2(4):258-265.
(53) Chang AM, Aeschbach D, Duffy JF, Czeisler CA. Evening use of light-emitting eReaders negatively affects sleep, circadian timing, and next-morning alertness. Proc Natl Acad Sci U S A. 2015;112(4):1232-1237.
(54) Czeisler CA. Perspective: casting light on sleep deficiency. Nature. 2013;497(7450):S13.
(55) van der Lely S, Frey S, Garbazza C, et al. Blue blocker glasses as a countermeasure for alerting effects of evening light-emitting diode screen exposure in male teenagers. J Adolesc Health. 2015;56(1):113-119.
(56) Cho Y, Ryu SH, Lee BR, Kim KH, Lee E, Choi J. Effects of artificial light at night on human health: A literature review of observational and experimental studies applied to exposure assessment. Chronobiol Int. 2015;32(9):1294-1310.
(57) Smolensky MH, Hermida RC, Reinberg A, Sackett-Lundeen L, Portaluppi F. Circadian disruption: New clinical perspective of disease pathology and basis for chronotherapeutic intervention. Chronobiol Int. 2016;33(8):1101-1119.
(58) Stansbury RC, Strollo PJ. Clinical manifestations of sleep apnea. J Thorac Dis. 2015;7(9):E298-310.
(59) Xu S, Wan Y, Xu M, et al. The association between obstructive sleep apnea and metabolic syndrome: a systematic review and meta-analysis. BMC Pulm Med. 2015;15:105.
(60) de Lima FF, Mazzotti DR, Tufik S, Bittencourt L. The role inflammatory response genes in obstructive sleep apnea syndrome: a review. Sleep Breath. 2016;20(1):331-338.
(61) Passali D, Corallo G, Yaremchuk S, et al. Oxidative stress in patients with obstructive sleep apnoea syndrome. Acta Otorhinolaryngol Ital. 2015;35(6):420-425.
(62) Liu WT, Lee KY, Lee HC, et al. The association of annual air pollution exposure with blood pressure among patients with sleep-disordered breathing. Sci Total Environ. 2016;543(Pt A):61-66.
(63) He Y, Chen R, Wang J, et al. Neurocognitive impairment is correlated with oxidative stress in patients with moderate-to-severe obstructive sleep apnea hypopnea syndrome. Respir Med. 2016;120:25-30.
(64) Ding X, Kryscio RJ, Turner J, et al. Self-Reported Sleep Apnea and Dementia Risk: Findings from the Prevention of Alzheimer's Disease with Vitamin E and Selenium Trial. J Am Geriatr Soc. 2016;64(12):2472-2478.
(65) Li Z, Celestin J, Lockey RF. Pediatric Sleep Apnea Syndrome: An Update. J Allergy Clin Immunol Pract. 2016;4(5):852-861.

第 **3** 部

改善大腦症狀的
飲食策略
與營養補充

第11章　改善大腦症狀的飲食療法
第12章　魚油對大腦的效用
第13章　益生菌對大腦的效用
第14章　各種維生素對大腦的效用
第15章　礦物質、植化素、胺基酸及其他營養素對大腦的效用

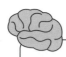

第 **11** 章

改善大腦症狀的飲食療法

以下飲食將為你帶來快樂與健康，並經過嚴謹醫學研究驗證。

地中海飲食的效用

你可以先填寫下頁地中海飲食（Mediterranean diet）指數問卷。

地中海飲食來自歐洲地中海周邊國家，特別是義大利、西班牙、希臘等地，核心成分包括全穀、豆類、堅果、大量蔬果、橄欖油、深海魚肉、紅酒，富含omega-3不飽和脂肪酸、多酚（橄欖多酚、銀杏類黃酮）、高纖 ①。

地中海飲食證實能改善血管內皮功能、代謝症候群，降低心血管疾病發生 ②。地中海飲食能改善大腦症狀，阻止輕度認知障礙、阿茲海默症產生，避免輕度認知障礙轉變為阿茲海默症 ③、④。

為什麼呢？因為地中海飲食富含抗發炎營養素 ⑤。分析地中海食物內容，可以發現核心營養組成：

蔬果

蔬果中的葉酸、β-胡蘿蔔素、維生素C、輔酶Q10、蘿蔔硫素、花青素等，能有極佳抗氧化功能，避免自由基、活性氧、過氧化脂質、氧化低密度膽固醇（oxLDL）對細胞與基因的傷害，改善心血管功能。

　　《新英格蘭醫學期刊》2016年的中國追蹤研究發現，每天吃新鮮水果的人，和很少吃水果的人相比，收縮壓與血糖都明顯較低。心血管死亡率、冠狀動脈心臟病、缺血性與出血性腦中風的發生率，下降25％～40％。而且每天吃水果份數愈多，以上心腦血管疾病發生率愈低 ⑥。

▶ 表11-1　地中海飲食指數

地中海飲食內容	份數 （一份約為半碗份量）	單位	得分 （有：1分；無：0分）
全穀類 （如糙米、五穀米、全麥）	＞ 4	每天	
蔬菜	＞ 4	每天	
馬鈴薯	＞ 2	每天	
豆類與堅果	＞ 6	每週	
水果	＞ 3	每天	
全脂乳製品	≦ 10	每週	
紅肉 （牛肉、豬肉、羊肉等）	≦ 1	每週	
魚肉	＞ 6	每週	
家禽肉（雞肉、鴨肉等）	≦ 3	每週	
橄欖油	≧ 1	每天	
紅酒	＜ 300毫升（＞0）	每天	
地中海飲食指數		總計	＿＿＿＿＿／11

計分標準：
0～5分：低度地中海飲食
6～8分：中度地中海飲食
9～11分：高度地中海飲食

（參考 ① Panagiotakos DB, Pitsavos C, Arvaniti F, Stefanadis C. Adherence to the Mediterranean food pattern predicts the prevalence of hypertension, hypercholesterolemia, diabetes and obesity, among healthy adults; the accuracy of the MedDietScore. Prev Med. 2007;44(4):335-340.）

全穀、豆類、堅果、紅酒、乳製品

全穀類富含維生素B群，特別是維生素B_6、B_{12}和葉酸，能降低同半胱胺酸。同半胱胺酸是什麼呢？它是合成甲硫胺酸中間代謝產物，被發現是心血管疾病和阿茲海默症的共同危險因子[⑦]、[⑧]。

全穀類的維生素E，豆類中的大豆異黃酮（Isoflavone）、左旋精胺酸（L-Arginine）、堅果中的黃酮類物質、紅酒中的白藜蘆醇（Resveratrol）、綠茶中的兒茶素（Catechin，EGCG），具有強抗氧化功能，降低血液中自由基與氧化低密度膽固醇，能阻止脂質過氧化，阻止心血管疾病。乳製品含乳酸桿菌，能提升T細胞免疫能力。

研究發現，每天攝取全穀類，明顯降低整體死亡率、心血管與癌症死亡率。每多攝取一份（十六公克），降低5%～9%死亡率，支持了美國膳食指南每天至少吃三份全穀類的建議[⑨]。

統合分析也發現，每天多攝取二十八公克堅果，得到冠狀動脈心臟病的機會降低29%、所有原因死亡率22%、糖尿病降低39%，以及神經退化疾病降低35%。估計世界上有四百四十萬人的死因，正是因為每天堅果攝取不到二十毫克[⑩]！

橄欖油、深海魚肉

攝取ω-9單元不飽和脂肪酸（如橄欖油）、ω-3多元不飽和脂肪酸（如深海魚肉），以及較少碳水化合物（熱量佔比40%以下），能夠提高高密度膽固醇（HDL）、降低低密度膽固醇（LDL），提升身體抗發炎能力，穩定免疫系統，改善慢性發炎疾病，如心血管代謝症候群、阿茲海默症。

反之，飽和脂肪造成胰島素阻抗、高胰島素血症、胰島素降解酶（IDE）減少，導致類澱粉沉積，形成阿茲海默症[⑪]。

膳食纖維

地中海飲食能直接改善腸內菌失調，不可消化的膳食纖維十分重要，

多存於全穀與蔬果當中，因為經過腸內菌作用，產生短鍊脂肪酸（SCFA），能改善腸道免疫，並提供神經傳導物質原料，能增進大腦健康。

研究證實地中海飲食能預防憂鬱症。西班牙研究團隊追蹤一萬零九十四名健康人達四點四年的時間。他們分析受試者飲食中的地中海飲食指數，結果發現，和地中海飲食指數最低的族群相比，地中海飲食指數較高的族群明顯較少憂鬱症的發生，降低了51％的危險性。

同時，愈常吃地中海飲食當中的水果、堅果、橄欖油（單元不飽和脂肪酸）或豆類，愈少吃動物油（飽和脂肪酸），憂鬱症發生愈少。這項重要研究刊登於《一般精神醫學彙刊》[12]。

此外，在銀髮族，憂鬱症狀直接反應在發炎程度上，而地中海飲食能夠緩衝憂鬱症狀引起發炎的嚴重度[13]。

得舒飲食的效用

得舒飲食（DASH diet），原名為「Dietary Approaches to Stop Hypertension」，意思是改善高血壓的飲食療法，由美國國家心肺血液研究所研製，特性是高鉀、低鈉、高鎂、高鈣、高膳食纖維、不飽和脂肪多於飽和脂肪，能夠降低飽和脂肪酸和膽固醇，是改善高血壓等心血管疾病最著名的飲食療法之一[14]。

「2015～2020年美國膳食指引」已經提出，每人每日鈉攝取量應低於兩千三百毫克，因為鈉攝取愈高、血壓就愈高。然而，目前成人的鈉攝取平均量是三千四百四十毫克，實在是太高、必須要降低[15]。

得舒飲食有五大原則：
• 選擇全穀根莖類：糙米、全麥、綠豆、薏仁、黃豆（豆腐、無糖豆漿）。
• 天天5＋5蔬果。
　·蔬菜5份：高麗菜、芹菜、芥蘭菜、洋蔥、胡蘿蔔、山藥、香菇、木耳。
　·水果5份：木瓜、柳橙、番茄、哈密瓜、奇異果、葡萄。
• 選擇低脂乳：起司、脫脂高鈣鮮乳。

大腦營養學全書：
減輕發炎、平衡荷爾蒙、優化腸腦連結的抗老化聖經

- 紅肉改白肉：雞肉、魚肉。
- 吃堅果、用好油：黑白芝麻、核桃、腰果。

　　美國芝加哥社區追蹤研究顯示：得舒飲食程度愈高，整體認知能力下降速度愈慢，和地中海飲食在預防認知功能退化上一樣好[16]。此外，全穀類、堅果、豆類攝取愈多者，認知功能愈佳，可說是具有神經保護作用的核心食物群[17]！

▶ 表11-2　得舒飲食指數

得舒飲食內容	份數 （一份為半碗份量）	單位	得分 （有：1分；無：0分）
全穀類	≧ 7	每天	
蔬菜	≧ 4	每天	
堅果、種子與豆類	≧ 4	每週	
水果	≧ 4	每天	
乳製品	≧ 2	每天	
肉、家禽與魚	≦ 2	每天	
總脂肪熱量佔比	≦ 27%		
飽和脂肪熱量佔比	≦ 6%		
糕餅、甜點	≦ 5	每週	
鈉	≦2400毫克	每天	
得舒飲食指數		總計	＿＿＿＿／10

計分標準：
0～4分：低度得舒飲食
5～7分：中度得舒飲食
8～10分：高度得舒飲食

（參考 ⑭ Epstein DE, Sherwood A, Smith PJ, et al. Determinants and consequences of adherence to the dietary approaches to stop hypertension diet in African-American and white adults with high blood pressure: results from the ENCORE trial. J Acad Nutr Diet. 2012;112(11):1763-1773.）

心智飲食的效用

心智飲食（MIND diet）於2015年被正式提出，原名為「Mediterranean-DASH Intervention for Neurodegenerative Delay」，也就是針對神經退化的地中海式得舒飲食，擷取了地中海飲食與得舒飲食的核心概念，提供更進一步的神經保護功能，證實能降低阿茲海默症發生率、減緩年齡相關之記憶力衰退[18]。

心智飲食和地中海飲食、得舒飲食比較，都強調限制動物與高飽和脂肪攝取，不同之處在：

• 更強調莓果與綠葉蔬菜。
• 不要求高水果攝取（地中海飲食與得舒飲食每天三至四份）、高乳製品（得舒飲食每天兩份以上）、高番茄攝取（地中海飲食每天兩份）、一週吃一份魚（地中海飲食每週大於六份）。
• 排除奶油、乳瑪琳、起司。
• 排除糕餅、糖果。

針對五十八至九十八歲之間健康成年人追蹤十年顯示，有較高程度心智飲食的人，其阿茲海默症發生風險下降了53％。同一研究中，也發現地中海飲食者下降54％風險，得舒飲食者下降39％，和先前研究結論一致[18]。

此外，心智飲食的程度愈高，認知功能退化的狀況愈少，包含短期記憶、工作記憶、語意記憶、視覺空間能力、感知速度。心智飲食最高的族群和最低的比起來，認知能力差距達七點五歲[19]。心智飲食可以讓你的大腦年輕七點五歲，這不是個小數字！

低升糖指數／升糖負擔飲食的效用

高糖食物或精製碳水化合物，是惡化大腦症狀的重要因素。各種食物在形成血糖的速度是不同的，有些食物很快就被腸胃道分解並且吸收，

▶ **表11-3　心智飲食指數**

心智飲食內容	份數 （一份為半碗份量）	單位	得分 （有：1分；無：0分）
全穀類	≧ 3	每天	
綠葉蔬菜	≧ 6	每週	
其他蔬菜	≧ 1	每天	
豆類	> 3	每週	
堅果	≧ 5	每週	
莓果類	≧ 2	每週	
紅肉與製品	< 4	每週	
魚	≧ 1	每週	
家禽肉	≧ 2	每週	
速食／油炸食物	< 1	每週	
初榨橄欖油	> 0	每天	
奶油、乳瑪琳	< 1	每天	
起司	< 1	每週	
糕餅、甜點	< 5	每週	
酒精／葡萄酒	1	每天	
心智飲食指數		總計	＿＿＿＿＿＿／15

計分標準：
0～6分：低度心智飲食
7～8分：中度心智飲食
9～15分：高度心智飲食

（參考 [18] Morris MC, Tangney CC, Wang Y, Sacks FM, Bennett DA, Aggarwal NT. MIND diet associated with reduced incidence of Alzheimer's disease. Alzheimers Dement. 2015;11(9):1007-1014.）

造成血糖急速增高，當事者雖然馬上覺得情緒變好，但隨著胰島素大量分泌，血糖馬上降下來，血糖很不穩，常造成負面情緒，這種食物就屬於高升糖指數（Glycemic index，GI）。反之，低升糖指數食物能穩定血糖，情緒容易平靜。

低升糖指數強調攝取全穀類、豆類、蔬果，產生飽足感，但維持低的胰島素濃度，並不用特別限制飲食的量。但也因為飽足感上升，最後攝取的熱量自然減少[20]。

葡萄糖的升糖指數定義為100，在70以上就叫做高升糖指數食物。中升糖指數食物是56～69，低升糖指數食物是0～55。

升糖指數	代表性食物
高	麥芽糖（105）、葡萄糖（100）、糯米（98）、馬鈴薯（88）、麵條（85）、餅乾（85）、披薩（80）、玉米片（81）、荔枝（79）、泡麵（77）、薯條（76）、五穀雜糧（76）、貝果（72）、西瓜（72）、白米飯（72）
中	黑麥麵包（69）、葡萄乾（64）、烏龍麵（62）、米粉（61）、玉米（60）、木瓜（59）、鳳梨（59）
低	芋頭（55）、全麥麵包（55）、糙米飯（55）、柳橙（48）、葡萄（46）、無糖豆漿（44）、牛奶（40）、番茄（38）、蘋果（38）、番薯（37）、綠豆（31）、香蕉（30）、葡萄柚（25）、無糖優格（23）、腰果（22）、黃豆（14）、綠葉蔬菜（＜15）、木糖醇（8）

有沒有方法可以降低食物的升糖指數呢？
- 醋可降低澱粉類的升糖指數。
- 含纖維素愈高者，升糖指數愈低。
- 煮熟後，升糖指數變高。
- 澱粉放涼後，升糖指數變高。
- 搭配高蛋白與高纖維食物來吃，緩慢釋放葡萄糖。
- 改吃澱粉、多醣成分的食物，如五穀雜糧。
- 改吃新鮮水果。
- 避免高果糖玉米糖漿，也就是市售飲料或飲料攤手搖杯。
- 避免精製碳水化合物，例如白麵包、白麵條、泡麵、饅頭、薯條、玉米

片等。

1997年，哈佛大學公衛學院營養系的Walter Willet提出升糖負擔（Glycemic Load，GL）概念[21]。有些食物升糖指數不高，但因釋出大量糖分，同樣造成血糖飆升，胰島素也大量分泌，這屬於高升糖負擔食物。每種食物的升糖負擔不同，高升糖負擔定義為21以上，中為11～20，低為0～10。

升糖負擔	代表性食物
高	白米飯（36）、糯米（31）、烏龍麵（30）、葡萄乾（28）、貝果（25）、米粉（23）、披薩（22）、薯條（22）、玉米片（21）
中	玉米（20）、泡麵（19）、餅乾（18）、糙米飯（18）、馬鈴薯（16）、香蕉（16）、荔枝（16）、番薯（13）、全麥麵包（12）
低	木瓜（10）、葡萄（8）、無糖豆漿（8）、鳳梨（7）、蘋果（6）、綠豆（5）、柳橙（5）、西瓜（4）、芋頭（4）、番茄（4）、牛奶（3）、葡萄柚（3）、無糖優格（3）、腰果（3）、黃豆（1）、木糖醇（1）

過去幾十年來，膽固醇被認為造成慢性疾病的通緝犯，全球健康專家與民眾盡全力獵殺他。然而，近幾年發現抓錯人！細心的醫學家找到了真凶，他叫做——糖。

膽固醇有四分之三是身體自製的，並非飲食中的膽固醇惹的禍。但現代人攝取過多的糖，遠超過身體所需要，導致胰島素阻抗，引爆代謝症候群與大腦症狀。

《美國醫學會期刊—內科醫學》文章「爆料」：1965年《新英格蘭醫學期刊》一篇回顧文章大力鼓吹脂肪與膽固醇是冠狀動脈心臟病的元凶，這錯誤觀念成為這五十年來醫學領域的權威觀念，扭曲了所有醫師的治療方式。

當時已有證據指出，食用蔗糖也是重要危險因子，但該文對這點輕描淡寫。最近這篇歷史性的文章被踢爆由廠商的「糖分研究基金會」所贊助，但當時並未自我揭露[22]。

如何避免「糖害」？低升糖指數／升糖負擔飲食是最佳選擇。《美國

醫學會期刊》針對過重或肥胖的年輕人研究發現，和低脂飲食相比，低升糖負擔飲食者比較不會肚子餓，而且胰島素阻抗、三酸甘油脂、C反應蛋白、收縮壓與舒張壓改善明顯較多[21]。

澳洲雪梨大學研究團隊回顧低升糖指數／升糖負擔飲食研究，確認此種飲食方式能降低多種慢性疾病風險，包括第二型糖尿病、冠狀動脈疾病、膽囊疾病、乳癌，以及不分類別所有疾病（除上述疾病之外，還包含腦中風、大腸直腸癌、胰臟癌、子宮內膜癌、卵巢癌、胃癌、眼睛疾病）。在降低第二型糖尿病和冠狀動脈疾病的風險上，和全穀、高纖飲食不相上下。慢性疾病的共同病因，可能在於飯後血糖過高的問題上，因此低升糖指數／升糖負擔飲食有療效[23]。

為什麼低升糖指數／升糖負擔飲食，能預防這麼多種慢性疾病？原來，過多的或精製的碳水化合物可能導致慢性發炎，引發慢性疾病，而低升糖指數／升糖負擔飲食能夠改善發炎。

德國波昂大學研究團隊回顧低升糖指數／升糖負擔飲食研究，大多數發現接受此種飲食療法的人，血液中發炎指標（C反應蛋白、第六型介白素）明顯降低、抗發炎能力提升。高纖、全穀飲食者，血液中發炎指標也有降低，但抗發炎能力並未提升[24]。

不管是飯後血糖過高、慢性發炎，或慢性疾病增加，都將引發或惡化大腦症狀。果然，在更年期後女性三年追蹤研究中，發現食用高升糖指數飲食、愛加糖、精製澱粉，都增加了憂鬱的發作機率，反之，攝食較多纖維、非果汁形式的水果、蔬菜、乳糖，發生憂鬱機率較低[25]。

即使還沒有到達糖尿病或葡萄糖耐受問題的程度，健康人身上糖化血色素愈高，記憶力愈差。若能保持糖化血色素愈低，記憶力和學習力都明顯較好[26]。因此，採取低升糖指數／升糖負擔飲食，對於預防憂鬱與認知功能退化，應是有幫助的做法。

如果已經習慣吃甜食來紓解壓力、消除低落感等，為了身體健康開始減糖後會無法安撫情緒，可以怎麼做，慢慢減少對糖的情緒依賴？

一個人會生病最重要的危險因子是什麼？不是抽菸、喝酒、嚼檳榔，更不是失眠、肥胖、不運動，而是「無知」。應該從小透過營養教育，理解

高糖分的危害，才能化為永續行動。

在糖分或澱粉的攝取上，改為複合式碳水化合物（以全穀為代表），盡量避免精製碳水化合物與單醣。接著，從加工食品改為天然食材，不管是用水果（過量也會胖）來替代，或用葡萄乾、蔓越梅乾、堅果（腰果、核桃、杏仁果、夏威夷豆、葵花子）、枸杞、龍眼乾等。最後，改為低升糖指數／升糖負擔飲食。

低敏飲食的效用

低敏飲食（Oligo-antigenic diet; Elimination diet）指的是低抗原反應的飲食，原先成功地用在腸躁症、發炎性腸道疾病的治療上 [27]、[28]，後來發現在大腦症狀也有療效。

荷蘭注意力不足／過動症研究中心學者Lidy Pelsser等人，將一百位被診斷為注意力不足／過動症，且年齡介於四至八歲的荷蘭與比利時孩童隨機分派為兩組，一組接受五週低敏飲食，一組接受一般健康飲食。

低敏飲食組中，注意力不足／過動症狀改善達到四成以上的孩童，將以雙盲方式進入食物挑戰階段，隨機分派為兩組，一組為高敏感（IgG）食物、一組為低敏感食物，根據該名孩童接受IgG食物敏感檢測的個人結果來調製，兩週後再互調，共為期四週。

結果，低敏飲食組孩童的注意力不足／過動症狀分數比控制組低了二十三點七分，統計差異十分顯著，且該量表滿分僅五十四分。當中有改善的比率為64%。

進入高敏感（IgG）食物挑戰階段，孩童的注意力不足／過動分數卻增加二十點八分，另一個測量注意力不足／過動以及情緒不穩的量表分數增加了十一點六分。整體來說，進入食物挑戰階段的孩子有63%經歷注意力不足／過動症狀的發作，但和IgG濃度無關，沒有任何副作用產生。

非常值得一提的是，低敏飲食孩童的對立反抗症狀（生氣、易怒、好爭辯、反抗、有報復心）也改善了。這以往被認為是單純心理問題，研究

證實有其食物敏感的生理基礎。

由於有注意力不足／過動孩童合併對立反抗症的預後不好，因此，藉由低敏飲食改善這項合併症，對孩童健康身心發展饒富價值。此篇重要飲食療法研究，登載於權威醫學期刊《刺絡針》。

低敏飲食有改善憂鬱症狀的潛力[29]。根據IgG食物敏感檢測結果，進行食物排除的低敏飲食也改善了偏頭痛[30]、[31]。

若懷疑大腦症狀和有食物敏感有關，建議採用低敏飲食，針對自己的慢性食物過敏IgG結果避開食物敏感原[32]。應迴避至少四週，才能評估飲食療法的療效。如果檢測報告上，過多食物都有敏感現象，這代表有腸道通透性異常，需要進一步治療。

若沒有相關檢測報告，可考慮從避開七大常見過敏原開始：乳製品、雞蛋、小麥、玉米、芝麻、柳橙、黃豆。只是效果可能不如理想，畢竟日常食物有太多種類，一百多項敏感原檢測都還不夠。愈詳盡的檢測報告，能更了解自己的身體，帶來更好的醫囑遵從性，以及最佳的成效。

近年，台灣小麥製品消耗量首度超越米食，美食地圖獲得最高點擊率的，總是麵條、麵包、蛋糕、甜點類。無形中，許多人三餐都吃麵食。國人嗜吃的麵包或蛋糕中，至少都含有小麥麩質、蛋白、蛋黃、麵包酵母等，血糖容易不穩。如果孩童每餐都吃下這些過敏原或敏感原，出現注意力不集中、過動、愛發脾氣等大腦症狀，也不是什麼怪事了。

曾有小朋友進行食物過敏原檢測之後，父母發現所有食物都過敏，只讓他吃白飯。這是完全錯誤的，因為即使全部過敏，營養素仍需要注意「替代」、「均衡」、「兩害相權取其輕」三大原則。

「替代」指的是用其他同類食物來取代，「均衡」指的是優質蛋白質、好油、維生素、礦物質的飲食內容仍需維持。「兩害相權取其輕」指的是：即使過敏原或敏感原太多，仍可吃輕度項目，但先迴避中度、重度項目。一般而言，IgG檢驗為重度反應的食物，三至六個月內應該避免使用，中度反應者一至兩個月內應避免使用。

無麩質飲食的效用

以下是2015年知名期刊《營養素》令人印象深刻的案例報告：

有一名十四歲的義大利女孩，在一次發燒後，呈現暴躁易怒、每日頭痛、注意力不集中、哭鬧不安、成績變差、口臭等症狀，在神經精神科門診被診斷為轉化症，開始接受鎮定劑治療，但精神症狀更糟。

後來因出現視幻覺、妄想、自殺意念，被當作慢性精神疾病，接受第二代抗精神病藥物及多次住院治療。曾經進行自體免疫功能的抽血檢測，卻都在正常範圍。直到有次照會營養師，建議進行無麩質飲食（Gluten-free diet，GFD）。結果，一週內戲劇性地完全好轉。

她持續了四個月，不小心碰到麩質食物，在四小時內，所有大腦症狀都出現，停掉麩質三天，症狀才又自發性地改善。小兒腸胃科醫師終於診斷她為「非乳糜瀉麩質敏感」。她繼續無麩質飲食後，完全恢復正常，並且順利停掉抗精神病藥物[33]。

無麩質飲食明確改善麩質敏感相關的憂鬱情緒、肌纖維疼痛、大腦症狀[33]～[35]。

許多焦慮症患者常合併腸躁症。研究發現：無麩質飲食改善了腸躁症患者的腸胃症狀。相反地，吃到麩質的腸躁症患者一週內出現症狀惡化：腹痛、腹瀉、便祕、疲倦，建議對於所有腸躁症患者應嘗試無麩質飲食[36]。

你可以開始戒除含麩質的穀物與食品，如下表所列，並且用無麩質的穀物以及食品。

	無麩質	含麩質
穀物成分	✓ 米　　✓ 小米 ✓ 玉米　✓ 藜麥 ✓ 蕎麥　✓ 高粱 ✓ 黃豆	✓ 小麥　✓ 大麥 ✓ 麥芽　✓ 全麥 ✓ 黑麥　✓ 裸麥
食品舉例	燕麥片、燕麥麩（因工廠處理過程可能混雜麩質，須標示無麩質）、上述穀物為原料的食品	啤酒、早餐麥片、裹麵包粉、薯條、披薩、天婦羅、甜點、冰淇淋、即溶飲料包、植物奶精、番茄醬、醬油、小麥草……

執行無麩質飲食時，你可以多運用以下食材：

- 好油：冷壓初榨橄欖油、亞麻仁油、苦茶油、酪梨油、深海魚油（膠囊）。
- 優質蛋白質：全蛋（須注意有無對蛋白或蛋黃過敏）、深海魚肉、蝦貝類、雞肉、火雞肉。
- 彩虹蔬菜：花椰菜、高麗菜、甘藍菜、菠菜、白蘿蔔、紅蘿蔔、芹菜、洋蔥、大蒜、蘑菇、德國酸菜。
- 低糖水果：檸檬、南瓜、甜椒、小黃瓜、番茄、茄子、莓果類。
- 堅果：腰果、核桃、胡桃、杏仁果、夏威夷豆。

　　嘴饞想吃甜點時，可以用適量的堅果取代，一樣有「幸福的感覺」。

蔬食主義的效用

　　蔬食主義（Vegetarian）又稱素食主義，是歷史悠久的飲食文化，運用蔬菜、水果、豆類、菇菌、全穀、堅果等食材，以低鹽、少油方式烹調。部分蔬食主義者食用奶類、蛋類。

　　蔬食主義的思想來源是尊重生命。西方蔬食主義之父，同時也是數學家的畢達哥拉斯說：「只要人持續無情摧毀低等動物的生命，他就永遠不能體會健康或和平的真諦。因為人們若不能停止屠殺動物，他們就會互相殘殺。的確，播下謀殺及痛苦的種子的人，不可能收成快樂及愛心的果實。」

　　在一項對照試驗中，雜食主義者被隨機分派不同的飲食方式，第一組吃紅肉、家禽肉、魚肉，第二組吃魚肉但不吃家禽肉和紅肉，第三組只吃素食。經過兩週的改變後，第一、二組的心情狀態不變，但第三組的心情明顯改善[37]。蔬食主義更是一種飲食療法，能夠預防憂鬱症發生[38]、減少焦慮[39]、改善肌纖維疼痛症[40]、提升生活品質、增加工作生產力[41]。

　　一個有趣的矛盾是：蔬食主義者不吃魚，其實比雜食主義者少了 ω-3 不飽和脂肪酸（DHA、EPA）的攝取來源，這是穩定情緒的關鍵營養素，但負面情緒反而較少[42]。為什麼呢？

　　原來，蔬食主義者從蔬食中仍可吃到 α-亞麻油酸（ALA），在體內轉換為 DHA、EPA；同時，攝取較少飽和脂肪、花生四烯酸（AA），能降低發炎程度。此外，蔬食主義中常運用「發酵食物」，包括梅子、紅麴、泡菜、納豆、酸奶（優酪乳）等，含有許多益生菌。腸內菌幫助人體代謝食物為各類營養素，抑制壞菌生長，並且產生抗發炎的短鍊脂肪酸，終能改善大腦健康。再加上蔬果中大量的「植化素」（Phytochemicals），當然能帶來好情緒。

　　植化素又稱第七營養素，能夠保護植物健康，避免受到紫外線、昆蟲與微生物的侵害，同時形成豔麗色彩，存於「彩虹蔬果」中：綠、紅、黃、白、紫色的蔬果。植化素的療效就像彩虹，具有抗發炎、抗氧化、抗菌、抗病毒、抗癌、神經保護等光譜功效。

　　要能改善大腦症狀，成年女性每天需攝食七份蔬果，成年男性每天需攝食九份蔬果。一份的定義，是尚未烹煮前的蔬菜體積，約一個拳頭大，煮熟後約半個拳頭大。

　　植化素的主要成員是多酚（Polyphenols），再區分為類黃酮（Flavonoids）、非類黃酮。類黃酮分為花青素（Anthocyanidins）、花黃素（Anthoxanthins），後者又包含黃烷醇（Flavonols）、黃酮（flavones）、異黃酮（Isoflavones）、黃烷酮（Flavanones）。自然界的類黃酮素達四千多種。

　　非類黃酮又分為薑黃素（Diferuloylmethane）也就是薑黃（Curcumin）；芪類（Stilbene），也就是白藜蘆醇（Resveratrol）；酚酸類（Phenolic acids）㊸。

多酚的藥理療效和一般化學藥物相比，屬於「廣效光譜」。舉例而言，多酚能預防失智症，因為有十全武功，它同時改善神經發炎、活性氧或自由基形成、DNA損壞、蛋白質沉積（β類澱粉、tau蛋白）、麩胱甘肽缺乏、細胞傳導異常（牽涉發炎細胞核分子NF-kB）、蛋白酶體異常、促發炎狀態、蛋白質氧化與脂質過氧化。最符合這要件的是白藜蘆醇、薑黃素、兒茶素㊸。

改善大腦症狀的植化素㊹

類黃酮（Flavonoids）

原花青素（Proanthocyanidin，PACs）

原花青素是一種縮合丹寧，黃烷醇的低聚物型態，已知具有抗發炎、抗氧化、止痛、心血管保護／血管擴張等效果，能抑制發炎基因表現，是天然的消炎藥，也有抗憂鬱效果，提升額葉、海馬迴、下視丘等處的血清素濃度。它可以抑制單胺酸氧化酶A、B兩種亞型，除了血清素，正腎上腺素與多巴胺也有增加。它能增加突觸可塑性，改善學習與記憶能力、預防失智㊺、㊻。

原花青素通常存在於紅色與紫色的蔬果中，包括蔬菜中的紫色高麗菜、茄子；水果中的藍莓、黑莓、櫻桃、草莓、蔓越梅（小紅莓）、葡萄籽與皮、紅色石榴。

需要特別注意的是，葡萄中的原花青素並不是在甜甜的淡綠色果肉中，幾乎都存在紫色的葡萄皮和褐色的葡萄籽中。民眾常把葡萄果肉吃得津津有味，理所當然地把葡萄皮和籽吐掉，殊不知菁華就在裡面。古人說「吃葡萄不吐葡萄皮」，真是有道理！也可以喝純葡萄汁或紅酒，因為製造的過程中是連葡萄皮和葡萄籽一起榨的，因此能夠攝取到原花青素。

　　藍莓是療癒系的明星水果。動物實驗發現，吃藍莓的老鼠除了在短期記憶、協調性與平衡感獲得相當大的改善，牠們的神經元再生能力增加了，而且神經傳導也變得更好。藍莓它優秀的抗大腦發炎能力，是預防失智症方面高度推薦的食物。但藍莓富含草酸，容易腎結石或膀胱結石的患者盡量少吃。

　　蔓越梅也富含原花青素。台大醫院急診醫學部回顧研究發現，蔓越梅能有效預防女性朋友最困擾的泌尿道感染，對於兒童或反覆發作的泌尿道感染也特別有效。每天吃兩次以上蔓越梅產品者效果更佳。為什麼呢？證據顯示，蔓越梅中的原花青素能夠抑制特定大腸桿菌附著於泌尿生殖道，是重要抗菌機轉[47]。此外，茄子的原花青素能夠改善發炎紅腫，有豐富的抗氧化能力，能夠減輕氣喘、讓腦部年輕化。建議茄子以生食、涼拌、清蒸為主，避免油煎或油炸，因為茄子很會吸油，導致過多油脂的攝取，反而促進發炎。

芹菜素（Apigenin）

　　芹菜素能夠抑制前列腺素PGE2、一氧化氮等促發炎因子，緩解發炎反應，發揮俗稱「降火氣」的效果。因其抗發炎特性，被認為有預防失智、緩解焦慮與失眠、抗憂鬱的潛力。

　　芹菜素通常存在於綠色與紅色的蔬果中，包括蔬菜中的芹菜、西洋芹、萵苣、大白菜、小白菜、絲瓜。

槲皮素（Quercetin）

　　槲皮素，能抑制組織胺的合成與分泌，改善過敏症狀如鼻塞、氣喘、蕁麻疹等，有很好的抗發炎能力，能改善關節炎。它更具有單胺氧化酶抑制劑特性、抗氧化、提升腦源神經生長因子，因而發揮抗憂鬱效果。它更能平穩腎上腺皮質醇濃度，穩定腎上腺荷爾蒙（HPA軸），具有優異的抗壓力效果。

　　槲皮素通常存在於所有顏色的蔬果中，包括蔬菜中的洋蔥（含量高）、萵苣、小白菜、芥藍菜、花椰菜、甘薯葉、甜椒；水果中的蘋果（含量高，最好連皮吃）、櫻桃、藍莓、蔓越梅。紅茶也富含槲皮素。

芸香素（Rutin）

　　芸香素能改善發炎反應，並促進傷口癒合。它正是知名的聖約翰草萃取物的主成分之一，具有抗氧化、抗發炎、神經保護特性，因而能抗憂鬱。

　　芸香素通常存在於綠、黃、紅色的蔬果中，包括蔬菜中的蘆筍；水果中的蘋果（特別是蘋果皮）、柑橘。紅茶也有芸香素。

檸檬黃素（Hesperidin）

　　檸檬黃素又稱為維生素P，具有鎮定、抗氧化、抗發炎、止痛、抗病毒特性，能夠預防動脈硬化、改善心血管疾病、降低血膽固醇，能夠抑制芳香酶，減少雌激素合成，抑制乳癌細胞生長，對於有乳癌家族病史、或乳癌患者來講，會很有幫助。還能調節血清素$5HT_{1A}$受體，具有抗憂鬱特性。檸檬黃素富含於橘子、柳丁、檸檬、葡萄柚等水果當中。

柚素（Naringenin）

　　柚素能活化肝臟解毒酵素，代謝致癌物，抑制合成雌激素的酵素，預防乳癌或子宮內膜癌、降低血膽固醇。能夠改善神經發炎、捕捉自由基、修復DNA，防止大腦老化，抑制單胺酸酶活動，發揮抗憂鬱特性。柚素富含於橘子、柳丁、檸檬、葡萄柚等柑橘類水果。

　　然而，柚素會抑制某些肝臟解毒酵素如CYP3A4，如降血壓、心律不整、降血脂、痛風、鎮靜安眠、抗過敏等藥物，導致藥物濃度增高而產生副作用，服藥應避免服用柑橘類水果。

木犀草素（Luteolin）

木犀草素能夠降低過敏反應，改善氣喘，降低支氣管敏感度，讓氣管放鬆。

孩童常因為身體過敏症狀：鼻塞、氣管攣縮、皮膚癢、蕁麻疹、結膜炎，腦神經發炎、供氧不足，導致學習能力低落、注意力不足、過動。當過敏改善，大腦症狀也會減輕。

在蔬食當中，木犀草素通常存在於綠色與紅色的蔬果中，包括蔬菜中的芹菜、西洋芹、萵苣、高麗菜、白色花椰菜、菠菜、九層塔、辣椒、甜椒。

酚酸類

綠原酸（Chlorogenic acid）

綠原酸能夠降低血糖、增加膽汁流動、減少膽結石形成、抗氧化、誘發肝臟解毒酵素分解致癌物，也能夠抗癌。能夠調節GABA受體，發揮抗焦慮效果、清除自由基，具有神經保護效果，並能抑制乙醯膽鹼分解酶作用，在動物模型中，改善腦缺血與阿茲海默症。也有抗憂鬱、提升情緒作用。

綠原酸存在於咖啡中，以及酪梨、紅蘿蔔、地瓜、蔓越梅、蘋果、櫻桃、茄子、藍莓、牛蒡等。

鞣花酸（Ellagic acid）

鞣花酸在抗癌上有重要地位，誘發肝臟解毒酵素分解致癌物，能夠抗皮膚、食道、肺、大腸癌等，抑制幽門桿菌活性，預防壓力相關的胃潰瘍。

鞣花酸富含於覆盆子，以及蔓越梅、草莓、石榴。

阿魏酸（Ferulic acid）

阿魏酸能夠降低血糖、血脂、壞膽固醇，增加好膽固醇，能夠抗癌，包括消化道、前列腺癌、肺癌、肝癌、乳癌，具有抗氧化特性，能夠捕捉自由基，幫助皮膚抵抗紫外線傷害，提升膽鹼與血清素活性，能夠抗憂鬱、保護腦神經免於血管型失智症或阿茲海默症。

阿魏酸富含於酪梨、草莓、藍莓、鳳梨、蘋果、葡萄柚、南瓜等。

沒食子酸（Gallic acid）

沒食子酸能抑制攝護腺癌細胞，抗氧化能力佳，避免壞膽固醇被氧化，保護心腦血管。

我每天都應用高馬力的榨汁機，將新鮮蔬果中的植化素榨取出來，按時飲用一千毫升。特別是洗淨的果皮與籽，才是水果富含最多植化素的部位。幾年下來，我發現大腦與身體年輕化，在「不健康」的現代生活中保持「健康」。

蔬食主義的健康危機

不少吃素的朋友們照樣有大腦症狀、自律神經失調、代謝症候群，以及癌症。吃素也暗藏健康危機。

台灣一項大型研究發現，和雜食主義相比，停經前素食女性高密度膽固醇（HDL，俗稱好膽固醇）明顯較低，三酸甘油脂、低密度／高密度膽固醇比值（LDL／HDL，低密度膽固醇又稱壞膽固醇）、總膽固醇／高密度膽固醇比值、三酸甘油脂／高密度膽固醇比值反而更高！停經後素食女性高密度膽固醇也是明顯較低[48]。

　　這是為什麼呢？蔬食主義者常吃進太多精製澱粉、富含 ω-6 不飽和脂肪酸的植物油（大豆沙拉油、葵花油、玉米油等，有促發炎特性）、高溫油炸烹調、含化學添加物的加工食品（素雞、素鴨、素肉）等，一樣導致代謝症候群。

　　因此，避免過多的烹飪油脂、選用好油、盡量採用涼拌沙拉、低溫烹調、增加 ω-3 不飽和脂肪酸（如亞麻仁油、紫蘇籽油）或 ω-9 不飽和脂肪酸（如橄欖油、酪梨油）攝取，對於蔬食主義者相當重要。

　　此外，長期的蔬食主義者因為維生素 B_{12} 缺乏（存在肉、奶、蛋、肝臟中），導致發炎指數同半胱胺酸升高，可能抵消素食帶來的好處，血管反而比一般人容易硬化[49]。對於素食的糖尿病人來說，維生素 B_{12} 愈高，空腹血糖、糖化血色素、氧化壓力愈低，抗氧化能力愈高[50]。維生素 B_{12} 少有蔬食來源，不過乳酪當中含有。對於純素者，會建議額外補充維生素 B_{12}。

　　蔬食主義者也容易缺乏維生素 D，因其食物來源為深海魚肉（鯖魚、鮭魚、沙丁魚）、維生素 D 強化牛奶[51]。建議素食者多曬陽光，或者進行低劑量維生素 D 補充。不過，維生素 D 容易累積於脂肪，濃度過高仍會中毒，建議定期抽血檢驗維生素 D，在醫師監控下進行補充。

熱量限制飲食的效用

　　下頁中兩隻猴子年紀相仿，哪一隻看起來比較「不正常」？許多人會認為左邊（A／B）這隻「不正常」，氣色欠佳、搞不好還有生病。正確答案是：右邊（C／D）「不正常」。

　　這兩隻猴子相當於人類六十歲的年紀，左邊是「正常」該有的樣子，臉上充滿皺紋、乾癟、老態龍鍾，但右邊「不正常」，如此年輕！

▶ 圖11-1　兩隻猴子的比較

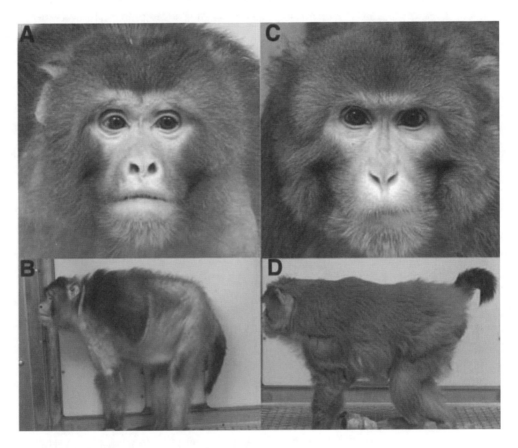

出處：獲《科學》授權翻印。From Colman RJ, Anderson RM, Johnson SC, et al. Caloric restriction delays disase onset and mortality in rhesus monkeys. Science. 2009;325(5937):201-204. Reprinted with permission from AAAS.

牠們的基因、生活型態、運動量都一樣，只有吃得不同。左邊「正常吃」，右邊「七分飽」，連續十七年。如果你是猴子，你會希望自己是哪一隻？

熱量限制飲食（Caloric Restriction，CR）在許多種類的動物早已被發現有延長壽命的效果。老鼠的熱量攝取甚至與延長壽命成反比關係。機轉和細胞內訊息分子如SIRT1、mTOR、PGC-1α有關。美國威斯康辛國家靈長類研究中心的科學家們，從1989年開始進行劃時代的追蹤研究，希望能在靈長類如恆河猴驗證這項發現。恆河猴平均壽命為二十七歲，最多可活到四十歲。

他們將七十六隻成年恆河猴（七至十四歲）分成兩組，一組為熱量限制組，在前三個月依照每個月減少10％熱量的方式，在三個月後達到熱量減30％的目標，接下來維持二十年。一組為對照組，吃一般猴子的飲食。二十年後，37％對照組的恆河猴死於老化相關疾病，但熱量限制組只有13％。和熱量限制組相比，對照組有三倍的機會死於老化疾病。

熱量限制組有較低的體重、體脂肪，但較高的肌肉質量。最驚人的，對照組有將近一半為糖尿病或糖尿病前期，但熱量限制組沒有任何猴子有血糖問題。在罹癌和心血管疾病的機率上，熱量限制組都僅是對照組的一半。和熱量限制組相比，對照組得到老化疾病的機率是三倍，顯示熱量限制組在生理上較為年輕。

針對大腦進行功能性核磁共振，發現熱量限制組在皮質下灰質體積（代表神經元）明顯較大，包括尾核、背殼、腦島，但對照組腦部明顯萎縮。熱量限制還能扭轉年齡帶來的大腦老化問題，包括扣帶迴、顳葉皮質、背側額葉，以上部位和認知執行功能、運動控制等有關。熱量限制明確減少大腦老化！

最後，我們回來看牠們外表，也就是皮膚狀態的改變。左邊的猴子有明顯臉部皺紋、兩眼無神、毛髮嚴重脫落、皮膚老化。右邊的猴子，看起來非常年輕，臉部沒什麼皺紋、兩眼炯炯有神、渾身毛髮依然光亮濃密、皮膚紅潤緊致，可說是皮膚「回春」（Rejuvenation）的見證。牠沒有做過醫學美容，但醫學美容的效果最明顯，是真正從內而外的「逆齡」。此篇重

要研究登載於《科學》（Science）[52]。

如何開始熱量限制飲食療法呢？首先，計算你一天所需與目標熱量，需要參考自己的活動量：

輕度工作：25～30大卡×目前體重
中度工作：30～35大卡×目前體重
重度工作：35～40大卡×目前體重

舉例而言，若你的體重約六十六公斤，從事中度工作則為乘以三十，約為兩千大卡。70%熱量限制，代表目標熱量為一千四百大卡，需要減去六百大卡。

然後，將熱量一千四百大卡按照「區域飲食」（Zone diet）方式分配為：蛋白質30%、脂肪30%、醣類40%。「區域飲食」由低升糖指數全穀類、富含多酚與膳食纖維之蔬果、較多低脂蛋白質、ω-3及ω-9不飽和脂肪酸等所組成[53]、[54]。這是我根據臨床經驗及文獻而推薦的做法。

接著，根據食物份量代換表，得到每日食物的份數，分配於三餐與點心中。

若從減重角度來看，每天減去五百到一千大卡，等於每星期可以減去體重零點五到一公斤。但需要配合運動，以防止基礎代謝率下降，導致體重無法繼續減輕。但每日熱量也不應低於一千大卡，因為容易產生維生素、礦物質的缺乏。男性低於一千四百大卡，女性低於一千兩百大卡，可考慮額外補充維生素、礦物質。低糖飲食證實能減輕體重、降低三酸甘油脂、提升高密度膽固醇HDL，相對地，低脂飲食的效益是降低總膽固醇以及低密度膽固醇LDL[20]。

熱量限制看起來沒什麼，但絕不是一時衝動就可以做到，關鍵在長期持續下去。二十年後，結局必然大不同。70%的熱量限制能降低老化疾病罹病率與死亡率，並明確預防大腦與皮膚老化，不只是心情年輕、外表更年輕，真正達到都會男女追求「抗老化」的終極夢想。

▶ **表11-4 食物份量代換表**

份數 （一份）	蛋白質 （公克）	脂肪 （公克）	醣類 （公克）	熱量 （大卡）	份量舉例
肉魚蛋類					雞腿40公克、 蛋70公克
低脂	7	3	—	55	
高脂	7	10	—	120	
奶類					牛奶240cc
脫脂	8	—	12	80	
高脂	8	8	12	150	
豆類					黃豆20公克
低脂	7	3	—	55	
高脂	7	10	—	120	
脂肪	—	5	—	45	1茶匙＝5cc
全穀根莖	2	—	15	70	1/4碗飯或1/2碗麵
蔬菜	1	—	5	25	100公克
水果	—	—	15	60	蘋果（小）1個

表：食物份量代換表（每公克熱量為：蛋白質4大卡、脂肪9大卡、醣類4大卡）。
　　一份代表含量細節，可於衛生福利部網站查詢。

	熱量 佔比	熱量 （大卡）	肉魚 蛋類 （低脂）	奶類 （脫脂）	豆類	脂肪	全穀 根莖類	蔬菜	水果
蛋白質	30%	420	4	1	2				
脂肪	30%	420				9			
醣類	40%	560					4	7	2
總和	100%	1400	4	1	2	9	4	7	2

註：1. 各種食物的單位為：份
　　2. 膳食纖維攝取量為每日30公克
　　3. 注意：本表僅為參考範例，需考量個別狀況，接受專業人員營養建議
　　4. 日常食物可參考書末附錄2的「日常食物熱量表」

正念飲食的效用

　　如果你認識了以上七種飲食療法，卻還沒有「覺得心動」，或心裡想著「我就是懶啊」，那麼，我允許你可以照舊吃，不改變任何食物的份量與內容，但嘗試第八種飲食療法：「正念飲食」（Mind Eating，ME）。

　　俗話說：「吃飯皇帝大。」現代人怎麼吃？要麼像個心不在焉的皇上，要麼就是皇上逃難中，倉皇扒飯。

　　你我為何愈來愈急性子、壞脾氣、易煩惱、緊張、情緒低落、暴食、肥胖……？根本原因在於：正念飲食能力不足。正念飲食指的是對於飲食的情緒與衝動，保持覺察，以不批判的態度專注在飲食的整體經驗，和飲食培養親密感。

　　你在飲食上的正念力如何呢？請勾選自己是否有以下情形：

☐ 喜歡一邊做事情，一邊吃東西（滑手機、看電視、用電腦、看電影）。
☐ 吃東西的時候，常在想別的事情。
☐ 吃很快，沒有注意吃進什麼。
☐ 常「囫圇吞棗」，只是一直把食物塞到嘴裡。
☐ 常「食不知味」，沒有注意食物是什麼滋味、氣味、顏色。
☐ 常「暴飲暴食」，已經吃飽了，但看到愛吃的還是繼續吃。
☐ 一直吃東西，而沒有察覺自己已經飽了。
☐ 常靠吃東西處理負面情緒，包括憤怒、煩躁、焦慮、憂鬱。
☐ 壓力一大，特別愛吃東西。
☐ 常沒辦法抗拒甜點、含糖飲料、餅乾的誘惑。

　　如果你勾選兩項或以下，正念飲食能力不錯，值得恭喜。若勾選三項到六項，正念飲食能力稍弱，可以透過本文的練習來提升。若勾選七項或以上，正念飲食能力不足，需要全盤檢視身心狀態，並尋求專業協助。

　　許多人憤怒、煩躁、悲傷或焦慮時，產生強烈的衝動，吃下大量高熱量（垃圾）食物，讓自己感覺好些。這類透過進食減低心理壓力的行為，

稱為壓力型進食或情緒性進食。

　　這個行為是為了拉升血糖以刺激大腦，結果身體開始遭殃，血糖變得不穩、身體變得肥胖、發炎現象更屬害，帶給大腦更多負面情緒，繼續壓力型進食的惡性循環。加上身處壓力時，睡眠不足，身體主管胖瘦的荷爾蒙「瘦素」產生阻抗現象，「瘦素」本來是要提醒大腦吃飽的自然機制，瘦素阻抗時，大腦聽不到這個指令，會失控地吃。覺察、面對並關照你的情緒吧！不要急著用食物消除情緒。

　　正念取向飲食覺察訓練（mindfulness-based eating awareness training，MB-EAT）最初被發展來治療暴食症。暴食症患者肚子就像永遠填不飽似地，愈吃愈失控，吃完有罪惡感，開始催吐，還伴隨罪惡感，日復一日，卻更加失控。透過正念飲食四階段，能改善暴食行為[55]：

▶ 表11-5　正念飲食四階段

正念飲食四階段	內容
1. 培養正念	☐ 培養專注、覺察、不反應、不評斷
2. 正念飲食	☐ 專注並覺察飲食過程。 ☐ 覺察味覺經驗、享受飲食（葡萄乾練習【註】）。 ☐ 覺察飢餓經驗。 ☐ 依正念選擇食物。 ☐ 覺察飽足感。 ☐ 察覺飲食的負面判斷，培養不評斷的覺察。
3. 情緒平衡	☐ 覺察情緒與反應。 ☐ 用健康的方式滿足情緒需求。
4. 自我接納	☐ 覺察身體（正念呼吸、身體掃描【註】）。 ☐ 察覺憤怒、培養慈愛心。 ☐ 自我增能。

　　研究發現，有糖尿病家族史並伴隨輕度憂鬱的青少女，是過度飲食的高危險族群，正念飲食訓練能降低她們的口欲、因無聊或疲累而吃的衝動（非出於飢餓）、運動後飲食習慣等行為[56]。

正念飲食能夠創造生活樂趣、減少負面情緒，自然降低食物攝取量、改善血糖與血脂、達到減重效果 [57]。這是因為：大腦終於聽到身體傳來的微弱話語，會在恰到好處的時候覺得飽了，不再過度進食。大腦不再自以為是。如果你想減重，但不想在身上掛「禁止餵食」的牌子昭告天下，那麼正念飲食會是個方便法門：專心地吃、慢慢地吃、享受地吃。

以下這段正念飲食指導語，可以幫助你在吃飯時像個皇帝。恭迎諸位皇上體驗：

正念飲食指導語

聆聽你的身體，覺察自己是不是真的餓了。

飲食，是人生中最美好的經驗之一。讓自己放下一切，探索食物的滋味。

首先，放下你的手機（或手邊的事），專注在眼前的食物。

告別總是心不在焉、邊吃、邊滑手機的自己。

吃下第一口前，想想種植食物的農夫、運送的貨車司機、販賣的食品店店員，在心裡感謝他們。

感謝太陽、泥土、水和空氣，他們將成為你身體的一部分。

接著，用五分鐘品嚐這一口食物。

仔細瞧瞧他們的曲線、光澤、氣味，體會進入口腔的質感、嚼勁、味道，通過食道往下的感受，察覺心裡浮現的任何念頭。

如果是假日或是時間允許，用一小時吃一頓飯，在慢食中覺察並享受。

過去的自己總是囫圇吞棗，不知道吃了什麼，當感覺吃飽的時候，身體已經吃進了過量的食物。

現在，你真的知道什麼是飲食。

透過正念飲食，你開啟了自癒力，每餐都是療癒自我身心的絕佳

時機。

【註】筆者在Youtube上錄製正念練習影片，讀者可以搜尋「張立人醫師」並參閱：
- 葡萄乾練習 https://www.youtube.com/watch?v=jFIJnlOgthY
- 正念呼吸 https://www.youtube.com/watch?v=DjzRiRoRkho
- 身體掃描 https://www.youtube.com/watch?v=zBhU-8OGm2I

（正念飲食部分內容曾刊載於《張老師月刊》2017年1月號）

參考書目

① Panagiotakos DB, Pitsavos C, Arvaniti F, Stefanadis C. Adherence to the Mediterranean food pattern predicts the prevalence of hypertension, hypercholesterolemia, diabetes and obesity, among healthy adults; the accuracy of the MedDietScore. Prev Med. 2007;44(4):335-340.

② Esposito K, Marfella R, Ciotola M, et al. Effect of a mediterranean-style diet on endothelial dysfunction and markers of vascular inflammation in the metabolic syndrome: a randomized trial. JAMA. 2004;292(12):1440-1446.

③ Singh B, Parsaik AK, Mielke MM, et al. Association of mediterranean diet with mild cognitive impairment and Alzheimer's disease: a systematic review and meta-analysis. J Alzheimers Dis. 2014;39(2):271-282.

④ Scarmeas N, Stern Y, Mayeux R, Manly JJ, Schupf N, Luchsinger JA. Mediterranean diet and mild cognitive impairment. Arch Neurol. 2009;66(2):216-225.

⑤ Dai J, Miller AH, Bremner JD, et al. Adherence to the mediterranean diet is inversely associated with circulating interleukin-6 among middle-aged men: a twin study. Circulation. 2008;117(2):169-175.

⑥ Du H, Li L, Bennett D, et al. Fresh Fruit Consumption and Major Cardiovascular Disease in China. N Engl J Med. 2016;374(14):1332-1343.

⑦ Seshadri S, Beiser A, Selhub J, et al. Plasma homocysteine as a risk factor for dementia and Alzheimer's disease. N Engl J Med. 2002;346(7):476-483.

⑧ Rogers EJ, Chen S, Chan A. Folate deficiency and plasma homocysteine during increased oxidative stress. N Engl J Med. 2007;357(4):421-422.

⑨ Zong G, Gao A, Hu FB, Sun Q. Whole Grain Intake and Mortality From All Causes, Cardiovascular Disease, and Cancer: A Meta-Analysis of Prospective Cohort Studies. Circulation. 2016;133(24):2370-2380.

⑩ Aune D, Keum N, Giovannucci E, et al. Nut consumption and risk of cardiovascular disease, total cancer, all-cause and cause-specific mortality: a systematic review and dose-response meta-analysis of prospective studies. BMC Med. 2016;14(1):207.

⑪ Farris W, Mansourian S, Chang Y, et al. Insulin-degrading enzyme regulates the levels of insulin, amyloid beta-protein, and the beta-amyloid precursor protein intracellular domain in vivo. Proc Natl Acad Sci U S A. 2003;100(7):4162-4167.

⑫ Sanchez-Villegas A, Delgado-Rodriguez M, Alonso A, et al. Association of the Mediterranean dietary pattern with the incidence of depression: the Seguimiento Universidad de Navarra/University of Navarra follow-up (SUN) cohort. Arch Gen Psychiatry. 2009;66(10):1090-1098.

⑬ Milaneschi Y, Bandinelli S, Penninx BW, et al. Depressive symptoms and inflammation increase in a prospective study of older adults: a protective effect of a healthy (Mediterranean-style) diet. Mol Psychiatry. 2011;16(6):589-590.

⑭ Epstein DE, Sherwood A, Smith PJ, et al. Determinants and consequences of adherence to the dietary approaches to stop hypertension diet in African-American and white adults with high blood pressure: results from the ENCORE trial. J Acad Nutr Diet. 2012;112(11):1763-1773.

⑮ DeSalvo KB, Olson R, Casavale KO. Dietary Guidelines for Americans. JAMA. 2016;315(5):457-458.

⑯ Tangney CC, Li H, Wang Y, et al. Relation of DASH- and Mediterranean-like dietary patterns to cognitive decline in older persons. Neurology. 2014;83(16):1410-1416.

⑰ Wengreen H, Munger RG, Cutler A, et al. Prospective study of Dietary Approaches to Stop Hypertension- and Mediterranean-style dietary patterns and age-related cognitive change: the Cache County Study on Memory, Health and Aging. Am J Clin Nutr. 2013;98(5):1263-1271.

⑱ Morris MC, Tangney CC, Wang Y, Sacks FM, Bennett DA, Aggarwal NT. MIND diet associated with reduced incidence of Alzheimer's disease. Alzheimers Dement. 2015;11(9):1007-1014.

⑲ Morris MC, Tangney CC, Wang Y, et al. MIND diet slows cognitive decline with aging. Alzheimers Dement. 2015;11(9):1015-1022.

⑳ Wadden TA, Butryn ML, Wilson C. Lifestyle modification for the management of obesity. Gastroenterology. 2007;132(6):2226-2238.

㉑ Pereira MA, Swain J, Goldfine AB, Rifai N, Ludwig DS. Effects of a low-glycemic load diet on resting energy expenditure and heart disease risk factors during weight loss. JAMA. 2004;292(20):2482-2490.

㉒ Kearns CE, Schmidt LA, Glantz SA. Sugar Industry and Coronary Heart Disease Research: A Historical Analysis of Internal Industry Documents. JAMA Intern Med. 2016;176(11):1680-1685.

㉓ Barclay AW, Petocz P, McMillan-Price J, et al. Glycemic index, glycemic load, and chronic disease risk--a meta-analysis of observational studies. Am J Clin Nutr. 2008;87(3):627-637.

㉔ Buyken AE, Goletzke J, Joslowski G, et al. Association between carbohydrate quality and inflammatory markers: systematic review of observational and interventional studies. Am J Clin Nutr. 2014;99(4):813-833.

㉕ Gangwisch JE, Hale L, Garcia L, et al. High glycemic index diet as a risk factor for depression: analyses from the Women's Health Initiative. Am J Clin Nutr. 2015;102(2):454-463.

㉖ Kerti L, Witte AV, Winkler A, Grittner U, Rujescu D, Floel A. Higher glucose levels associated with lower memory and reduced hippocampal microstructure. Neurology. 2013;81(20):1746-1752.

㉗ Atkinson W, Sheldon TA, Shaath N, Whorwell PJ. Food elimination based on IgG antibodies in irritable bowel syndrome: a randomised controlled trial. Gut. 2004;53(10):1459-1464.

㉘ Bentz S, Hausmann M, Piberger H, et al. Clinical relevance of IgG antibodies against food antigens in Crohn's disease: a double-blind cross-over diet intervention study. Digestion. 2010;81(4):252-264.

㉙ Karakula-Juchnowicz H, Szachta P, Opolska A, et al. The role of IgG hypersensitivity in the pathogenesis and therapy of depressive disorders. Nutr Neurosci. 2014:30.

㉚ Aydinlar EI, Dikmen PY, Tiftikci A, et al. IgG-based elimination diet in migraine plus irritable bowel syndrome. Headache. 2013;53(3):514-525.

㉛ Alpay K, Ertas M, Orhan EK, Ustay DK, Lieners C, Baykan B. Diet restriction in migraine, based on IgG against foods: a clinical double-blind, randomised, cross-over trial. Cephalalgia. 2010;30(7):829-837.

㉜ Bernardi D, Borghesan F, Faggian D, et al. Time to reconsider the clinical value of immunoglobulin G4 to foods? Clin Chem Lab Med. 2008;46(5):687-690.

㉝ Lionetti E, Leonardi S, Franzonello C, Mancardi M, Ruggieri M, Catassi C. Gluten Psychosis: Confirmation of a New Clinical Entity. Nutrients. 2015;7(7):5532-5539.

㉞ Carr AC. Depressed mood associated with gluten sensitivity--resolution of symptoms with a gluten-free diet. N Z Med J. 2012;125(1366):81-82.

㉟ Slim M, Calandre EP, Garcia-Leiva JM, et al. The Effects of a Gluten-free Diet Versus a Hypocaloric Diet Among Patients With Fibromyalgia Experiencing Gluten Sensitivity-like Symptoms: A Pilot, Open-Label Randomized Clinical Trial. J Clin Gastroenterol. 2016:19.

㊱ Biesiekierski JR, Newnham ED, Irving PM, et al. Gluten causes gastrointestinal symptoms in subjects without celiac disease: a double-blind randomized placebo-controlled trial. Am J Gastroenterol. 2011;106(3):508-514

㊲ Beezhold BL, Johnston CS. Restriction of meat, fish, and poultry in omnivores improves mood: a pilot randomized controlled trial. Nutr J. 2012;11:9.

㊳ Sanchez-Villegas A, Henriquez-Sanchez P, Ruiz-Canela M, et al. A longitudinal analysis of diet quality scores and the risk of incident depression in the SUN Project. BMC Med. 2015;13:197.

㊴ Hosseinzadeh M, Vafa M, Esmaillzadeh A, et al. Empirically derived dietary patterns in relation to psychological disorders. Public Health Nutr. 2016;19(2):204-217.

㊵ Donaldson MS, Speight N, Loomis S. Fibromyalgia syndrome improved using a mostly raw vegetarian diet: an observational study. BMC Complement Altern Med. 2001;1:7.

㊶ Agarwal U, Mishra S, Xu J, Levin S, Gonzales J, Barnard ND. A multicenter randomized controlled trial of a nutrition intervention program in a multiethnic adult population in the corporate setting reduces depression and anxiety and improves quality of life: the GEICO study. Am J Health Promot. 2015;29(4):245-254.

㊷ Beezhold BL, Johnston CS, Daigle DR. Vegetarian diets are associated with healthy mood states: a cross-sectional study in seventh day adventist adults. Nutr J. 2010;9:26.

㊸ Molino S, Dossena M, Buonocore D, et al. Polyphenols in dementia: From molecular basis to clinical trials. Life Sci. 2016;161:69-77.

㊹ Pathak L, Agrawal Y, Dhir A. Natural polyphenols in the management of major depression. Expert Opin Investig Drugs. 2013;22(7):863-880.

㊺ Wang J, Ferruzzi MG, Ho L, et al. Brain-targeted proanthocyanidin metabolites for Alzheimer's disease treatment. J Neurosci. 2012;32(15):5144-5150.

㊻ Xu Y, Li S, Chen R, et al. Antidepressant-like effect of low molecular proanthocyanidin in mice: involvement of monoaminergic system. Pharmacol Biochem Behav. 2010;94(3):447-453.

㊼ Wang CH, Fang CC, Chen NC, et al. Cranberry-containing products for prevention of urinary tract infections in susceptible populations: a systematic review and meta-analysis of randomized controlled trials. Arch Intern Med. 2012;172(13):988-996.

㊽ Huang YW, Jian ZH, Chang HC, et al. Vegan diet and blood lipid profiles: a cross-sectional study of pre and postmenopausal women. BMC Womens Health. 2014;14:55.

㊾ Pawlak R. Is vitamin B12 deficiency a risk factor for cardiovascular disease in vegetarians? Am J Prev Med. 2015;48(6):e11-26.

㊿ Lee YJ, Wang MY, Lin MC, Lin PT. Associations between Vitamin B-12 Status and Oxidative Stress and Inflammation in Diabetic Vegetarians and Omnivores. Nutrients. 2016;8(3):118.

51 Elorinne AL, Alfthan G, Erlund I, et al. Food and Nutrient Intake and Nutritional Status of Finnish Vegans and Non-Vegetarians. PLoS One. 2016;11(2):e0148235.

52 Colman RJ, Anderson RM, Johnson SC, et al. Caloric restriction delays disease onset and mortality in rhesus monkeys. Science. 2009;325(5937):201-204.

53 Stulnig TM. The ZONE Diet and Metabolic Control in Type 2 Diabetes. J Am Coll Nutr. 2015;34(Suppl 1):39-41.

54 Goyenechea E, Holst C, van Baak MA, et al. Effects of different protein content and glycaemic index of ad libitum diets on diabetes risk factors in overweight adults: the DIOGenes multicentre, randomized, dietary intervention trial. Diabetes Metab Res Rev. 2011;27(7):705-716.

55 Kristeller JL, Wolever RQ. Mindfulness-based eating awareness training for treating binge eating disorder: the conceptual foundation. Eat Disord. 2011;19(1):49-61.

56 Pivarunas B, Kelly NR, Pickworth CK, et al. Mindfulness and eating behavior in adolescent girls at risk for type 2 diabetes. Int J Eat Disord. 2015;48(6):563-569.

57 Mason AE, Epel ES, Kristeller J, et al. Effects of a mindfulness-based intervention on mindful eating, sweets consumption, and fasting glucose levels in obese adults: data from the SHINE randomized controlled trial. J Behav Med. 2016;39(2):201-213.

第 12 章

魚油對大腦的效用

「**我**不喜歡吃魚，聞到魚腥味就反胃。」這是許多朋友的心聲。但在接下來的介紹中，你將會發現，吃不吃魚不是單純的偏好問題。當你發現抗壓力變弱、情緒容易暴走、心情變差、容易分心、年紀輕輕就健忘，可能都跟少吃魚有關，確實會影響大腦的運作。

「我不吃魚，因為裡面很多重金屬啊！」有人說。大型深海魚類因為生物累積作用，暗藏重金屬危機，巴掌大的魚安全許多。若改用魚油膠囊，不僅去除了重金屬，也能輕易幫助你克服吃魚的心理障礙。我有醫生朋友吃素，但為了健康，多年來服用魚油膠囊，把它當成藥物。

魚油和魚肝油大不同

「我都有吃魚肝油。」有人說。但是，魚油和魚肝油是完全不同的東西，後者指的是從魚肝提煉的油，以維生素 A 和維生素 D 為主，不適合多量服用。同時，肝臟是最容易累積生物毒素的地方。那麼，究竟什麼是魚油呢？

魚油，是由深海富含油脂的魚類白肉中提煉出的油脂，如鰹魚、鮭魚、鮪魚、鯖魚、秋刀魚、鯡魚等，成分包含DHA（二十二碳六烯酸，docosahexaenoic acid）與EPA（二十碳五烯酸，eicosapentaenic acid），化學式屬於 ω-3 不飽和脂肪酸，是多元不飽和脂肪酸（Polyunsaturated Fatty Acid, PUFA）的一種，具有天然且安全的抗發炎療效。

　　現在，DHA也可以從微藻（*Crypthecodinium chonii*）和裂殖壺菌屬（*Schizochytriu*）提煉出，屬於素食。

　　魚油在健康上的應用，一開始針對生理疾病。許多疾病的根本原因在於慢性發炎，包括心血管疾病、腦血管疾病、代謝症候群、癌症，而魚油有天然的抗發炎特性，DHA與EPA被證實對於多種身體疾病有預防與治療的效果，包括高血壓、心臟病、類風濕性關節炎、乾癬、癌症等，美國食品藥物管理局早已建議民眾攝取足量魚油。

　　魚油在大腦症狀的應用，在這十年才被大大地重視。醫學界逐漸了解：免疫系統的全身性發炎問題，在不同器官有不同的病理與症狀，上自大腦的憂鬱症，下至腳趾頭的類風濕性關節炎。

　　魚油的臨床功效以及它所揭露的生理發炎機轉，連結了「身」與「心」，形成一種「身心介面」，是心理神經免疫學（Psychoneuroimmunology, PNI）的典範之一[①]。中國醫藥大學神經科學與認知科學研究所所長蘇冠賓教授發表多篇證實深海魚油抗鬱療效研究，被引用次數超過一千次以上。

吃魚和憂鬱症的關係

　　美國國家酒精濫用與成癮研究中心的Hibbeln首先注意到這件事。

　　憂鬱症在世界各國有非常不同的盛行率，差異達六十倍之多。已知血清中若DHA濃度低，腦脊髓液中的血清素代謝物（5-HIAA）也低，反應腦中血清素活性不足，和憂鬱症與自殺行為有關。由於DHA主要來自魚肉，因此他想探討是否和吃魚量多寡有關。結果，他發現世界各國的吃魚量較多的國家（日本、南韓、台灣等），民眾罹患憂鬱症的盛行率遠低於吃魚量較少的國家（紐西蘭、加拿大、德國等）[②]！這份研究報告刊登於《刺絡針》。後續又有大型追蹤研究，進一步釐清吃魚的飲食習慣，和憂鬱症有無因果關係。

　　澳洲研究團隊針對健康年輕人（二十六至三十六歲）進行兩年的追蹤發現，女性每星期多吃一份魚，憂鬱症發生率下降6％；一個禮拜吃兩份以上魚肉的女性，比起吃不到兩份的女性，減少25％的憂鬱症機率。有趣的是，男性當中沒有這個現象，推測 ω-3不飽和脂肪酸能調節女性荷爾蒙（雌二醇、黃體酮）在腦部的作用，所以能預防女性得到憂鬱症[3]。

改善憂鬱的成效

　　在治療（重度）憂鬱症上，已有充足證據顯示：魚油可作為單一療法或輔助療法[4]、[5]。

　　在加拿大情緒與焦慮治療協會（CANMAT）2016最新版臨床指引中明確建議：對於輕度至中度憂鬱症患者，魚油可以做為單一療法或輔助療法，對於中度至嚴重憂鬱症患者，魚油可以作為輔助療法，而且鮮有不良反應發生[6]。

　　在劑量的部分，該臨床指引建議：每天補充 ω-3不飽和脂肪酸三到九公克，或每天補充EPA一到兩公克，加上DHA一到兩公克。若魚油含50％以上的EPA或純EPA，其抗鬱效果較佳[7]。若當事者有較高的發炎生物指標，更會凸顯出EPA相對於DHA的優勢[8]。

　　《美國精神醫學期刊》2016年的最新統合分析也顯示：魚油中的EPA成分可以改善憂鬱症，在原有的抗憂鬱劑治療之外，額外補充魚油做為輔助療法，明顯優於補充安慰劑[9]。

　　魚油也成功應用在特殊族群的憂鬱症，包括：

產前或產後憂鬱症

目前抗憂鬱劑（以血清素再回收抑制劑為代表）在懷孕用藥安全性分級，列為C級、D級，或X級，存在對於胎兒的可能風險，包括自閉症[⑩]，美國食品藥物管理局並未批准任何精神藥物在孕婦使用。

不少孕婦連咖啡、茶、刺激性食物都不願意碰，更何況帶有風險的藥物，這時，魚油就是不錯的選擇，每天二點二公克EPA與一點二公克DHA帶來明確療效[⑪]。抗憂鬱成分以EPA為主，蘇冠賓教授建議：每天服用EPA一公克，四週後若效果不足，可增至二公克。

需要注意的是，若魚油劑量不足，可能沒有明顯抗憂鬱效果。

兒童青少年憂鬱症

《刺絡針》2016年最新統合分析顯示：在兒童青少年，眾多抗憂鬱劑，只有百憂解具有明確療效，且抗憂鬱劑普遍產生不良反應達到停藥程度，衡量利弊，並不推薦讓兒童青少年服用抗憂鬱藥物[⑫]。

在這樣的情況下，魚油或心理治療不僅具有療效且安全性佳，是十分值得考慮的選項[⑧]。連續十六週，每天補充零點四公克EPA和零點四公克DHA帶來明顯的抗鬱效果[⑬]。

接受C型肝炎干擾素治療引起之憂鬱症

針對接受二十四週干擾素治療的C型肝炎患者，事先提供二週的EPA、DHA或安慰劑療程，結果發現，補充EPA或DHA明顯較少出現憂鬱症，且憂鬱發生時間延遲不少[⑭]。

邊緣型人格疾患的憂鬱症狀

雙盲對照試驗發現，魚油能改善中重度邊緣型人格疾患的憂鬱症狀與攻擊傾向[⑮]。

增加抗壓力並降低心理創傷

如果遭逢天災人禍、校園霸凌、職場霸凌、家庭暴力、性侵害等巨大壓力，我們會有強烈恐懼、高度警覺、鑽牛角尖、不斷回想、反覆做惡夢、意識恍惚等反應，這類心理問題能夠透過營養療法預防或減輕嗎？答案是可以的。

近年日本的天災人禍不斷，不僅受災民眾承受創傷，救難人員也頗多罹患此症。日本國家災難醫學中心及精神健康研究院的 Yutaka Matsuoka 醫師，是將魚油應用於創傷後壓力症預防與治療的專家。他針對車禍受傷住進加護病房的病人提供 DHA 一千四百七十毫克以及 EPA 一百四十七毫克，連續十二週。結果，病人紅血球的 DHA 濃度明顯提高，而且創傷後壓力症狀大幅改善[16]。

在 2011 年 3 月 11 日東北大地震與海嘯災難之後，他將一百七十二位救難人員隨機分派為兩組，實驗組接受魚油補充加上心理衛教，對照組則僅接受心理衛教。魚油補充的方式則是連續十二週每天吃七顆魚油膠囊（一顆含三百二十毫克），等同於每天兩千兩百四十毫克的劑量，當中 70％為 DHA，7％為 EPA。他發現魚油在女性受試者有明顯改善創傷壓力症狀的效果，但男性則沒有發生，這項性別差異還待研究[17]。他也發現到，經歷急性創傷的人，若血液中 EPA 濃度較高，則不容易得到創傷後壓力症[18]。因此，提升血中 EPA 或 DHA 濃度非常重要。

魚油為何能夠改善創傷壓力症狀？因為，過高的壓力荷爾蒙會傷害腦中的海馬迴，減少腦源神經滋養因子（BDNF），神經細胞沒了肥料，自然容易凋亡，形成創傷後壓力症狀。DHA 能夠刺激海馬迴神經細胞增生、提升腦源神經滋養因子，因此能夠降低重大創傷的負面影響。

改善睡眠

對於許多人來說，失眠是最大的挑戰。為什麼？職場上的壓力能夠藉由聰明才智克服，但床上輾轉反側時，愈想要克服失眠，就愈清醒。愈有成功特質的人，愈有這個矛盾。

國內有三分之一人口受失眠所苦，發現吃安眠藥讓自己好睡些，但又發現沒有安眠藥的時候，自己完全不能睡。也知道運動能改善睡眠，但又沒時間運動……。還有其他選項嗎？魚油可以幫上忙。

針對四十歲以上的社區居民研究發現，那些睡得好的人比起失眠的人，攝取更多富含油脂的深海魚，如鯖魚、鯡魚、沙丁魚、硬皮魚等。一份一百四十公克的深海魚肉，含有一點三到二點五公克的 ω-3 不飽和脂肪酸。深海魚攝取量愈高，睡眠品質愈好，攝取量愈少，失眠愈嚴重。建議多攝取富含油脂的魚，以改善睡眠品質[19]。

許多兒童青少年也有失眠困擾，在這階段不適宜服用安眠藥物，該怎麼辦呢？牛津大學DHA學習與行為研究中，針對七到九歲國小學童進行調查，發現平均睡眠時數為八小時，而睡眠困擾程度高的，血液中DHA濃度或DHA/AA（花生四烯酸，促發炎脂肪酸）的比例較低。接著他們以隨機方式，提供部分學童每天六百毫克海藻DHA，部分學童則吃含玉米油或大豆油的安慰劑，發現後者每天睡眠時間少了十二分鐘，DHA組反而多了四十六分鐘，相差達五十八分鐘之久[20]！魚油中的DHA能改善睡眠，並且沒有安眠藥物的副作用，如嗜睡、分心、認知功能降低等，在兒童青少年是很不錯的選擇。

DHA為何能改善睡眠？ω-3 不飽和脂肪酸早已被發現和入睡與維持有關。DHA/AA比例影響褪黑激素分泌，DHA濃度高時能調節酵素的功能，將血清素轉化為褪黑激素，這是大腦天然的安眠藥。褪黑激素也已被證實為改善孩童失眠安全又有效的方法，特別是當孩子合併有異位性皮膚炎的情況[21]。

提升學習能力

　　從國小開始，孩子就害怕學習、考試，甚至討厭到學校，每天在家裡沉溺網路遊戲。明明參加了課後班、安親班、補習班，為什麼國語、英文、數學這些科目都還是學不會呢？因為孩子學習遇到困難。我現在還沒有聽過，孩子在網路遊戲裡有遇到學習困難的。遊戲讓他們擁有暫時的成就感，但可能對學校裡的學習更加害怕、更用力逃避。

　　孩子也曾經努力過，但腦力不足，就像開著一台名牌跑車，油箱裡卻沒有汽油，這汽油就是 ω-3 不飽和脂肪酸。孩童有足夠的 ω-3 不飽和脂肪酸，前額葉功能會比較活化。年紀增加以後也是如此，銀髮族有足夠的 ω-3 不飽和脂肪酸，大腦神經元體積（灰質）較大、神經連結（白質）組成比較好[22]；充足的 ω-3 不飽和脂肪酸提升了大腦學習力。

　　英國牛津大學研究團隊針對七到九歲，而且閱讀能力在平均以下的國小學童，進行血液脂肪酸分析、認知功能與行為研究。他們發現DHA和EPA各佔了血液脂肪酸總量的1.9％和0.55％，低於4％的健康建議值！DHA的個別差異性更大。

　　同時，DHA濃度較低的孩子，其閱讀能力與工作記憶表現都較差，父母親也表示孩子有較多的反抗對立行為以及情緒不穩定。研究建議對於有閱讀障礙、動作障礙、注意力不足、過動與相關困擾的孩子，應補充足量 ω-3 不飽和脂肪酸[23]。

　　他們也針對閱讀能力低落的孩子（小於33％的百分比），進行雙盲隨機分派試驗，一組提供每天六百毫克的海藻油DHA，一組提供玉米與大豆油安慰劑，發現閱讀能力最弱（小於20％的百分比）的孩子，有明顯進步，家長也發現他們注意力不足、過動症狀減少了[24]。

改善注意力不足／過動

　　許多小孩或大人都有不專心、健忘、坐不住、衝動的狀況，嚴重影響了學習、工作與人際關係。即使努力控制自己，也沒辦法專心。到底問題出在哪裡？可能是大腦的DHA不夠。

　　DHA對於大腦皮質迴路的成熟與穩定度很重要，影響微膠細胞對突觸形成的調控、髓鞘的發育與穩定。在胚胎與嬰兒時期，若攝取DHA不足，將透過氧化壓力過大、抗氧化能力不足、神經發炎等機轉，影響到成人時期大腦功能連結，和注意力不足／過動症、情緒疾病、思覺失調症有關[25]、[26]。

　　有注意力不足／過動症的孩子，血液中的DHA、ω-3不飽和脂肪酸比例和整體濃度都偏低，ω-3不飽和脂肪酸濃度愈低者，注意力不足或過動行為症狀愈嚴重[27]、[28]。

　　不管是有注意力不足／過動症的孩子或是正常發展的孩子，每日服用六百五十毫克DHA／EPA，連續十六週，注意力不集中或過動特徵都獲得改善。值得注意的是，他們的認知控制能力其實沒有改變，這顯示DHA／EPA可以直接改善注意力不足與過動，並不是必須等待孩子「學會」控制自己，才能有所改善[29]。血中ω-3不飽和脂肪酸濃度愈低者，會因為DHA／EPA的補充，比別人有更好的治療反應。

　　有注意力不足／過動症的孩子，也會合併認知症狀，健忘、漫無組織、執行力差。ω-3不飽和脂肪酸能夠明顯改善工作記憶，如果DHA／EPA增加愈多、花生四烯酸減少愈多，工作記憶的改善愈好[30]。

　　有一部分注意力不足／過動症的孩子，會遇到傳統藥物治療效果欠佳、毫無改善、明顯副作用的情況，這時，額外補充ω-3不飽和脂肪酸就是相當值得考慮的做法[31]。《自然：回顧》（Nature Reviews）指出，支持魚油用於改善注意力不足／過動症的證據很清楚[32]。《小兒科學》（Pediatrics）也建議魚油是治療選擇之一[33]。

　　不少研究未能證明ω-3不飽和脂肪酸能改善注意力不足／過動症，這

並不奇怪，因為孩子產生注意力不足／過動症的原因本來就不只一個，且導致每個孩子生病的病因都不同，寄望於「單一藥物」或「單一營養素」，就能對「每一個孩子」都有用——這種「神奇子彈思維」（magic bullet thinking）——反而是最違反科學的推論[34]。

母親生產前三個月服用魚油
可預防幼兒氣喘

在《新英格蘭醫學期刊》最新研究中，丹麥研究團隊針對七百三十六名懷孕二十四週的母親，隨機分派補充每天二點四公克魚油或橄欖油（安慰劑）。嬰兒出生後，研究人員追蹤三年，發現嬰幼兒持續性哮喘或氣喘的發生率分別為16.9％與23.7％，魚油補充降低了30.7％的危險性。

魚油補充效果最強的，發生在原本DHA與EPA濃度較低的一群孕婦，發生率分別為17.5％與34.1％，幾乎降低了一半的危險性。魚油也成功降低了嬰幼兒下呼吸道感染機率約25％ [35]。

由於幼童氣喘這類過敏疾病和注意力不足、過動症狀有顯著關聯 [36]，我建議若母親或父親有過敏體質，或合併注意力不足／過動症病史，母親懷孕期間可與專業醫師討論，進行魚油補充的可行性。

減少暴力與偏差行為

過去認為暴力是一種心理問題，當事者習於用語言、肢體或精神的暴力，來處理他的脆弱感覺，也許是受傷害、無力感、挫折感，結果害人害己，帶來更負面的結果。

出現暴力的人其實常會有後悔心理，也想控制當下的衝動，為何常常

辦不到呢？因為，他們擁有暴力體質。

澳洲新南威爾斯的研究發現，在監獄受刑人族群中，有較多的攻擊性、注意力不集中、過動、記憶力差等症狀者，他們紅血球中的 ω-3 不飽和脂肪酸指標也比較低 [37]。ω-3 不飽和脂肪酸不足，形成了暴力體質。

英國牛津大學針對十三到十六歲的青少年，進行偏差行為與反社會傾向的調查，發現他們 ω-3 不飽和脂肪酸、維生素、礦物質的血液濃度，確實偏低。接下來，隨機給予一組 ω-3 不飽和脂肪酸、維生素、礦物質補充，另一組給予安慰劑。前者三項指標都大幅改善，同時，偏差行為也明顯減少，較常衝撞規定的青少年改善最多。相反地，吃到安慰劑的這組偏差行為反而增加了。這顯示營養補充能夠減少青少年的偏差行為 [38]。

暴力是有徵兆的，從青少年時期的偏差行為開始，讓家長和老師頭痛，輔導起來卻不容易。透過補充 ω-3 不飽和脂肪酸，暴力體質改善，偏差行為有減少機會。

預防思覺失調

思覺失調舊稱精神病或精神分裂，當事者出現脫離現實的妄想、幻覺、混亂言行，造成休學、失業、家庭各方面的危機。

思覺失調症狀的控制長期以藥物為主。然而，美國精神健康研究院（NIMH）院長 Thomas R. Insel 醫師在《自然》撰文呼籲學界面對一項現實，就是：現行藥物對於思覺失調症治療結果無法令人滿意。他認為應該將思覺失調視為「神經發展疾病」，致力推動疾病的早期預防，而不是等發作以後，才勉強壓制疾病活動 [39]。

這方面的先驅之一是澳洲墨爾本大學的 Patrick D. McGorry 醫師，服務於青年精神健康國家卓越中心，是《早期介入精神醫學》期刊的總編輯，致力於開發思覺失調的預防方法，特別是魚油，因為 ω-3 不飽和脂肪酸能預防思覺失調症的發生。

維也納醫學大學兒童青少年精神科的研究團隊進行隨機雙盲對照試

驗，針對高思覺失調傾向的青少年與年輕成人，提供每日一點二公克的ω-3不飽和脂肪酸（包括七百毫克EPA與380毫克DHA）或安慰劑，兩者在外觀與味道都相同，連續服用十二週。在追蹤期間，發現對照組在一年內有27.5％發作了思覺失調症狀，但ω-3組僅有4.9％，並有效改善了思覺失調傾向，包括正性症狀、負性症狀、一般症狀與角色功能[40]。

有趣的是，這項研究追蹤了六點七年，對照組有40％被診斷有思覺失調類群（包括思覺失調症、類思覺失調症、情感思覺失調症），ω-3組則僅有9.8％，累積風險相差達30.2％。ω-3組明顯有較少的精神病理、較好的心理社會功能、較少機會發生其他精神疾病[41]。這項重大發現被《新英格蘭醫學期刊：精神醫學觀察》（NEJM Journal Watch Psychiatry Top Stories of 2015）評選為2015年十大發現的第一名。預防勝於治療，不只是在身體疾病，在大腦疾病也不例外！

預防認知退化

許多上班族在四十五歲以後，發現記憶力退化得很快、思考能力大不如前，也許對生活與工作的影響還不大，這是輕度認知障礙（Mild cognitive impairment, MCI），屬於大腦退化的初期症狀，尚未到達失智症程度。去看醫生，醫生告訴你沒有失智症，也沒有什麼藥物可開給你，你得自己多保養。但要怎麼保養呢？補充魚油就是重要保養策略。

在台灣一項為期二十四週的隨機雙盲對照試驗中，有輕度認知障礙（輕度至中度）的受試者，隨機被分配服用一點八公克的魚油或是安慰劑（橄欖油），結果前者的認知功能明顯改善。同時，在紅血球細胞膜上EPA比例佔愈高者，其認知功能改善愈多[42]。

如果你過去有心肌梗塞、不穩定胸痛或缺血性腦中風等狀況，小心你是失智症高危險族群。怎麼預防失智症呢？

研究發現以上認知衰退的高危險族群，若每天給予ω-3不飽和脂肪酸（四百毫克EPA與兩百毫克DHA），合併維生素B（葉酸零點五六毫克、

維生素 B_6 三毫克、維生素 B_{12} 零點零二毫克），連續一年的時間，追蹤四年後發現：比起安慰劑組，ω-3 組在認知功能表現上明顯較佳 [43]。

可惜的是，對於已經有阿茲海默症的患者來說，魚油並未能直接改善阿茲海默症病情 [42]、[44]。再次讓我們看到：預防勝於治療。

參考書目

① Su KP. Biological mechanism of antidepressant effect of omega-3 fatty acids: how does fish oil act as a 'mind-body interface'? Neurosignals. 2009;17(2):144-152.

② Hibbeln JR. Fish consumption and major depression. Lancet. 1998;351(9110):1213.

③ Smith KJ, Sanderson K, McNaughton SA, Gall SL, Dwyer T, Venn AJ. Longitudinal associations between fish consumption and depression in young adults. Am J Epidemiol. 2014;179(10):1228-1235.

④ Su KP, Wang SM, Pae CU. Omega-3 polyunsaturated fatty acids for major depressive disorder. Expert Opin Investig Drugs. 2013;22(12):1519-1534.

⑤ Lin PY, Mischoulon D, Freeman MP, et al. Are omega-3 fatty acids antidepressants or just mood-improving agents? The effect depends upon diagnosis, supplement preparation, and severity of depression. Mol Psychiatry. 2012;17(12):1161-1163; author reply 1163-1167.

⑥ Ravindran AV, Balneaves LG, Faulkner G, et al. Canadian Network for Mood and Anxiety Treatments (CANMAT) 2016 Clinical Guidelines for the Management of Adults with Major Depressive Disorder: Section 5. Complementary and Alternative Medicine Treatments. Can J Psychiatry. 2016;61(9):576-587.

⑦ Martins JG. EPA but not DHA appears to be responsible for the efficacy of omega-3 long chain polyunsaturated fatty acid supplementation in depression: evidence from a meta-analysis of randomized controlled trials. J Am Coll Nutr. 2009;28(5):525-542.

⑧ Su KP. Personalized medicine with Omega-3 fatty acids for depression in children and pregnant women and depression associated with inflammation. J Clin Psychiatry. 2015;76(11):e1476-1477.

⑨ Sarris J, Murphy J, Mischoulon D, et al. Adjunctive Nutraceuticals for Depression: A Systematic Review and Meta-Analyses. Am J Psychiatry. 2016;173(6):575-587.

⑩ Boukhris T, Sheehy O, Mottron L, Berard A. Antidepressant Use During Pregnancy and the Risk of Autism Spectrum Disorder in Children. JAMA Pediatr. 2016;170(2):117-124.

⑪ Su KP, Huang SY, Chiu TH, et al. Omega-3 fatty acids for major depressive disorder during pregnancy: results from a randomized, double-blind, placebo-controlled trial. J Clin Psychiatry. 2008;69(4):644-651.

⑫ Cipriani A, Zhou X, Del Giovane C, et al. Comparative efficacy and tolerability of antidepressants for major depressive disorder in children and adolescents: a network meta-analysis. Lancet. 2016;388(10047):881-890.

⑬ Nemets H, Nemets B, Apter A, Bracha Z, Belmaker RH. Omega-3 treatment of childhood depression: a controlled, double-blind pilot study. Am J Psychiatry. 2006;163(6):1098-1100.

⑭ Su KP, Lai HC, Yang HT, et al. Omega-3 fatty acids in the prevention of interferon-alpha-induced depression: results from a randomized, controlled trial. Biol Psychiatry. 2014;76(7):559-566.

⑮ Zanarini MC, Frankenburg FR. omega-3 Fatty acid treatment of women with borderline personality disorder: a double-blind, placebo-controlled pilot study. Am J Psychiatry. 2003;160(1):167-169.

⑯ Matsuoka Y, Nishi D, Yonemoto N, Hamazaki K, Hashimoto K, Hamazaki T. Omega-3 fatty acids for secondary prevention of posttraumatic stress disorder after accidental injury: an open-label pilot study. J Clin Psychopharmacol. 2010;30(2):217-219.

⑰ Nishi D, Koido Y, Nakaya N, et al. Fish oil for attenuating posttraumatic stress symptoms among rescue workers after the great east Japan earthquake: a randomized controlled trial. Psychother Psychosom. 2012;81(5):315-317.

⑱ Matsuoka Y, Nishi D, Hamazaki K. Serum levels of polyunsaturated fatty acids and the risk of posttraumatic stress disorder. Psychother Psychosom. 2013;82(6):408-410.

⑲ Del Brutto OH, Mera RM, Ha JE, Gillman J, Zambrano M, Castillo PR. Dietary fish intake and sleep quality: a population-based study. Sleep Med. 2016;17:126-8.

⑳ Montgomery P, Burton JR, Sewell RP, Spreckelsen TF, Richardson AJ. Fatty acids and sleep in UK children: subjective and pilot objective sleep results from the DOLAB study--a randomized controlled trial. J Sleep Res. 2014;23(4):364-388.

㉑ Chang YS, Lin MH, Lee JH, et al. Melatonin Supplementation for Children With Atopic Dermatitis and Sleep Disturbance: A Randomized Clinical Trial. JAMA Pediatr. 2016;170(1):35-42.

㉒ Bos DJ, van Montfort SJ, Oranje B, Durston S, Smeets PA. Effects of omega-3 polyunsaturated fatty acids on human brain morphology and function: What is the evidence? Eur Neuropsychopharmacol. 2016;26(3):546-561.

㉓ Montgomery P, Burton JR, Sewell RP, Spreckelsen TF, Richardson AJ. Low blood long chain omega-3 fatty acids in UK children are associated with poor cognitive performance and behavior: a cross-sectional analysis from the DOLAB study. PLoS One. 2013;8(6):e66697.

㉔ Richardson AJ, Burton JR, Sewell RP, Spreckelsen TF, Montgomery P. Docosahexaenoic acid for reading, cognition and behavior in children aged 7-9 years: a randomized, controlled trial (the DOLAB Study). PLoS One. 2012;7(9):e43909.

㉕ Gumpricht E, Rockway S. Can omega-3 fatty acids and tocotrienol-rich vitamin E reduce symptoms of neurodevelopmental disorders? Nutrition. 2014;30(7-8):733-738.

㉖ McNamara RK, Vannest JJ, Valentine CJ. Role of perinatal long-chain omega-3 fatty acids in cortical circuit maturation: Mechanisms and implications for psychopathology. World J Psychiatry. 2015;5(1):15-34.

㉗ Crippa A, Agostoni C, Mauri M, Molteni M, Nobile M. Polyunsaturated Fatty Acids Are Associated With Behavior But Not With Cognition in Children With and Without ADHD: An Italian study. J Atten Disord. 2016 Feb 9. pii: 1087054716629215.

㉘ Hawkey E, Nigg JT. Omega-3 fatty acid and ADHD: blood level analysis and meta-analytic extension of supplementation trials. Clin Psychol Rev. 2014;34(6):496-505.

㉙ Bos DJ, Oranje B, Veerhoek ES, et al. Reduced Symptoms of Inattention after Dietary Omega-3 Fatty Acid Supplementation in Boys with and without Attention Deficit/Hyperactivity Disorder. Neuropsychopharmacology. 2015;40(10):2298-2306.

㉚ Widenhorn-Muller K, Schwanda S, Scholz E, Spitzer M, Bode H. Effect of supplementation with long-chain omega-3 polyunsaturated fatty acids on behavior and cognition in children with attention deficit/hyperactivity disorder (ADHD): a randomized placebo-controlled intervention trial. Prostaglandins Leukot Essent Fatty Acids. 2014;91(1-2):49-60.

㉛ Gow RV, Hibbeln JR, Parletta N. Current evidence and future directions for research with omega-3 fatty acids and attention deficit hyperactivity disorder. Curr Opin Clin Nutr Metab Care. 2015;18(2):133-138.

㉜ Faraone SV, Asherson P, Banaschewski T, et al. Attention-deficit/hyperactivity disorder. Nat Rev Dis Primers. 2015;1:15020.

㉝ Millichap JG, Yee MM. The diet factor in attention-deficit/hyperactivity disorder. Pediatrics. 2012;129(2):330-337.

㉞ Rucklidge JJ, Johnstone J, Kaplan BJ. Magic bullet thinking--why do we continue to perpetuate this fallacy? Br J Psychiatry. 2013;203(2):154.

㉟ Bisgaard H, Stokholm J, Chawes BL, et al. Fish Oil-Derived Fatty Acids in Pregnancy and Wheeze and Asthma in Offspring. N Engl J Med. 2016;375(26):2530-2539.

㊱ Grizenko N, Osmanlliu E, Fortier ME, Joober R. Increased Risk of Asthma in Children with ADHD: Role of Prematurity and Maternal Stress during Pregnancy. J Can Acad Child Adolesc Psychiatry. 2015;24(2):109-115.

㊲ Meyer BJ, Byrne MK, Collier C, et al. Baseline omega-3 index correlates with aggressive and attention deficit disorder behaviours in adult prisoners. PLoS One. 2015;10(3):e0120220.

㊳ Tammam JD, Steinsaltz D, Bester DW, Semb-Andenaes T, Stein JF. A randomised double-blind placebo-controlled trial investigating the behavioural effects of vitamin, mineral and n-3 fatty acid supplementation in typically developing adolescent schoolchildren. Br J Nutr. 2016;115(2):361-373.

㊴ Insel TR. Rethinking schizophrenia. Nature. 2010;468(7321):187-193.

㊵ Amminger GP, Schafer MR, Papageorgiou K, et al. Long-chain omega-3 fatty acids for indicated prevention of psychotic disorders: a randomized, placebo-controlled trial. Arch Gen Psychiatry. 2010;67(2):146-154.

㊶ Amminger GP, Schafer MR, Schlogelhofer M, Klier CM, McGorry PD. Longer-term outcome in the prevention of psychotic disorders by the Vienna omega-3 study. Nat Commun. 2015;6:7934.

㊷ Chiu CC, Su KP, Cheng TC, et al. The effects of omega-3 fatty acids monotherapy in Alzheimer's disease and mild cognitive impairment: a preliminary randomized double-blind placebo-controlled study. Prog Neuropsychopharmacol Biol Psychiatry. 2008;32(6):1538-1544.

㊸ Andreeva VA, Kesse-Guyot E, Barberger-Gateau P, Fezeu L, Hercberg S, Galan P. Cognitive function after supplementation with B vitamins and long-chain omega-3 fatty acids: ancillary findings from the SU.FOL.OM3 randomized trial. Am J Clin Nutr. 2011;94(1):278-286.

㊹ Freund-Levi Y, Eriksdotter-Jonhagen M, Cederholm T, et al. Omega-3 fatty acid treatment in 174 patients with mild to moderate Alzheimer disease: OmegAD study: a randomized double-blind erial. Arch Neurol. 2006;63(10):1402-1408.

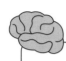

第 **13** 章

益生菌對大腦的效用

《生物精神醫學》（Biological Psychiatry）最新回顧論文指出，「精神益生菌」（Psychobiotics）已經成為一種精神藥物，透過適量補充這些微生物，能夠改善大腦症狀。證據顯示，它們具有抗憂鬱、抗焦慮效果，在身心醫學應用廣泛，能改善憂鬱症狀、腸躁症、慢性疲勞症候群等[①]。

為什麼這些益生菌能改善大腦功能？如前所述，整理重要生物機轉如下：

- 協助製造GABA、血清素等神經傳導物質是大腦的天然鎮定劑。
- 維持腸道屏障的完整，避免滲漏而讓腸道細菌毒素干擾大腦運作。
- 鍛鍊健康的免疫系統，避免過度的系統性發炎，維護大腦功能。
- 能降低氧化壓力，保護腦神經細胞免於自由基與活性氧傷害。
- 調節「腸—腦連結」（Gut-brain axis）：從腸道發號施令，提升大腦海馬迴中GABA基因表現或增加海馬迴中的大腦神經滋養因子BDNF。

並非所有菌種都能達到目標，對腦神經的調節效果仍會因菌種、菌叢生態、菌量而定。目前有證據改善大腦症狀的益生菌如下表所列。

改善憂鬱

A、B、C菌，也就是嗜酸乳桿菌、比菲德氏菌、乾酪乳酸桿菌加在一起，能改善鬱症（重度憂鬱症）。

2016年，《營養學》（Nutrition）一項雙盲隨機分派對照試驗，鬱症患

▶ 表13-1　能改善大腦症狀的益生菌

中文名稱	簡稱	學名
嗜酸乳桿菌	A菌	*Lactobacillus acidophilus*
乾酪乳酸桿菌	C菌、凱氏菌	*Lactobacillus casei*
鼠李糖乳酸桿菌	LGG菌	*Lactobacillus rhamnosus GG*
短乳酸桿菌		*Lactobacillus brevis*
唾液乳酸桿菌		*Lactobacillus salivarius*
保加利亞乳桿菌		*Lactobacillus bulgaricus*
乳酸乳球菌		*Lactococcus lactis*
植物乳桿菌		*Lactobacillus plantarum*
比菲德氏菌	B菌	*Bifidobacterium bifidum*
長雙歧桿菌		*Bifidobacterium longum*
短雙歧桿菌		*Bifidobacterium breve*
嬰兒雙歧桿菌		*Bifidobacterium infantis*
雷特氏B菌		*Bifidobacterium lactis*
動物雙歧桿菌		*Bifidobacterium animalis*
脆弱擬桿菌		*Bacteroides fragilis*
嗜熱鏈球菌		*Streptococcus thermophiles*

者被分派為兩組，益生菌組吃含有嗜酸乳桿菌、比菲德氏菌、乾酪乳酸桿菌等三種益生菌，各二十億菌落形成單位（CFU/g），另一組則吃安慰劑，為期八週。結果和安慰劑組相比，益生菌組的憂鬱症狀分數不僅顯著下降，血清胰島素濃度也降低、胰島素阻抗減少、發炎指標C反應蛋白更是大幅降低。

　　此外，益生菌組的抗氧化指標——血清麩胱甘肽——濃度明顯增加，這是身體最重要的解毒與抗氧化機轉。而安慰劑組隨著時間過去，麩胱甘

肽反而大幅降低 ②。

　　我在臨床經驗中發現，益生菌不僅改善了「憂鬱的大腦」，同時也改善了「憂鬱的身體」，包括過度發炎的免疫系統、低落的肝臟解毒酵素功能，以及難纏的代謝症候群，這些都是通緝在案的健康殺手，更是憂鬱症的共犯。我常常看到病人「憂鬱的大腦」的關鍵原因不是壓力，而是「憂鬱的身體」。當事者對壓力格外敏感，即使壓力很小或已經過去了，但身體緊抓著憂鬱不放。

　　我們的生理系統，從消化、營養、免疫、荷爾蒙、自律神經、心理功能、肝臟解毒、到能量代謝等，都環環相扣，大腦只是其中一環。透過益生菌進行全身性的療癒，能帶來真正的大腦健康。

益生菌改善焦慮與憂鬱的動物模型

　　如前所述，《美國國家科學院院刊》刊登冰島研究團隊發現，鼠李糖乳酸桿菌透過對「腸—腦連結」的作用，提升海馬迴中GABA基因表現，同時，也穩定腎上腺荷爾蒙的分泌，明確改善焦慮與憂鬱 ③。

　　嬰兒雙歧桿菌能穩定腎上腺荷爾蒙系統（HPA軸）對壓力的過度反應、改善過度發炎，達到抗鬱效果 ④。無菌鼠（腸道中沒有任何共生菌）在遇到壓力時，會有暴增的腎上腺壓力荷爾蒙，並且表現在大腦皮質與海馬迴較少腦源神經生長因子（BDNF），呈現出焦慮行為 ⑤。但補充嬰兒雙歧桿菌後，荷爾蒙系統穩定許多，焦慮行為下降 ⑥。

　　此外，研究者製造出有憂鬱合併腸胃症狀的老鼠，在測試中呈現憂鬱、焦慮、大腦中的正腎上腺素減少、杏仁核促皮質釋放荷爾蒙（CRH）基因活化、血液中發炎因子（第六型介白素）增加。補充嬰兒雙歧桿菌後，不僅免疫系統穩定下來，正腎上腺素濃度恢復，焦慮與憂鬱也明顯改善 ⑦。

　　長雙歧桿菌除了增加BDNF，有明顯抗憂鬱效果，在動物實驗發現與抗憂鬱劑效果相當 ④。當老鼠有慢性腸胃炎合併焦慮行為，周邊

血液中發炎因子增加、BDNF基因表現降低。補充長雙歧桿菌能改善焦慮行為，提升BDNF基因表現，這機轉須透過迷走神經進行[8]。

短雙歧桿菌有抗焦慮效果[9]。罹患腸躁症的老鼠施予短雙歧桿菌補充，和正常老鼠相對照，發現正常老鼠海馬迴BDNF增加，但腸躁症老鼠卻沒有影響。海馬迴中的BDNF對情緒調節、認知功能有重要影響[10]。

國立陽明大學生化暨分子生物研究所蔡英傑教授，從福菜中萃取出植物乳桿菌，並讓老鼠攝食，實驗組老鼠經處理呈現壓力症狀，對照組則為一般老鼠。當刺激老鼠產生焦慮或憂鬱，實驗組老鼠有較高的腎上腺壓力荷爾蒙、促發炎細胞激素，但植物乳桿菌能夠降低它們，且抗發炎細胞激素增加，前額葉多巴胺分泌更是增加一倍。植物乳桿菌也讓對照組老鼠前額葉的血清素增加兩成[11]。

此外，針對無菌鼠補充植物乳桿菌，發現對生理健康完全無害，活動力增強、焦慮度降低，腦中紋狀體的血清素與多巴胺大幅增加[12]。當多巴胺、血清素增加，焦慮、憂鬱就改善，因此植物乳桿菌也是一種「精神益生菌」。

減少負向思考

當你心情不好，滿腦子想著自己積欠卡債五十萬、工作業績差、親密伴侶又劈腿，整日怨天尤人，於是去看身心科門診。醫生好心告訴你：「想法別那麼負面，要正向思考。」你告訴他：「講得簡單，我就是沒辦法正向思考，所以才來找你啊！」

沒錯，正向思考談何容易。當頭腦打結，想要把從娘胎以來、每天持續糾纏的死結解開，卻發現自己做不到，怎麼辦？那麼，就學亞歷山大大帝，把死結砍斷。用什麼砍？不需要用寶劍，只要善用益生菌。

　　荷蘭萊頓大學大腦與認知研究所的團隊針對沒有情緒疾患的健康族群，進行三盲隨機分派對照試驗，實驗組服用多菌種益生菌，包括上述A、B、C菌、雷特氏B菌、短乳酸桿菌、唾液乳酸桿菌、乳酸乳球菌，每天五十億CFU，連續四週，安慰劑組則提供外觀類似的粉末。

　　研究發現，和安慰劑相比，益生菌組面對低落情緒時的負面思考減少了，包括鑽牛角尖、攻擊意念等，也較不容易產生憂鬱症[13]。這項研究是全世界第一篇研究，證實益生菌不只是改善憂鬱情緒，更能減少負面思考，在憂鬱症預防上有重大意義。

　　認知行為理論認為，負面情緒來自負面思考，因此需要調整負面思考為合理思考，才能減少負面情緒。我在幫個案進行心理治療時，常發現當事者「腦筋轉不過來」，持續鑽牛角尖，其實有部分的原因在於當事者腸道菌失調，腸道有害的代謝與發炎產物綁架了大腦。如果你喜歡鑽牛角尖或者容易悲觀，益生菌或許可以改變你的思考，讓你的想法更有彈性。「江山易改、本性難移」的迷思，是可以打破的。

益生菌能減輕強迫症狀

　　強迫症狀指的是持續出現令當事者困擾的思考、衝動或動作，譬如鑽牛角尖、過度潔癖、反覆洗手、排序、檢查有無關門關瓦斯等，明顯影響了生活。即使運用高劑量抗強迫症藥物，改善仍可能有限。

　　美國研究團隊在家鼠身上注射藥物以誘發強迫症狀，再隨機給予生理食鹽水、兩週鼠李糖乳酸桿菌補充，或四週百憂解（抗強迫症藥物）療程。結果在益生菌組中，鼠李糖乳酸桿菌明顯能減少強迫症狀發生，其效果和服用四週百憂解竟然是相當的[14]。

穩定情緒並改善睡眠

你發現自己很難控制情緒，動輒害怕、焦慮，或發飆嗎？或者，一直忍氣吞聲，有一天情緒大暴走，摧毀了婚姻、親子、職場人際關係，甚至付出更昂貴的代價？你變成了情緒的奴隸嗎？那麼，請益生菌來當你的主人。

美國加州大學洛杉磯分校進行一項雙盲隨機分派對照試驗，募集沒有腸胃與精神症狀的健康女性，實驗組喝含動物雙歧桿菌、嗜熱鏈球菌、保加利亞乳桿菌，以及乳酸乳球菌等四種益生菌的酸奶（發酵奶），對照組喝沒有發酵的乳製品，還安排一個不干預組，每天兩次、維持四週。所有組別都進行表情負面情緒（恐懼、憤怒）辨認測驗，以及大腦功能性核磁共振檢查。

結果發現：酸奶組在大腦情緒調節迴路速度減緩，包括內臟感覺、身體感覺區、前額葉、海馬迴旁腦迴、導水管旁灰質等，這表示受試者面對負面情緒刺激時，能夠保持心情平靜。對照組沒有變化，不干預組卻出現過度活化，表示容易因為刺激而產生情緒波動。

研究者推測，益生菌影響含有5-羥色胺（5-HT）的腸道色素細胞與免疫細胞，活化迷走神經，神經訊息「逆流而上」，回饋至延腦中的孤獨核（NTS），這是延腦總管心臟血管反應的中心，調控自律神經系統。同時，益生菌製造短鍊脂肪酸（SCFA）、色胺酸代謝物、GABA，以及其他神經活性物質，透過血流提供給大腦，因而能改變大腦認知與情緒活動 [15]、[16]。如果你很難控制情緒，表示你的大腦情緒調節迴路過度活化。適度補充益生菌，或許能讓你的情緒自然穩定。

此外，日本研究團隊針對四十一至六十九歲間失眠的男性患者，提供其短乳酸桿菌或安慰劑的使用，為期十天。他們發現短乳酸桿菌組主觀報告較少的醒來次數，引發部分人較多的深睡期腦波（δ 波）[17]，顯示益生菌有改善睡眠的潛力。

預防神經發展疾病

在嬰兒時期補充益生菌，或許能夠改善神經發展過程，降低未來得到注意力不足／過動症或亞斯伯格症的機率。

芬蘭科學家將七十五名剛出生的嬰兒隨機分配，服用鼠李糖桿菌或安慰劑連續六個月，之後停用。追蹤十三年發現，在安慰劑組有17.1％出現注意力不足／過動症或亞斯伯格症，益生菌組完全沒有。安慰劑組在六個月大時的糞便中，雙歧桿菌數量明顯比益生菌組少 [18]。

在動物實驗中，運用脆弱擬桿菌治療自閉症是成功的，驗證了「共生菌—腸—腦連結」機轉，指標性的研究刊載於《細胞》[19]。這是頂尖醫學社群高度關注的焦點，相關人體試驗還在進行中，值得期待。

參考書目 --

① Dinan TG, Stanton C, Cryan JF. Psychobiotics: a novel class of psychotropic. Biol Psychiatry. 2013;74(10):720-726.

② Akkasheh G, Kashani-Poor Z, Tajabadi-Ebrahimi M, et al. Clinical and metabolic response to probiotic administration in patients with major depressive disorder: A randomized, double-blind, placebo-controlled trial. Nutrition. 2016;32(3):315-320.

③ Bravo JA, Forsythe P, Chew MV, et al. Ingestion of Lactobacillus strain regulates emotional behavior and central GABA receptor expression in a mouse via the vagus nerve. Proc Natl Acad Sci U S A. 2011;108(38):16050-16055.

④ Schmidt C. Mental health: thinking from the gut. Nature. 2015;518(7540):S12-15.

⑤ Crumeyrolle-Arias M, Jaglin M, Bruneau A, et al. Absence of the gut microbiota enhances anxiety-like behavior and neuroendocrine response to acute stress in rats. Psychoneuroendocrinology. 2014;42:207-17.

⑥ Sudo N, Chida Y, Aiba Y, et al. Postnatal microbial colonization programs the hypothalamic-pituitary-adrenal system for stress response in mice. J Physiol. 2004;558(Pt 1):263-275.

⑦ Desbonnet L, Garrett L, Clarke G, Kiely B, Cryan JF, Dinan TG. Effects of the probiotic Bifidobacterium infantis in the maternal separation model of depression. Neuroscience. 2010;170(4):1179-1188.

⑧ Bercik P, Verdu EF, Foster JA, et al. Chronic gastrointestinal inflammation induces anxiety-like behavior and alters central nervous system biochemistry in mice. Gastroenterology. 2010;139(6):2102-2112.e2101.

⑨ Savignac HM, Kiely B, Dinan TG, Cryan JF. Bifidobacteria exert strain-specific effects on stress-related behavior and physiology in BALB/c mice. Neurogastroenterol Motil. 2014;26(11):1615-1627.

⑩ O'Sullivan E, Barrett E, Grenham S, et al. BDNF expression in the hippocampus of maternally separated rats: does Bifidobacterium breve 6330 alter BDNF levels? Benef Microbes. 2011;2(3):199-207.

⑪ Liu YW, Liu WH, Wu CC, et al. Psychotropic effects of Lactobacillus plantarum PS128 in early life-stressed and naive adult mice. Brain Res. 2016;1631:1-12.

⑫ Liu WH, Chuang HL, Huang YT, et al. Alteration of behavior and monoamine levels attributable to Lactobacillus plantarum PS128 in germ-free mice. Behav Brain Res. 2016;298(Pt B):202-209.

⑬ Steenbergen L, Sellaro R, van Hemert S, Bosch JA, Colzato LS. A randomized controlled trial to test the effect of multispecies probiotics on cognitive reactivity to sad mood. Brain Behav Immun. 2015;48:258-64.

⑭ Kantak PA, Bobrow DN, Nyby JG. Obsessive-compulsive-like behaviors in house mice are attenuated by a probiotic (Lactobacillus rhamnosus GG). Behav Pharmacol. 2014;25(1):71-79.

⑮ Collins SM, Bercik P. Gut microbiota: Intestinal bacteria influence brain activity in healthy humans. Nat Rev Gastroenterol Hepatol. 2013;10(6):326-327.

⑯ Tillisch K, Labus J, Kilpatrick L, et al. Consumption of fermented milk product with probiotic modulates brain activity. Gastroenterology. 2013;2013 Jun;144(7):1394-1401.

⑰ Nakakita Y, Tsuchimoto N, Takata Y, Nakamura T. Effect of dietary heat-killed Lactobacillus brevis SBC8803 (SBL88) on sleep: a non-randomised, double blind, placebo-controlled, and crossover pilot study. Benef Microbes. 2016;25:1-10.

⑱ Partty A, Kalliomaki M, Wacklin P, Salminen S, Isolauri E. A possible link between early probiotic intervention and the risk of neuropsychiatric disorders later in childhood: a randomized trial. Pediatr Res. 2015;77(6):823-828.

⑲ Hsiao EY, McBride SW, Hsien S, et al. Microbiota modulate behavioral and physiological abnormalities associated with neurodevelopmental disorders. Cell. 2013;155(7):1451-1463.

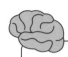 第 **14** 章

各種維生素對大腦的效用

維生素 B 群的重要性

富含於全穀、蔬果中，透過輔酶角色，影響各種神經傳導物質的製造。

葉酸（維生素B₉）

葉酸與SAMe是合成DNA的單碳循環（One-carbon cycle）中最重要的營養素，和情緒疾患密切相關。補充葉酸或SAMe，不僅有抗憂鬱療效且相當安全[①]。《臨床精神醫學期刊》研究發現，針對抗憂鬱藥物療效不佳的族群，隨機提供每天十五毫克的L-甲基葉酸連續六十天，可大幅改善特定族群的憂鬱症狀，這個族群為肥胖（BMI大於30）、發炎指數（C反應蛋白）高、氧化壓力指標（4-HNE）高，或S-腺核苷甲硫胺酸／S-腺核苷同半胱胺酸（SAMe/SAH）比例低[②]。

哈佛醫學院暨麻州總醫院精神醫學部Maurizio Fava醫師撰文整理，葉酸的三種形式（葉酸、L-甲基葉酸、亞葉酸），可以應用在以下不同狀況[③]：

葉酸：輔助療法

• 改善殘餘憂鬱症狀。

L-甲基葉酸：輔助或單一療法

• 葉酸正常或缺乏的憂鬱症病人：改善憂鬱症狀。

- 葉酸缺乏的失智老人：改善認知功能、減輕憂鬱症狀。
- 合併憂鬱症與酒癮的病人：減輕憂鬱與身體症狀。

亞葉酸：輔助療法

- 對抗憂鬱劑反應不佳或無反應者：減輕憂鬱症狀。

葉酸缺乏不只和憂鬱症狀有關，也和思覺失調症的負性症狀有關，包括情緒平板、表情淡漠、缺乏動機、認知空洞。麻州總醫院精神醫學部研究團隊嘗試突破思覺失調症患者負性症狀治療的困境，他們敏銳地注意到：負性症狀愈嚴重，血液中葉酸濃度愈低下，葉酸代謝基因功能也愈低下，因此想到補充葉酸是否具有療效。

他們設計了嚴謹的隨機雙盲對照試驗，將一群固定服用抗精神病藥物的患者，一組服用每天兩毫克的葉酸與四百微克的維生素B_{12}，連續十六週，另一組服用安慰劑。結果發現：有特定脆弱葉酸代謝基因者，在治療前葉酸濃度低，在接受葉酸與維生素B_{12}補充後，負性症狀明顯改善。

這項重要發現刊載於《美國醫學會期刊：精神醫學》（JAMA Psychiatry），研究團隊在結論指出：「葉酸與維他命B_{12}補充療法能夠改善思覺失調症患者的負性症狀，其治療反應和調控葉酸吸收的基因變異有關。這項發現支持使用個人化醫療策略來治療負性症狀 [4]。」這真的顛覆了傳統對於思覺失調治療的概念，是令人振奮的「典範轉移」！

《美國醫學會期刊》研究也顯示，媽媽在受孕前後（懷孕前四週、到懷孕後八週的時間區間），若沒有服用葉酸的習慣，孩子出現自閉症機率為0.21%，若有服用葉酸，孩子出現自閉症的機率降為0.10%。媽媽在受孕前後補充葉酸，將可以減少孩子得到自閉症的機率達39% [5]。

如何知道自己葉酸是否缺乏？可以檢測同半胱胺酸。嚴重缺乏者建議補充劑量為每天三至五毫克，一般為一毫克。也請勿過度補充葉酸，有增加癌症機率、忽略維生素B_{12}缺乏症、惡化憂鬱症狀的可能性 [3]。

維生素B_{12}

維生素B_{12}影響腦血管健康甚鉅，當血液中同半胱胺酸升高，腦血管

會狹窄與阻塞，形成腦中風。相反地，補充維生素 B_{12} 可以預防腦中風，延緩大腦灰質萎縮速度與認知退化 [6]。此外，素食者血液中同半胱胺酸常超標，建議每天都應補充維生素 B_{12} [7]。

維生素 B_{12} 和失智症關係密切。瑞典國家老化與照護研究中，邀請斯德哥爾摩市六十歲或以上的銀髮族加入，進行腦部核磁共振檢查，追蹤達八年。結果發現，血液中維生素 B_{12} 濃度較高的老人，大腦體積縮減速度較慢。若血液中同半胱胺酸濃度高，大腦體積縮減速度較快，若當事者有高血壓，還會加速大腦形成白質病灶，這是大腦發炎退化的現象。這項研究凸顯了維生素 B_{12} 缺乏、同半胱胺酸過高和失智病理的關聯性，登載於重要的《美國醫學會期刊：精神醫學》[8]。

因此，美國精神醫學會出版的《精神疾病診斷準則手冊》（DSM-IV-TR）中，特別提到全身系統性生理障礙會導致失智症，包括維生素 B_{12}、葉酸、菸鹼酸缺乏症、甲狀腺功能低下症、梅毒或愛滋病等。做出阿茲海默症（原發性失智症）時，一定要排除以上狀況。

維生素 B_{12} 在腦神經傳導的角色很關鍵，因為它與維生素 B_6 和葉酸一起作用，在腦細胞製造出血清素和多巴胺。若缺乏時，將造成易怒、冷漠、個性改變、憂鬱、幻覺、暴力傾向。

高達30%憂鬱症患者缺乏維生素 B_{12}，而缺乏維生素 B_{12} 的老人明顯容易憂鬱，特別是女性銀髮族 [9]。針對社區健康銀髮族的追蹤研究，則發現：充足的維生素 B_{12} 或葉酸，能夠帶來正向情緒 [10]。

針對已在服用抗憂鬱劑的重度憂鬱症患者，短暫（幾天至幾週）補充維生素 B_{12} 或葉酸，並未改善憂鬱症狀。但長期（幾週至幾年）補充，則可以降低憂鬱症狀復發的風險 [11]。這也顯示維生素療法不能用藥物的速成或速效思維，要調整被自己摧殘了數十年的身體需要足夠時間，才能重獲健康。

此外，男性早洩患者和一般人相比，其血液中維生素 B_{12} 的濃度明顯不足，為213.14ng/mL（一般人265.89ng/mL）。同時，維生素 B_{12} 濃度愈不足，愈容易有早洩的診斷，且陰道內射精延遲時間愈短，表示早洩症狀愈嚴重。這項差別並未受到憂鬱症狀的影響 [12]。

維生素 B_{12} 缺乏的治療容易、便宜且安全，提早辨認出來，能夠預防腦中風和失智症，健康與經濟的效益很大。

但如何知道維生素 B_{12} 是否缺乏呢？可藉由尿液檢測。若發現甲基丙二酸（MMA）增高，就代表體內維生素 B_{12} 不足。若需要補充，維生素 B_{12} 的建議劑量為：每天一毫克。以甲鈷胺（Methylcobalamin）、羥鈷胺素（Hydroxycobalamin）形式為主，至於氰鈷胺素（Cyanocobalamin）因為容易在腎功能障礙者身上引起硫氰酸累積，導致毒害，應盡量避免。

維生素 B_6（吡哆醇）

《英國精神醫學期刊》研究，針對五十歲或以上正在服用抗憂鬱劑的患者，以隨機分派方式，提供特定維生素 B，包括：維生素 B_6 二十五毫克、葉酸兩毫克、維生素 B_{12} 零點五毫克，或是安慰劑，連續五十二週。結果發現，維生素 B 組和安慰劑組相比，在三個月時緩解率沒有差別，但到了半年和一年，緩解率明顯更高。對於在三個月時能達到緩解的患者，特定維生素 B 補充還能預防復發 [13]。

不過，若要補充維生素 B 達到預防認知退化的效用，可能需要搭配較理想的 ω-3 不飽和脂肪酸濃度。一項研究針對七十歲或以上有輕度認知障礙的患者，以隨機分派方式提供降同半胱胺酸的特定維生素 B，包含維生素 B_6 二十毫克、葉酸零點八毫克、維生素 B_{12} 零點五毫克，或是安慰劑。

結果發現，特定維生素 B 群在血液中 ω-3 不飽和脂肪濃度高的族群（DHA 與 EPA 濃度 $> 590 \mu mol/L$），能降低大腦萎縮速度達 40%。但對於 ω-3 不飽和脂肪濃度低的族群（DHA 與 EPA 濃度 $< 390 \mu mol/L$），維生素 B 則沒有特別效果 [14]。因此，同時提升 ω-3 不飽和脂肪與特定維生素 B，會是預防認知退化的建議做法。

維生素 B_6 建議劑量分別為：每天八十到三百毫克。

維生素 B_3（菸鹼酸）

菸鹼酸早已有廣泛的臨床用途，包括降血脂、改善心血管疾病。《美國心臟學院期刊》統合分析發現，單獨或輔助使用高劑量菸鹼酸（每天一到

四公克），能明顯降低心血管疾病發生。改善機轉並非提升高密度膽固醇，而可能是透過抗發炎、調節菸鹼酸受體[15]。

菸鹼酸更參與了神經傳導物質的製造，缺乏將造成血清素降低，容易憂鬱、焦慮、易怒[16]。

維生素B_3（菸鹼酸）建議劑量為：每天兩百到五百毫克。

維生素B_1（硫胺素）

有酒癮者，因為過度飲酒以為熱量足夠，而沒有正常攝食，導致維生素B_1嚴重不足，引起視丘損傷、乳頭狀體損傷和大腦萎縮，產生「威尼克—高沙可夫症候群」（Wernicke-Korsakoff syndrome），導致嚴重性記憶力喪失、幻覺、虛談、語言貧乏，以及多項神經學病徵，需要大量補充維生素B_1。

在壓力、焦慮、創傷、生病、手術後、抽菸、喝酒、大量攝取糖分孕婦、哺乳、服用避孕藥、制酸劑等狀況，會過度消耗維生素B_1，也應補充維生素B_1。

建議劑量為每天一百到三百毫克。同時配合同劑量的維生素B_2、B_6使用，以發揮協同作用。

肌醇（維生素B_8）

肌醇能鎮定情緒，研究上發現肌醇有改善憂鬱症、經前不悅症的潛力[17]。肌醇建議劑量為每天兩百五十到五百毫克。

維生素D的重要性

維生素D缺乏已被確認為流行病，若不足和多種神經系統疾病有關，除了憂鬱症，還包括多發性硬化症、阿茲海默症、巴金森氏症、思覺失調症[18]。

　　針對有維生素D缺乏的憂鬱症患者補充維生素D，可以改善憂鬱症[19]。研究也發現，針對此族群提供單次三十萬國際單位的維生素D注射，三個月後，血清鈣濃度增加，鬱症狀明顯降低。維生素D除了改善憂鬱症狀並且相當安全[20]。

　　針對維生素D的統合分析證實：補充維生素D能改善憂鬱症患者、或達臨床明顯憂鬱程度的憂鬱症狀，但無法改善一般人的憂鬱情緒[21]。維生素D不只是改善憂鬱症狀，還能改善代謝症候群。

　　一項研究中，以隨機分派方式提供憂鬱症患者每週維生素D五萬國際單位膠囊補充或安慰劑，連續八週。維生素D補充組血液中25-羥基維生素D濃度增加20.4mg/L，後者降低0.9mg/L，憂鬱症狀有改善的趨勢。此外，維生素D補充組胰島素濃度降低、胰島素阻抗降低、胰島細胞功能提升、血清抗氧化能力增加、麩胱甘肽濃度增加，表示補充維生素D能讓血糖代謝正常化，氧化壓力降低[22]。這些都是改善大腦症狀的關鍵。

　　維生素D和維持認知功能很有關係。《美國老年醫學會期刊》的中國追蹤研究發現，血清維生素D濃度愈低，認知功能退化愈嚴重[23]。同時，若把維生素D濃度高低分成四個族群，和最高的人相比，第二高的族群認知退化的機會是一點九倍，第三高是二點六倍，最低者達到三點二倍[24]。這是因為維生素D具有神經保護效果，牽涉鈣離子平衡、神經新生、免疫調控、抗氧化、清除類澱粉沉積等[24]。

　　第二代抗精神病劑雖然能改善思覺失調症狀，但它所導致的代謝症候群卻也令人詬病。研究發現，服用第二代抗精神病劑的患者補充維生素D，能夠調節胰島素相關的基因表現與訊息傳導，因此能顯著降低高血糖或糖尿病的機率[25]、[26]。

　　維生素D也可能改善自閉症狀。目前已有雙盲隨機分派試驗，針對平均十歲的自閉症孩童提供四個月的維生素D或安慰劑，前者為每公斤三百國際單位，總量不超過五千國際單位。結果，維生素D組的孩童在自閉症狀明顯改善，並且相當安全[27]。若懷疑有維生素D缺乏，建議接受血液檢驗，確認不足後攝取，補充範圍在兩千到一萬國際單位，維持25-OH維生素D在四十到六十毫微克／毫升之間。

　　我鼓勵你維持適當日照時間或接受光照治療（light therapy），除了能直接產生維生素D，也能調節褪黑激素與血清素，對季節性憂鬱症（SAD）的改善效果十分明確，是很有潛力的治療方式[28]。

　　在缺乏日照時，每天補充八百至一千國際單位是需要的[29]。不過，補充維生素D需要特別注意：濃度過高會有脂肪累積現象，提高中毒風險。

維生素C的重要性

　　在當今不健康的生活型態、高度身心壓力、錯誤飲食與營養、久坐少動型態等因素之下，我建議每個人都應額外補充維生素C。維生素C的「十全武功」，直接或間接對大腦健康有幫助，包括：

抗壓力

　　維生素C是重要的抗壓力營養素，將多巴胺催化為正腎上腺素與腎上腺素，應付各種生理與心理壓力。維生素C幫助離胺酸醇化形成肉鹼，這是粒線體代謝脂肪、產生能量的關鍵胺基酸，產生能量與活力。

　　針對憂鬱症的兒童，在抗憂鬱劑（百憂解）之外，額外補充每天一千毫克的維生素C，能明顯增強抗憂鬱療效[30]。

抗發炎

　　維生素C能夠調節發炎激素，降低過度發炎，改善肥胖與代謝症候群[31]、[32]。

抗過敏

　　能夠穩定肥大細胞、加速發炎物質組織胺的代謝，降低氣喘、過敏性鼻炎、過敏性結膜炎，或異位性皮膚炎症狀。

抗氧化

中和自由基，避免自由基氧化身體組織與DNA，避免形成大腦退化疾病。它可以幫助血液中的氧化膽固醇分解為膽酸，保持血管彈性，預防動脈硬化和血栓形成，也可以預防膽結石。

此外，能夠保護男性精子免於發炎與自由基危害，增加男性精子活動力、女性排卵，也能改善不孕。

解毒

維生素C是肝臟進行解毒作用必需，保護肝臟細胞不受中間代謝產物毒害。肝臟不僅「其貌不揚」，而且「寡言木訥」，默默幫助我們處理重金屬（鉛、汞、鎘、砷）、環境荷爾蒙（塑化劑、雙酚A、壬基苯酚、三丁錫）等毒物。在腸道中，維生素C能阻止亞硝酸胺（在香腸、火腿、臘肉中的防腐劑）被轉化為亞硝酸胺，這是台灣常見的致癌物。

強化結構

維生素C是身體結締組織的靈魂。膠原蛋白的合成一定要有它，才能讓兩種胺基酸離胺酸與脯胺酸聚合，強化全身黏膜、血管、皮膚、牙齦、與眼球水晶體結構，提升腸道與血腦障壁功能。

吸收礦物質

幫助小腸吸收鈣、磷、鐵，改善骨質疏鬆症與缺鐵型貧血。需要注意的是，補充鐵劑又服用大量維生素C，可能導致鐵中毒。

抗菌

維生素C活化白血球殺細菌與病毒，有預防感冒的功效[33]。白血球中的維生素C是血液的三十倍，有其重要生理角色。當白血球透過釋放自由基殺害微生物時，自己需要維生素C的保護，才不會被自由基與強烈的氧化作用傷害，也能保護鄰近細胞不被自由基傷害。

抗癌

維生素C可以阻止細胞遺傳物質突變，並藉由強化膠原蛋白障壁功能，防堵癌細胞擴散。

抗老化

老化的關鍵是慢性發炎與自由基過多，導致組織結構、細胞與DNA氧化，走向老化與癌化。維生素C擁有上述各種武功，因此能夠抗老化。

維生素C建議補充劑量為每天五百到四千毫克。

維生素E的重要性

加拿大一項為期十一年的銀髮族追蹤研究顯示，有補充維生素E（或加上維生素C）的老人和沒有補充的相比，出現認知缺損、阿茲海默症、失智症的機會分別下降了23％、40％、38％，這是相當可觀的差距。研究建議銀髮族固定補充維生素E與維生素C [34]。

最新統合分析顯示，在阿茲海默症的保護因子當中，有四種營養攝取證據性強，屬於最高等級，它們分別是：維生素E、維生素C、葉酸、咖啡 [35]。

另一項統合分析也顯示，飲食中若富含維生素E，能降低阿茲海默症機率達24％，富含維生素C為17％，富含維生素A為12％。維生素E因強力抗氧化效果，達到比維生素C、維生素A更好的神經保護效果 [36]。維生素E對於輕度到中度的失智症，也有不同程度的改善 [37]。

維生素E每日建議補充劑量：兩百到一千兩百國際單位。

維生素A的重要性

　　維生素A的植物形式是知名的 β 胡蘿蔔素，由兩個維生素A分子對接而成，為強抗氧化劑，可以發揮類似維生素C、E的作用，減輕細胞氧化壓力，減少神經損害，預防神經退化疾病，特別是阿茲海默症。德國一項研究發現，和健康老人相比，輕度失智症患者血液中的 β 胡蘿蔔素、維生素C明顯較低[38]。

　　原則上由食物攝取較佳。在乾眼症、夜盲、眼睛疾病、肺氣腫、甲狀腺亢進或懷疑有缺乏的狀況下，額外補充。

　　維生素A建議補充劑量：每日五千到一萬國際單位。

功能強大的維生素A酸

　　你聽過A酸嗎？它是維生素A衍生物，和腫瘤醫學、皮膚醫學有密切關係。全反式A酸（All-trans-retinoic acid, ATRA：Tretinoin）隸屬第一代A酸，用於急性骨髓性白血病第三型（又稱APL）的治療，療效佳且副作用較少。

　　在皮膚醫學方面，全反式A酸的外用劑型，用於痤瘡（青春痘）治療，療效佳。但因刺激性大，目前已有第二代A酸（13-cis retinoic acid：Isotretinoin）以及第三代A酸（Polyaromatic retinoids：Adapalene, Tazarotene）的外用劑型發明，大幅減少了副作用。

　　運用口服第二代A酸來治療痤瘡（青春痘），受到皮膚醫學界非常大的重視。

大腦營養學全書：

減輕發炎、平衡荷爾蒙、優化腸腦連結的抗老化聖經

參考書目

① Papakostas GI, Cassiello CF, Iovieno N. Folates and S-adenosylmethionine for major depressive disorder. Can J Psychiatry. 2012;57(7):406-413.

② Papakostas GI, Shelton RC, Zajecka JM, et al. Effect of adjunctive L-methylfolate 15 mg among inadequate responders to SSRIs in depressed patients who were stratified by biomarker levels and genotype: results from a randomized clinical trial. J Clin Psychiatry. 2014;75(8):855-863.

③ Fava M, Mischoulon D. Folate in depression: efficacy, safety, differences in formulations, and clinical issues. J Clin Psychiatry. 2009;70(Suppl 5):12-17.

④ Roffman JL, Lamberti JS, Achtyes E, et al. Randomized multicenter investigation of folate plus vitamin B12 supplementation in schizophrenia. JAMA Psychiatry. 2013;70(5):481-489.

⑤ Suren P, Roth C, Bresnahan M, et al. Association between maternal use of folic acid supplements and risk of autism spectrum disorders in children. JAMA. 2013;309(6):570-577.

⑥ Spence JD. Metabolic vitamin B12 deficiency: a missed opportunity to prevent dementia and stroke. Nutr Res. 2016;36(2):109-116.

⑦ Pawlak R. Is vitamin B12 deficiency a risk factor for cardiovascular disease in vegetarians? Am J Prev Med. 2015;48(6):e11-26.

⑧ Hooshmand B, Mangialasche F, Kalpouzos G, et al. Association of Vitamin B12, Folate, and Sulfur Amino Acids With Brain Magnetic Resonance Imaging Measures in Older Adults: A Longitudinal Population-Based Study. JAMA Psychiatry. 2016;73(6):606-613.

⑨ Petridou ET, Kousoulis AA, Michelakos T, et al. Folate and B12 serum levels in association with depression in the aged: a systematic review and meta-analysis. Aging Ment Health. 2016;20(9):965-973.

⑩ Edney LC, Burns NR, Danthiir V. Subjective well-being in older adults: folate and vitamin B12 independently predict positive affect. Br J Nutr. 2015;114(8):1321-1328.

⑪ Almeida OP, Ford AH, Flicker L. Systematic review and meta-analysis of randomized placebo-controlled trials of folate and vitamin B12 for depression. Int Psychogeriatr. 2015;27(5):727-737.

⑫ Kadihasanoglu M, Kilciler M, Kilciler G, et al. Relation between blood vitamin B12 levels with premature ejaculation: case-control study. Andrologia. 2016:12657.

⑬ Almeida OP, Ford AH, Hirani V, et al. B vitamins to enhance treatment response to antidepressants in middle-aged and older adults: results from the B-VITAGE randomised, double-blind, placebo-controlled trial. Br J Psychiatry. 2014;205(6):450-457.

⑭ Jerneren F, Elshorbagy AK, Oulhaj A, Smith SM, Refsum H, Smith AD. Brain atrophy in cognitively impaired elderly: the importance of long-chain omega-3 fatty acids and B vitamin status in a randomized controlled trial. Am J Clin Nutr. 2015;102(1):215-221.

⑮ Lavigne PM, Karas RH. The current state of niacin in cardiovascular disease prevention: a systematic review and meta-regression. J Am Coll Cardiol. 2013;61(4):440-446.

⑯ Mikkelsen K, Stojanovska L, Apostolopoulos V. The effects of vitamin B in depression. Curr Med Chem. 2016:20.

⑰ Mukai T, Kishi T, Matsuda Y, Iwata N. A meta-analysis of inositol for depression and anxiety disorders. Hum Psychopharmacol. 2014;29(1):55-63.

⑱ Tuohimaa P, Keisala T, Minasyan A, Cachat J, Kalueff A. Vitamin D, nervous system and aging. Psychoneuroendocrinology. 2009;34(Suppl 1):S278-286.

⑲ Parker GB, Brotchie H, Graham RK. Vitamin D and depression. J Affect Disord. 2016;208:56-61.

⑳ Mozaffari-Khosravi H, Nabizade L, Yassini-Ardakani SM, Hadinedoushan H, Barzegar K. The effect of 2 different single injections of high dose of vitamin D on improving the depression in depressed patients with vitamin D deficiency: a randomized clinical trial. J Clin Psychopharmacol. 2013;33(3):378-385.

㉑ Shaffer JA, Edmondson D, Wasson LT, et al. Vitamin D supplementation for depressive symptoms: a systematic review and meta-analysis of randomized controlled trials. Psychosom Med. 2014;76(3):190-196.

㉒ Sepehrmanesh Z, Kolahdooz F, Abedi F, et al. Vitamin D Supplementation Affects the Beck Depression Inventory, Insulin Resistance, and Biomarkers of Oxidative Stress in Patients with Major Depressive Disorder: A Randomized, Controlled Clinical Trial. J Nutr. 2016;146(2):243-248.

㉓ Chei CL, Raman P, Yin ZX, Shi XM, Zeng Y, Matchar DB. Vitamin D levels and cognition in elderly adults in China. J Am Geriatr Soc. 2014;62(11):2125-2129.

㉔ Matchar DB, Chei CL, Yin ZX, et al. Vitamin D Levels and the Risk of Cognitive Decline in Chinese Elderly People: the Chinese Longitudinal Healthy Longevity Survey. J Gerontol A Biol Sci Med Sci. 2016;71(10):1363-1368.

㉕ Nagashima T, Shirakawa H, Nakagawa T, Kaneko S. Prevention of antipsychotic-induced hyperglycaemia by vitamin D: a data mining prediction followed by experimental exploration of the molecular mechanism. Sci Rep. 2016;6:26375.

㉖ Dang R, Jiang P, Cai H, et al. Vitamin D deficiency exacerbates atypical antipsychotic-induced metabolic side effects in rats: involvement of the INSIG/SREBP pathway. Eur Neuropsychopharmacol. 2015;25(8):1239-1247.

㉗ Saad K, Abdel-Rahman AA, Elserogy YM, et al. Randomized controlled trial of vitamin D supplementation in children with autism spectrum disorder. J Child Psychol Psychiatry. 2016:12652.

㉘ Lam RW, Levitt AJ, Levitan RD, et al. Efficacy of Bright Light Treatment, Fluoxetine, and the Combination in Patients With Nonseasonal Major Depressive Disorder: A Randomized Clinical Trial. JAMA Psychiatry. 2016;73(1):56-63.

㉙ Holick MF, Chen TC. Vitamin D deficiency: a worldwide problem with health consequences. Am J Clin Nutr. 2008;87(4):1080S-1086S.

㉚ Amr M, El-Mogy A, Shams T, Vieira K, Lakhan SE. Efficacy of vitamin C as an adjunct to fluoxetine therapy in pediatric major depressive disorder: a randomized, double-blind, placebo-controlled pilot study. Nutr J. 2013;12:31.

㉛ Garcia-Diaz DF, Lopez-Legarrea P, Quintero P, Martinez JA. Vitamin C in the treatment and/or prevention of obesity. J Nutr Sci Vitaminol (Tokyo). 2014;60(6):367-379.

㉜ de Oliveira BF, Veloso CA, Nogueira-Machado JA, et al. Ascorbic acid, alpha-tocopherol, and beta-carotene reduce oxidative stress and proinflammatory cytokines in mononuclear cells of Alzheimer's disease patients. Nutr Neurosci. 2012;15(6):244-251.

㉝ Johnston CS, Barkyoumb GM, Schumacher SS. Vitamin C supplementation slightly improves physical activity levels and reduces cold incidence in men with marginal vitamin C status: a randomized controlled trial. Nutrients. 2014;6(7):2572-2583.

㉞ Basambombo LL, Carmichael PH, Cote S, Laurin D. Use of Vitamin E and C Supplements for the Prevention of Cognitive Decline. Ann Pharmacother. 2017;51(2):118-124.

㉟ Xu W, Tan L, Wang HF, et al. Meta-analysis of modifiable risk factors for Alzheimer's disease. J Neurol Neurosurg Psychiatry. 2015;86(12):1299-1306.

㊱ Li FJ, Shen L, Ji HF. Dietary intakes of vitamin E, vitamin C, and beta-carotene and risk of Alzheimer's disease: a meta-analysis. J Alzheimers Dis. 2012;31(2):253-258.

㊲ Ajith TA, Padmajanair G. Mitochondrial Pharmaceutics: A New Therapeutic Strategy to Ameliorate Oxidative Stress in Alzheimer's Disease. Curr Aging Sci. 2015;8(3):235-240.

㊳ von Arnim CA, Herbolsheimer F, Nikolaus T, et al. Dietary antioxidants and dementia in a population-based case-control study among older people in South Germany. J Alzheimers Dis. 2012;31(4):717-724.

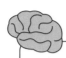

第 **15** 章

礦物質、植化素、胺基酸 及其他營養素對大腦的效用

礦物質的重要性

鋅

　　鋅，牽涉多項和憂鬱病理相關的內分泌、免疫、神經活動。《生物精神醫學》大型統合分析顯示：和健康人相比，憂鬱症患者血清鋅濃度少了 1.85μ mol/L，在統計上的差異極其顯著（p ＜ 0.00001）。這項差異在住院病人當中，比社區患者更明顯，在研究方法嚴謹的論文中也更顯著 [1]。針對憂鬱症患者補充鋅是個有潛力的策略。

　　果然，研究發現，針對服用抗憂鬱劑的憂鬱症患者，連續十二週每天補充硫酸鋅二十五毫克，能進一步改善憂鬱症狀，推測不透過發炎機轉 [2]、[3]。若女性有經前不悅症狀，且鋅濃度不足時，補充鋅能改善憂鬱症狀 [4]。針對過重或肥胖族群，連續十二週每天補充三十毫克鋅，血液中腦源神經生長因子濃度增加，憂鬱症狀明顯改善。但沒有達到明顯憂鬱的族群，則沒有任何改善 [5]。

　　針對三種主要失智症型態（阿茲海默症、路易氏體失智症、巴金森氏症失智症）患者身故後的大腦解剖顯示，大腦突觸的鋅轉運體愈少，生前憂鬱症狀愈嚴重。這顯示不僅是鋅的血清濃度和憂鬱有關，鋅的代謝活動低落也有關 [6]。

　　《歐洲臨床營養期刊》研究發現，每天使用七毫克鋅達十週的女性，憤怒、敵意、憂鬱、沮喪的情緒都明顯降低，效果和服用綜合維生素相

當，但服用鋅的女性血清鋅濃度有顯著提升 ⑦。

成人每日建議劑量為十二至十五毫克。

鎂

芬蘭一項長達二十年的追蹤研究中，中年男性（四十二至六十一歲）飲食中有適量鎂攝取的人，比起鎂攝取不足的人，有較少機會因憂鬱症住院。鎂攝取愈多，得憂鬱症機會愈低 ⑧。有趣的是，在這項長期追蹤研究中，並未證實中年男性的「鋅」攝取和得到憂鬱症的關係 ⑨。

針對女性的研究也發現，攝取鎂明顯可以降低重鬱症與輕鬱症（持續性憂鬱症）的發生（鋅、葉酸也有此效應），且有較少焦慮與憂鬱症狀 ⑩。鎂也能改善女性經前症候群。

銀髮族有半數深受失眠所苦，可能因為生理節律的變化、環境與生活方式改變，營養素的攝取、吸收、維持與利用等，因老化而有很大改變。針對銀髮族每天補充五百毫克鎂，和服用安慰劑組相比，發現前者能延長睡眠時間、增加睡眠效率、提升褪黑激素、降低血液中的壓力荷爾蒙皮質醇⑪。

酒精依賴的患者不喝酒的時候，會出現戒斷症狀，其中包含失眠。藉由補充鎂，有改善失眠的可能 ⑫。

成人每日建議劑量為兩百五十至五百毫克。

鐵

台北榮民總醫院精神醫學部團隊分析健保資料庫，發現兒童青少年若有缺鐵性貧血，明顯增加憂鬱症、躁鬱症、焦慮症、自閉症、注意力不足／過動症、抽搐症（妥瑞氏症）、發展遲緩、智能障礙的機率。其中，躁鬱症風險高達五點八倍，自閉症為三點零八倍 ⑬。身體有足夠的鐵，並且避免缺鐵性貧血，對於大腦十分重要。

前述台灣國家衛生研究院發現，超過三成銀髮族出現憂鬱症狀，同時缺乏血紅素、維生素B$_6$、葉酸等三種關鍵營養的人，憂鬱風險可達七倍⑭。血紅素不足最重要的原因正是鐵質不足。

　　然而，鐵不可過度補充，鐵質過高將導致氧化壓力，增加自由基對神經細胞的傷害，導致大腦白質病變，和認知功能退化與憂鬱有關 [15]。

　　成人每日建議劑量為十到十五毫克，孕婦為三十毫克。

鋰

　　鋰能夠降低花生四烯酸、減少腦部發炎，增加 17-羥基 DHA、調節神經傳導物質、保護腦部免於老化，達到穩定情緒、改善憂鬱的效果。

　　鋰能夠增加前額葉、前扣帶迴、下視丘體積。極低劑量的鋰，一天三百微克，能改善阿茲海默症患者認知退化程度。飲水中鋰濃度較高，能夠減少所有原因的死亡。能夠延長線蟲的壽命，具有抗衰老潛力 [16]。

　　我幫客戶進行「毒性重金屬與微量營養素檢測」的經驗裡，發現許多有大腦症狀或自律神經失調的患者，都有鋰過低問題。我並沒有叫他們直接吃鋰鹽，而是找出鋰不足的原因。

　　我發現最常見的因素包括：長期食用精製碳水化合物、很少吃全穀或蔬果、或喝逆滲透水。長期下來，鋰這類微量礦物質就嚴重缺乏了。

　　美國整合醫療專家暨精神科醫師 James Greenblatt 建議，躁鬱症患者若合併家族史（躁鬱症或憂鬱症），可以考慮每天補充低劑量乳清酸鋰五至二十毫克。

鈣

　　睡前服用鈣與鎂補充錠（最佳比例為二比一），可以穩定自律神經，改善失眠症狀。

　　成人每日建議量為一千到一千五百毫克，若超過兩千五百毫克，有便祕與腎結石的可能。天然骨鈣（MCHC）形式則較無結石風險。

銅

　　銅能協助多巴胺轉換成正腎上腺素；銅濃度過高或過低，與憂鬱症有關。需要留意的是，過度補充鋅，會導致銅濃度不足；反之，過度攝取銅，導致鋅缺乏。根據血液檢測結果，補充銅或鋅，可以改善憂鬱症狀。

成人每日建議劑量為九百微克。

鉻

鉻能提升胰島素敏感性、降低膽固醇濃度、減少吃糖渴望，平穩情緒。針對輕鬱症患者的研究發現，補充鉻能改善憂鬱症狀，遠優於安慰劑。

成人補充劑量為每日五十至兩百微克。

碘

事實上，甲狀腺荷爾蒙是抗憂鬱劑的輔助療法之一，能改善難治型憂鬱症。因此，透過補充碘，提升甲狀腺荷爾蒙的分泌，是個合理的策略，應根據血液檢測結果來決定。

成人補充劑量每日為一百五十微克。

硒

是身體製造麩胱甘肽的關鍵輔酶，也是麩胱甘肽過氧化酶作用必要的輔酶，才能清除體內過氧化物，如脂質過氧化物、過氧化氫，減少對細胞結構的傷害，發揮神經保護效果。硒是重要抗氧化物，和維生素 E 有協同作用，減緩身體老化、提振活力。

成人每日建議劑量為五十五微克。

植化素的重要性

蔬果當中有大量的植化素，植物因為有植化素的保護，而能夠更強壯、抵抗微生物傷害。植化素本來是植物用來抵抗環境壓力的產物，但人類攝食後，也能幫助我們抵抗環境壓力，這稱為異物種激效作用（Xeno-hormesis）[17]。

能改善大腦症狀的植化素，最多證據的有：**白藜蘆醇、薑黃素、原**

花青素、兒茶素、黃烷醇，具有抗發炎、抗氧化特性，保護神經元免於氧化壓力傷害，並啟動細胞正常自戕反應以移除細胞殘骸，因而能預防失智症。

原花青素已於「改善大腦症狀的飲食療法」中介紹，兒茶素富含於綠茶中、黃烷醇富含於可可，於「改善大腦症狀最常見的藥草」中介紹，以下介紹白藜蘆醇、薑黃素：

白藜蘆醇

白藜蘆醇（Resveratrol）為多酚類植化素，富含於葡萄等種子與果皮中，也保存在紅酒當中，具有抗發炎、抗氧化、細胞保護功能。反式白藜蘆醇則從日本虎杖草提煉出，在中藥稱為虎杖，是常見的形式。

白藜蘆醇是知名的抗老化營養素，《細胞》研究指出：白藜蘆醇能透過活化粒線體因子PGC-1α、去乙醯酶SIRT1，增進粒線體氧化效率、促進粒線體新生，達到提升活力的效果。在動物實驗中，能夠預防肥胖、胰島素阻抗[18]。

德國研究團隊針對健康但過重的銀髮族，提供每天兩百毫克的白藜蘆醇連續半年，發現字詞記憶明顯優於對照組，而且海馬迴功能性連結增加。同時，糖化血色素、體脂肪都降低，瘦素增加，都是代謝症候群改善的指標。字詞記憶的表現，和海馬迴與內側前額葉之間的功能性連結增加、糖化血色素下降有明顯關聯[19]。

《神經學》研究中，針對輕度至中度阿茲海默症患者，提供白藜蘆醇或安慰劑，前者每天五百毫克逐步升至最高的兩千毫克劑量，為期一年。結果從血液指標中，發現相對於白藜蘆醇組，安慰劑組的失智症明顯惡化。白藜蘆醇能夠跨越血腦屏障，在大腦產生神經保護效果[20]。

白藜蘆醇在抗失智的作用機制，是透過抗發炎、抗氧化、抗β類澱粉沉積、活化去乙醯酶SIRT1、增加類澱粉前驅蛋白的α切割，以及促進細胞自噬（Autophagy）機轉[21]。

細胞自噬在低等真核生物中，是透過細胞內溶小體的分解作用，讓生物在飢餓狀態下能夠存活。到了高等生物，細胞自噬又扮演了更積極的角

色，藉由損壞或多餘的蛋白質與胞器，維持細胞運作品質。這項機轉若出現問題，將產生老化相關疾病，如神經退化疾病、癌症。熱量限制法（在「改善大腦症狀的飲食療法」中介紹）正是透過調節細胞自噬作用，達到抗老化作用。白藜蘆醇、薑黃素、兒茶素等植化素，可能也透過此機轉[19]。細胞自噬的發現，正是2016年諾貝爾醫學獎得主，日本東京工業大學教授大隅良典（Yoshinori Ohsumi）的重大貢獻。

在慢性壓力的動物模型中，血中腎上腺荷爾蒙增加、大腦前額葉與海馬迴腦源神經生長因子（BDNF）減少，白藜蘆醇能逆轉它，發揮抗壓力項果[22]。白藜蘆醇也能抑制前額葉與海馬迴單胺氧化酶Ａ型功能，提升血清素與正腎上腺素濃度，達成抗憂鬱[23]、[24]。它還能阻止雙酚Ａ引發自閉症，可能和提升BDNF有關[25]。

薑黃素

薑黃素（Curcumin）存於薑黃中，為薑科薑黃屬植物，是咖哩的主要成分，在東亞與中亞常用的調味料，在印度、印尼與中國醫藥中使用了數千年。中藥稱為鬱金，常用於憂鬱與失眠的治療。薑黃素有很好的抗發炎反應，研究發現，每日薑黃素一點二公克，連續兩週就能改善類風濕性關節炎的症狀。

《臨床精神藥理學期刊》研究中，針對中國天津安定醫院服用抗憂鬱劑的憂鬱症患者，額外提供六週每天兩千毫克的薑黃素，和安慰劑相比，憂鬱症狀明顯改善，血液中發炎激素減少、BDNF增加、唾液皮質醇降低。薑黃素有潛力作為憂鬱症的輔助療法[26]。

薑黃素為何有抗憂鬱效果？它能刺激BDNF分泌，增進海馬迴神經再生，提高神經可塑性，同時，發揮單胺氧化酶抑制劑作用，提升前額葉皮質血清素、多巴胺、正腎上腺素濃度，也能直接調節大腦中的血清素受體，發揮抗憂鬱效果[27]、[28]。

薑黃素在改善認知功能方面，得到相當高的關注。一項針對健康銀髮族的研究，發現和安慰劑相比，補充薑黃素，在一小時後增進專注力與工作記憶力，連續補充四週後，工作記憶力以及情緒狀態（平靜感、滿足

感、不疲勞）都更好，且補充時有更顯著的立即效果，包括清醒度與滿足感。同時，薑黃素還降低了總膽固醇、低密度膽固醇[29]。

澳洲一項針對社區銀髮族的研究，每天讓受試者補充薑黃素一千五百毫克，或是安慰劑，半年後，後者出現明顯認知退化，但前者則無此現象[30]。這可能因為薑黃素是強力抗氧化劑，並能與 β 類澱粉蛋白質結合，避免代謝出現錯誤，導致在神經元中沉積，發揮了神經保護效果，有預防失智症的潛力[31]。

胺基酸與其他營養素的重要性

褪黑激素

《睡眠》期刊研究指出：褪黑激素治療某些失眠不僅療效佳，效果甚至超過光照療法[32]。

加拿大小兒醫學會建議針對兒童青少年改善睡眠衛生習慣，加上褪黑激素補充，帶來不錯的效果，褪黑激素使用劑量：嬰兒一毫克、大小孩二點五至三毫克、青少年五毫克，在睡前三十至六十分鐘給予[33]、[34]。一般建議在孩童為短期使用，長期使用的資料較為欠缺[33]。

《美國兒童青少年精神醫學會期刊》（Journal of the American Academy of Child and Adolescent Psychiatry）研究，針對有失眠困擾（入睡時間超過一小時）的注意力不足／過動症孩童，一開始提供睡眠衛教，反應不佳者進入藥物試驗，隨機分派每日五毫克褪黑激素補充或是安慰劑。發現前者入睡時間提早了十六分鐘。作者推薦結合睡眠衛教與褪黑激素補充的做法[35]。若合併的睡眠障礙是睡眠相位延遲，那麼褪黑激素補充效果也非常顯著[36]。

台大醫院副院長江伯倫與兒童過敏免疫研究團隊思考：有異位性皮膚炎的兒童青少年常合併睡眠障礙，然而鎮定劑與安眠藥並不適合用在這個族群，可說沒有好的治療方式。他們也注意到，異位性皮膚炎患者有夜間褪黑激素不足的問題，而且和異位性皮膚炎的嚴重度有關。累積證據指

出，褪黑激素不僅能改善睡眠，而且具有抗氧化特性，有治療潛力。

　　於是，他們開始研究異位性皮膚炎兒童睡眠的治療，以隨機方式提供每天三毫克的褪黑激素或安慰劑，連續四週，孩子異位性皮膚炎明顯改善，平均提早二十一點四分鐘入睡，更重要的是，沒有產生任何不良反應！

　　這篇重要研究登載於國際排名第一的小兒科醫學期刊的《美國醫學會期刊：小兒科學》（JAMA Pediatrics）[37]，並已經申請美國專利。江副院長等人也於台大醫院召開記者會，向世界公布這患者的福音。

　　褪黑激素的應用，在兒童青少年、銀髮族、失智症、生理疾病、精神疾病患者等敏感族群具有相當優勢。《美國老年醫學會期刊》（Journal of the American Geriatrics Society）的一項研究中，提供原發性失眠的銀髮族每天五毫克褪黑激素補充，外加兩百二十五毫克鎂、十毫克鋅，連續八週，和安慰劑相比，睡眠障礙全方面地改善，包括容易入睡、睡眠品質好、醒來不再想睡、白天有精神、睡眠長度，生活品質（生理層面）也提升了[38]。

　　失智症患者常有睡眠障礙，這個族群也很不適合吃鎮定劑與安眠藥，可能導致跌倒、惡化認知症狀的嚴重副作用。統合分析發現：補充褪黑激素平均能夠延長二十四分鐘的睡眠時數，並未發生任何副作用[39]。也有證據顯示，褪黑激素能改善輕度認知障礙患者的認知與憂鬱症狀[40]。

　　高血壓是常見的慢性病，但服用 β 阻斷劑之後，容易產生失眠的副作用，因為 β 阻斷劑會抑制夜間褪黑激素分泌，在夜間補充褪黑激素，應是合理的考量。

　　因此，波士頓知名的布萊根婦女醫院（哈佛醫學院教學醫院）開始一項研究，研究人員邀請十六位中年有高血壓並服用atenolol（天諾敏）或metoprolol（舒壓寧）的患者，以隨機方式每晚服用二點五毫克褪黑激素或安慰劑，連續三週，並安排住進睡眠實驗室進行睡眠量測。

　　結果發現，服用褪黑激素組睡眠時間增加了三十六分鐘，睡眠效率增加了7.6%，入睡時間提早了十四分鐘，第二期睡眠增加四十一分鐘，都達到統計顯著差異。在試驗終止，停用褪黑激素後，入睡時間還提早了

二十五分鐘，顯示褪黑激素有正向的隔夜效應（Carryover effect）！這項重要發現刊載在《睡眠》[41]。

思覺失調症或躁鬱症患者長期吃安眠藥，想減藥時，失眠常變得更嚴重。補充褪黑激素雖然未能改善客觀睡眠數據，但主觀睡眠品質提升了[42]。此外，輪班工作者常有入睡困難問題，睡前補充三毫克褪黑激素，入睡時間減短、睡眠效率增加[43]。

褪黑激素由色胺酸製造，因此補充富含色胺酸的食物有些幫助，包括小麥胚芽、火雞肉、南瓜子等，紅酒或葡萄汁中也有。在美國與加拿大，褪黑激素屬於健康食品，民眾可自行在大賣場選購。在歐洲則是處方藥，由醫師評估開立。每晚三到五毫克的褪黑激素，被認為是有效而且安全的。

腺苷基甲硫胺酸（SAMe）

人體利用甲硫胺酸製造SAMe，在大腦生化反應中，是甲基提供者，調節單胺酸神經傳導。研究發現：不管是單獨使用、或者在服用抗憂鬱劑之外補充，都能改善憂鬱症[44]。

哈佛醫學院暨麻州總醫院難治型憂鬱症中心知名學者Papakostas、Fava等人，針對藥物反應不佳的重度憂鬱症患者，以隨機方式額外補充SAMe每天早晚各八百毫克或安慰劑，為期六週。前者緩解率25.8％，後者11.7％，等於SAMe能再協助四分之一難治型患者繼續改善。這篇重要文章刊登於《美國精神醫學期刊》[45]。

資料分析也顯示，若SAMe作為單獨抗憂鬱療法，在男性療效明顯，但女性卻沒有明顯療效。原因尚不明瞭[46]。SAMe在歐洲是處方藥，可以用口服或注射形式治療憂鬱症。在美國與加拿大，民眾可以自行在大賣場買到。

建議劑量為每天八百至一千六百毫克，為期四到十二週，隨餐服用。CANMAT建議SAMe可作為輕度到中度憂鬱症，或中度至嚴重憂鬱症的輔助療法[47]。

脫氫表雄酮（DHEA）

DHEA在腎上腺產生，由孕烯醇酮轉化而來，是產生睪固酮、雌二醇的前驅荷爾蒙，調節神經內分泌，影響單胺酸與麩胺酸傳導。在二十五歲以後，DHEA的產生持續衰減和缺乏活力與憂鬱症狀有關。

美國精神健康研究院針對有憂鬱症的中年男女，提供DHEA補充，連續六週。發現和控制組相比，不僅憂鬱症狀明顯改善，性功能也改善許多。對比新一代抗憂鬱劑常伴隨性功能障礙的副作用，這項研究結果價值不可言喻，登載於《一般精神醫學彙刊》[48]。

每日建議劑量在女性為五至十毫克，在男性為十至二十五毫克。由於可能增加性荷爾蒙，有乳癌或攝護腺癌風險的患者不應使用。CANMAT建議可作為輕度至中度憂鬱症的單一或輔助療法選項。

乙醯肉鹼（Acetyl-l-carnitine, ALC）

肉鹼由離胺酸與甲硫胺酸合成，被運送到粒線體後，加上乙醯而變成乙醯肉鹼，是粒線體產生能量（ATP）的重要原料，特別在心臟、大腦、肌肉等高耗能細胞。肉鹼也能增加精子活動力與數量，治療男性不孕。

肉鹼對於大腦功能甚為重要，調節神經可塑性、細胞膜功能、神經傳導，在維持記憶功能與情緒上很重要[49]、[50]。神經細胞特別容易受到氧化壓力與活性氧、自由基的傷害，肉鹼發揮抗氧化功能，能夠逆轉這個過程，是阿茲海默症治療很有潛力的方向[51]。

義大利研究團隊發現，正常人血液中肉鹼濃度平均為5.6 μ mol/L，有健忘困擾的是4.3 μ mol/L，有輕度認知障礙者為4.0 μ mol/L，有阿茲海默症者為3.5 μ mol/L，並且在統計上有非常顯著差異。血液中肉鹼不足，可能影響大腦細胞粒線體的能量產出，認知功能可能因而衰退[52]。

肉鹼也有調節情緒作用，它改善輕鬱症的效果等同於抗憂鬱劑，也能改善肝硬化引起大腦症狀的憂鬱程度。副作用少、安全性高，建議可用於無法承受憂鬱劑副作用的銀髮族或生理疾病患者[53]。

食物來源為肉類、魚肉、家禽、奶類。補充劑量建議為一天一千毫

克。CANMAT建議可作為輕度至中度憂鬱症的單一療法選項。

α-硫辛酸（Alpha-lipoic acid）

是含硫的粒線體保護營養素，牽涉整個氧化代謝過程，和它的還原形式二氫硫辛酸（DHLA）一樣，能夠作為抗氧化劑、重金屬螯合劑、調節胰島素與細胞核內發炎（NF-kB）機轉、改善血管內皮功能、提高麩胱甘肽過氧化酶濃度以降低氧化壓力、活化去乙醯酶SIRT1，而增強粒線體功能、改善系統性發炎[54~56]。

α-硫辛酸的作用很特別，能夠還原其他被自由基氧化的抗氧化劑，包括我們前面談了不少的維生素C、E、麩胱甘肽等，它們就像在戰場上負傷的軍人，在醫院接受α-硫辛酸的治療，又能充滿活力地重回戰場，發揮抗氧化功能。α-硫辛酸的療效範圍包含糖尿病與併發症、高血壓、某些癌症。

α-硫辛酸對於輕度阿茲海默症，可減緩其認知功能退化，和它能提升乙醯膽鹼製造、清除神經細胞的自由基、減輕神經發炎有關[55、57~59]。

α-硫辛酸的營養來源包括：蔬菜如菠菜、花椰菜、番茄，以及肉類。α-硫辛酸補充劑量為每日五十至六百毫克。

N-乙醯半胱胺酸（N-Acetylcysteine, NAC）

NAC是胺基酸半胱胺酸的乙醯衍生物，是強力抗氧化劑。它是治療乙醯胺酚（普拿疼）過量最重要的肝臟解毒劑，也是常用的化痰劑，更是肝臟關鍵解毒分子麩胱甘肽的前驅物。

NAC能降低神經細胞的氧化壓力、促進神經新生作用、改善粒線體失調、改善神經發炎、調控麩胺酸與多巴胺活動。目前已有相當多嚴謹的臨床試驗證實，NAC可以改善憂鬱症、雙相情緒障礙症（躁鬱症）鬱期、創傷後壓力症、強迫症、強迫相關障礙症（如拔毛、摳皮、咬指甲）、物質使用障礙症（成癮）、阿茲海默症、巴金森氏症等，特別是作為輔助療法[60~64]。

NAC補充劑量為每日二至四公克。

麩胱甘肽（Glutathione）

麩胱甘肽是由「麩」胺酸、半「胱」胺酸、「甘」胺酸三種胺基酸組合而成的胜「肽」，所以稱為「麩胱甘肽」，有兩種形式：氧化態的GSSG以及還原態的GSH，是身體非常關鍵的抗氧化劑，協助麩胱甘肽過氧化酶、麩胱甘肽硫轉移酶，清除人體中的活性氧與自由基，降低氧化壓力對腦部的傷害。

在肝臟，麩胱甘肽扮演極重要的解毒角色。它能提高酒精去氫酶與乙醛去氫酶的活性，預防酒精引起的肝臟毒性和脂肪肝，也能代謝重金屬，跟甲基汞結合並排出體外，最終能降低重金屬引起的氧化壓力。此外，它能改善肝臟發炎。

當麩胱甘肽不足，導致氧化壓力過大、粒線體損傷、免疫功能失調，導致許多神經免疫疾病，如憂鬱症、慢性疲勞症候群、輕度認知障礙、阿茲海默症、巴金森氏症等[56]、[65]。

此外，懷孕期間若有憂鬱，嬰兒臍帶血中的麩胱甘肽過氧化酶會降低，可能影響胎兒腦部發育[66]。對抗憂鬱劑反應不好的憂鬱患者，正是有氧化壓力過大的問題[67]。還好，前述的NAC、薑黃素、白藜蘆醇等，能提升麩胱甘肽的濃度，降低大腦氧化壓力[56]、[65]。

食物來源為動物肝臟、麵包酵母、小麥胚芽。麩胱甘肽補充劑量為每日六百五十至七百五十毫克。

磷脂醯絲胺酸（Phosphatidylserine, PS）

PS是腦細胞膜與髓鞘富含的成分，補充後能夠通過血腦屏障，進入大腦細胞，能改善多項認知功能：形成短期記憶、長期記憶、形成新記憶、搜尋記憶、學習與回想、維持專注力、推理與解決問題、語言、溝通。

證據顯示，PS能改善銀髮族認知功能、記憶力，以及孩童注意力不足、過動、健忘症狀。PS也能穩定承受壓力時的皮質醇濃度[68]、[69]。

食物來源為大豆。建議補充劑量為每天兩百至八百毫克。

磷脂醯膽鹼（Phosphatidylcholine, PC）

PC又稱為為卵磷脂（Lecithins），結構中的膽鹼加上乙醯基，就合成為乙醯膽鹼，對於神經系統功能十分重要，和記憶、專注力、情緒都有關。當血液中的卵磷脂愈低，憂鬱症狀愈嚴重[70]。

食物來源包括蛋黃、大豆、肝臟、牛奶等。建議補充劑量為每天十到三十公克。

色胺酸或5-羥色胺酸（5-HTP）

色胺酸是製造血清素的核心原料，5-羥色胺酸為中間產物，然而身體無法自行製造，完全從飲食當中獲取。由此可理解，現代人錯誤的飲食方式導致色胺酸缺乏，當然容易情緒不穩。額外補充可提升血清素的神經傳導，從而產生抗憂鬱效果[71]。

色胺酸補充建議劑量為每天二至四公克，維持三至四個月。但因臨床證據稍弱，CANMAT與《美國精神醫學期刊》最新臨床指引並未推薦色胺酸或5-HTP補充劑。

γ-胺基丁酸（GABA）

大腦天然的鎮定劑，能抑制過度的交感神經活動，減少心理焦慮、肌肉緊繃。臨床證據顯示，GABA能改善睡眠障礙，增加睡眠 α 波（放鬆程度）、降低 β 波（清醒程度），縮短入睡時間、減少淺眠、提升睡眠品質，同時，還能提高唾液IgA濃度，顯示免疫力提高。

建議補充劑量為每天兩百五十到七百五十毫克。

γ-穀維素（Gamma-oryzanol）

為米糠萃取物，能提升副交感神經活性，改善自律神經失調。γ-穀維素具有強抗氧化作用，效力是維生素E的四倍，亦能改善膚質、降低膽固醇、穩定血糖、預防肥胖、改善更年期症狀[72~74]。

建議補充劑量為每天一百到三百毫克。

參考書目 --

① Swardfager W, Herrmann N, Mazereeuw G, Goldberger K, Harimoto T, Lanctot KL. Zinc in depression: a meta-analysis. Biol Psychiatry. 2013;74(12):872-878.

② Lai J, Moxey A, Nowak G, Vashum K, Bailey K, McEvoy M. The efficacy of zinc supplementation in depression: systematic review of randomised controlled trials. J Affect Disord. 2012;136(1-2):e31-39.

③ Ranjbar E, Shams J, Sabetkasaei M, et al. Effects of zinc supplementation on efficacy of antidepressant therapy, inflammatory cytokines, and brain-derived neurotrophic factor in patients with major depression. Nutr Neurosci. 2014;17(2):65-71.

④ Lomagno KA, Hu F, Riddell LJ, et al. Increasing iron and zinc in pre-menopausal women and its effects on mood and cognition: a systematic review. Nutrients. 2014;6(11):5117-5141.

⑤ Solati Z, Jazayeri S, Tehrani-Doost M, Mahmoodianfard S, Gohari MR. Zinc monotherapy increases serum brain-derived neurotrophic factor (BDNF) levels and decreases depressive symptoms in overweight or obese subjects: a double-blind, randomized, placebo-controlled trial. Nutr Neurosci. 2015;18(4):162-168.

⑥ Whitfield DR, Vallortigara J, Alghamdi A, et al. Depression and synaptic zinc regulation in Alzheimer disease, dementia with lewy bodies, and Parkinson disease dementia. Am J Geriatr Psychiatry. 2015;23(2):141-148.

⑦ Sawada T, Yokoi K. Effect of zinc supplementation on mood states in young women: a pilot study. Eur J Clin Nutr. 2010;64(3):331-333.

⑧ Yary T, Lehto SM, Tolmunen T, et al. Dietary magnesium intake and the incidence of depression: A 20-year follow-up study. J Affect Disord. 2016;193:94-8.

⑨ Lehto SM, Ruusunen A, Tolmunen T, Voutilainen S, Tuomainen TP, Kauhanen J. Dietary zinc intake and the risk of depression in middle-aged men: a 20-year prospective follow-up study. J Affect Disord. 2013;150(2):682-685.

⑩ Jacka FN, Maes M, Pasco JA, Williams LJ, Berk M. Nutrient intakes and the common mental disorders in women. J Affect Disord. 2012;141(1):79-85.

⑪ Abbasi B, Kimiagar M, Sadeghniiat K, Shirazi MM, Hedayati M, Rashidkhani B. The effect of magnesium supplementation on primary insomnia in elderly: A double-blind placebo-controlled clinical trial. J Res Med Sci. 2012;17(12):1161-1169.

⑫ Hornyak M, Haas P, Veit J, Gann H, Riemann D. Magnesium treatment of primary alcohol-dependent patients during subacute withdrawal: an open pilot study with polysomnography. Alcohol Clin Exp Res. 2004;28(11):1702-1709.

⑬ Chen MH, Su TP, Chen YS, et al. Association between psychiatric disorders and iron deficiency anemia among children and adolescents: a nationwide population-based study. BMC Psychiatry. 2013;13:161.

⑭ Pan WH, Chang YP, Yeh WT, et al. Co-occurrence of anemia, marginal vitamin B6, and folate status and depressive symptoms in older adults. J Geriatr Psychiatry Neurol. 2012;25(3):170-178.

⑮ Gebril OH, Simpson JE, Kirby J, Brayne C, Ince PG. Brain iron dysregulation and the risk of ageing white matter lesions. Neuromolecular Med. 2011;13(4):289-299.

⑯ Terao T. Is lithium potentially a trace element? World J Psychiatry. 2015;5(1):1-3.

⑰ Hooper PL, Hooper PL, Tytell M, Vigh L. Xenohormesis: health benefits from an eon of plant stress response evolution. Cell Stress Chaperones. 2010;15(6):761-770.

⑱ Lagouge M, Argmann C, Gerhart-Hines Z, et al. Resveratrol improves mitochondrial function and protects against metabolic disease by activating SIRT1 and PGC-1alpha. Cell. 2006;127(6):1109-1122.

⑲ Witte AV, Kerti L, Margulies DS, Floel A. Effects of resveratrol on memory performance, hippocampal functional connectivity, and glucose metabolism in healthy older adults. J Neurosci. 2014;34(23):7862-7870.

⑳ Turner RS, Thomas RG, Craft S, et al. A randomized, double-blind, placebo-controlled trial of resveratrol for Alzheimer disease. Neurology. 2015;85(16):1383-1391.

㉑ Pallauf K, Rimbach G. Autophagy, polyphenols and healthy ageing. Ageing Res Rev. 2013;12(1):237-252.

㉒ Liu D, Zhang Q, Gu J, et al. Resveratrol prevents impaired cognition induced by chronic unpredictable mild stress in rats. Prog Neuropsychopharmacol Biol Psychiatry. 2014;49:21-9.

㉓ Xu Y, Wang Z, You W, et al. Antidepressant-like effect of trans-resveratrol: Involvement of serotonin and noradrenaline system. Eur Neuropsychopharmacol. 2010;20(6):405-413.

㉔ Nabavi SM, Daglia M, Braidy N, Nabavi SF. Natural products, micronutrients, and nutraceuticals for the treatment of depression: A short review. Nutr Neurosci. 2015 Nov27.

㉕ Diaz-Gerevini GT, Repossi G, Dain A, Tarres MC, Das UN, Eynard AR. Beneficial action of resveratrol: How and why? Nutrition. 2016;32(2):174-178.

㉖ Yu JJ, Pei LB, Zhang Y, Wen ZY, Yang JL. Chronic Supplementation of Curcumin Enhances the Efficacy of Antidepressants in Major Depressive Disorder: A Randomized, Double-Blind, Placebo-Controlled Pilot Study. J Clin Psychopharmacol. 2015;35(4):406-410.

㉗ Ogle WO, Speisman RB, Ormerod BK. Potential of treating age-related depression and cognitive decline with nutraceutical approaches: a mini-review. Gerontology. 2013;59(1):23-31.

㉘ Wang R, Li YH, Xu Y, et al. Curcumin produces neuroprotective effects via activating brain-derived neurotrophic factor/ TrkB-dependent MAPK and PI-3K cascades in rodent cortical neurons. Prog Neuropsychopharmacol Biol Psychiatry. 2010;34(1):147-153.

㉙ Cox KH, Pipingas A, Scholey AB. Investigation of the effects of solid lipid curcumin on cognition and mood in a healthy older population. J Psychopharmacol. 2015;29(5):642-651.

㉚ Rainey-Smith SR, Brown BM, Sohrabi HR, et al. Curcumin and cognition: a randomised, placebo-controlled, double-blind study of community-dwelling older adults. Br J Nutr. 2016;115(12):2106-2113.

㉛ Patel V, Zhang X, Tautiva NA, et al. Small molecules and Alzheimer's disease: misfolding, metabolism and imaging. Curr Alzheimer Res. 2015;12(5):445-461.

㉜ van Maanen A, Meijer AM, Smits MG, van der Heijden KB, Oort FJ. Effects of melatonin and bright light treatment in childhood chronic sleep onset insomnia with late melatonin onset: A randomised controlled study. Sleep. 2016;00275-00216.

㉝ Janjua I, Goldman RD. Sleep-related melatonin use in healthy children. Can Fam Physician. 2016;62(4):315-317.

㉞ Cummings C. Melatonin for the management of sleep disorders in children and adolescents. Paediatr Child Health. 2012;17(6):331-336.

㉟ Weiss MD, Wasdell MB, Bomben MM, Rea KJ, Freeman RD. Sleep hygiene and melatonin treatment for children and adolescents with ADHD and initial insomnia. J Am Acad Child Adolesc Psychiatry. 2006;45(5):512-519.

㊱ Van der Heijden KB, Smits MG, Van Someren EJ, Ridderinkhof KR, Gunning WB. Effect of melatonin on sleep, behavior, and cognition in ADHD and chronic sleep-onset insomnia. J Am Acad Child Adolesc Psychiatry. 2007;46(2):233-241.

㊲ Chang YS, Lin MH, Lee JH, et al. Melatonin Supplementation for Children With Atopic Dermatitis and Sleep Disturbance: A Randomized Clinical Trial. JAMA Pediatr. 2016;170(1):35-42.

㊳ Rondanelli M, Opizzi A, Monteferrario F, Antoniello N, Manni R, Klersy C. The effect of melatonin, magnesium, and zinc on primary insomnia in long-term care facility residents in Italy: a double-blind, placebo-controlled clinical trial. J Am Geriatr Soc. 2011;59(1):82-90.

㊴ Xu J, Wang LL, Dammer EB, et al. Melatonin for sleep disorders and cognition in dementia: a meta-analysis of randomized controlled trials. Am J Alzheimers Dis Other Demen. 2015;30(5):439-447.

㊵ Cardinali DP, Vigo DE, Olivar N, Vidal MF, Furio AM, Brusco LI. Therapeutic application of melatonin in mild cognitive impairment. Am J Neurodegener Dis. 2012;1(3):280-291.

㊶ Scheer FA, Morris CJ, Garcia JI, et al. Repeated melatonin supplementation improves sleep in hypertensive patients treated with beta-blockers: a randomized controlled trial. Sleep. 2012;35(10):1395-1402.

㊷ Baandrup L, Glenthoj BY, Jennum PJ. Objective and subjective sleep quality: Melatonin versus placebo add-on treatment in patients with schizophrenia or bipolar disorder withdrawing from long-term benzodiazepine use. Psychiatry Res. 2016;240:163-9.

㊸ Sadeghniiat-Haghighi K, Bahrami H, Aminian O, Meysami A, Khajeh-Mehrizi A. Melatonin therapy in shift workers with difficulty falling asleep: A randomized, double-blind, placebo-controlled crossover field study. Work. 2016;55(1):225-230.

㊹ Levkovitz Y, Alpert JE, Brintz CE, Mischoulon D, Papakostas GI. Effects of S-adenosylmethionine augmentation of serotonin-reuptake inhibitor antidepressants on cognitive symptoms of major depressive disorder. Eur Psychiatry. 2012;27(7):518-521.

㊺ Papakostas GI, Mischoulon D, Shyu I, Alpert JE, Fava M. S-adenosyl methionine (SAMe) augmentation of serotonin reuptake inhibitors for antidepressant nonresponders with major depressive disorder: a double-blind, randomized clinical trial. Am J Psychiatry. 2010;167(8):942-948.

㊻ Sarris J, Price LH, Carpenter LL, et al. Is S-Adenosyl Methionine (SAMe) for Depression Only Effective in Males? A Re-Analysis of Data from a Randomized Clinical Trial. Pharmacopsychiatry. 2015;48(4-5):141-144.

㊼ Ravindran AV, Balneaves LG, Faulkner G, et al. Canadian Network for Mood and Anxiety Treatments (CANMAT) 2016 Clinical Guidelines for the Management of Adults with Major Depressive Disorder: Section 5. Complementary and Alternative Medicine Treatments. Can J Psychiatry. 2016;61(9):576-587.

㊽ Schmidt PJ, Daly RC, Bloch M, et al. Dehydroepiandrosterone monotherapy in midlife-onset major and minor depression. Arch Gen Psychiatry. 2005;62(2):154-162.

㊾ Ferrari F, Gorini A, Villa RF. Functional proteomics of synaptic plasma membrane ATP-ases of rat hippocampus: effect of l-acetylcarnitine and relationships with Dementia and Depression pathophysiology. Eur J Pharmacol. 2015;756:67-74.

㊿ Malaguarnera M. Carnitine derivatives: clinical usefulness. Curr Opin Gastroenterol. 2012;28(2):166-176.

270

(51) Palacios HH, Yendluri BB, Parvathaneni K, et al. Mitochondrion-specific antioxidants as drug treatments for Alzheimer disease. CNS Neurol Disord Drug Targets. 2011;10(2):149-162.
(52) Cristofano A, Sapere N, La Marca G, et al. Serum Levels of Acyl-Carnitines along the Continuum from Normal to Alzheimer's Dementia. PLoS One. 2016;11(5):e0155694.
(53) Wang SM, Han C, Lee SJ, Patkar AA, Masand PS, Pae CU. A review of current evidence for acetyl-l-carnitine in the treatment of depression. J Psychiatr Res. 2014;53:30-7.
(54) Huerta AE, Prieto-Hontoria PL, Sainz N, Martinez JA, Moreno-Aliaga MJ. Supplementation with alpha-Lipoic Acid Alone or in Combination with Eicosapentaenoic Acid Modulates the Inflammatory Status of Healthy Overweight or Obese Women Consuming an Energy-Restricted Diet. J Nutr. 2016.
(55) Gomes MB, Negrato CA. Alpha-lipoic acid as a pleiotropic compound with potential therapeutic use in diabetes and other chronic diseases. Diabetol Metab Syndr. 2014;6(1):80.
(56) Morris G, Anderson G, Dean O, et al. The glutathione system: a new drug target in neuroimmune disorders. Mol Neurobiol. 2014;50(3):1059-1084.
(57) Moreira PI, Harris PL, Zhu X, et al. Lipoic acid and N-acetyl cysteine decrease mitochondrial-related oxidative stress in Alzheimer disease patient fibroblasts. J Alzheimers Dis. 2007;12(2):195-206.
(58) Maczurek A, Hager K, Kenklies M, et al. Lipoic acid as an anti-inflammatory and neuroprotective treatment for Alzheimer's disease. Adv Drug Deliv Rev. 2008;60(13-14):1463-1470.
(59) Hager K, Kenklies M, McAfoose J, Engel J, Munch G. Alpha-lipoic acid as a new treatment option for Alzheimer's disease--a 48 months follow-up analysis. J Neural Transm Suppl. 2007(72):189-193.
(60) Rosenblat JD, Kakar R, Berk M, et al. Anti-inflammatory agents in the treatment of bipolar depression: a systematic review and meta-analysis. Bipolar Disord. 2016;18(2):89-101.
(61) Fernandes BS, Dean OM, Dodd S, Malhi GS, Berk M. N-Acetylcysteine in depressive symptoms and functionality: a systematic review and meta-analysis. J Clin Psychiatry. 2016;77(4):e457-466.
(62) Back SE, McCauley JL, Korte KJ, et al. A Double-Blind, Randomized, Controlled Pilot Trial of N-Acetylcysteine in Veterans With Posttraumatic Stress Disorder and Substance Use Disorders. J Clin Psychiatry. 2016 Oct 11 [Epub ahead of print]
(63) Deepmala, Slattery J, Kumar N, et al. Clinical trials of N-acetylcysteine in psychiatry and neurology: A systematic review. Neurosci Biobehav Rev. 2015;55:294-321.
(64) Bavarsad Shahripour R, Harrigan MR, Alexandrov AV. N-acetylcysteine (NAC) in neurological disorders: mechanisms of action and therapeutic opportunities. Brain Behav. 2014;4(2):108-122.
(65) Rae CD, Williams SR. Glutathione in the human brain: Review of its roles and measurement by magnetic resonance spectroscopy. Anal Biochem. 2016:022.
(66) Camkurt MA, Findikli E, Bakacak M, Karaaslan MF, Tolun FI, Tuman TC. Depression in pregnancy is associated with decreased glutathione peroxidase activity in fetal cord blood. J Psychiatr Res. 2016;79:57-60.
(67) Lindqvist D, Dhabhar FS, James SJ, et al. Oxidative stress, inflammation and treatment response in major depression. Psychoneuroendocrinology. 2016;76:197-205.
(68) Glade MJ, Smith K. Phosphatidylserine and the human brain. Nutrition. 2015;31(6):781-786.
(69) Hirayama S, Terasawa K, Rabeler R, et al. The effect of phosphatidylserine administration on memory and symptoms of attention-deficit hyperactivity disorder: a randomised, double-blind, placebo-controlled clinical trial. J Hum Nutr Diet. 2014;27(Suppl 2):284-291.
(70) Demirkan A, Isaacs A, Ugocsai P, et al. Plasma phosphatidylcholine and sphingomyelin concentrations are associated with depression and anxiety symptoms in a Dutch family-based lipidomics study. J Psychiatr Res. 2013;47(3):357-362.
(71) Shaw K, Turner J, Del Mar C. Are tryptophan and 5-hydroxytryptophan effective treatments for depression? A meta-analysis. Aust N Z J Psychiatry. 2002;36(4):488-491.
(72) Ismail N, Ismail M, Imam MU, et al. Mechanistic basis for protection of differentiated SH-SY5Y cells by oryzanol-rich fraction against hydrogen peroxide-induced neurotoxicity. BMC Complement Altern Med. 2014;14:467.
(73) Kozuka C, Yabiku K, Takayama C, Matsushita M, Shimabukuro M. Natural food science based novel approach toward prevention and treatment of obesity and type 2 diabetes: recent studies on brown rice and gamma-oryzanol. Obes Res Clin Pract. 2013;7(3):e165-172.
(74) Islam MS, Nagasaka R, Ohara K, et al. Biological abilities of rice bran-derived antioxidant phytochemicals for medical therapy. Curr Top Med Chem. 2011;11(14):1847-1853.

第 **4** 部

改善大腦症狀的
自然療法

第16章　改善大腦症狀最常見的藥草
第17章　改善大腦症狀的正念療法

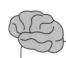 第 **16** 章

改善大腦症狀最常見的藥草

咖啡的效用與影響

根據財政部關稅總局統計，台灣一年進口咖啡豆總重二點一七萬公噸，等於國人每年喝掉二十一點七億杯現煮咖啡，平均每人每年喝進九十四點三杯。每年仍以20％成長中，成為台灣的重要飲食文化。

不過，這樣的飲用量與世界各國相比，仍屬於「少量」，全球市場調查顯示為第七十二名。第一名為荷蘭，每人每日二點四杯咖啡；第二名為芬蘭，一點八杯；第三名為瑞典，一點四杯；第四名和第五名為丹麥、德國，一點二杯。美國零點九杯落在第十六名，法國為第二十二名，每天零點七杯。

當咖啡飲用量向歐美先進國家看齊的同時，我們是否會過得更快樂呢？答案是肯定的！研究已經發現，咖啡能夠降低得到憂鬱症的風險。南韓超過一萬人的大型研究顯示，跟每週喝不到一杯咖啡的人相比，每週喝一至七杯咖啡者，憂鬱症風險下降39％，每天喝一杯者，風險下降49％，喝兩杯者，風險下降53％，每天喝三杯或以上者，風險下降59％ [1]。

哈佛公共衛生學院研究團隊對超過五萬名成年女性（平均六十三歲）的十年追蹤研究也發現：和每週喝不到一杯咖啡的女性相比，每天喝二至三杯咖啡的女性憂鬱症風險下降15％。喝更多杯時，憂鬱症的風險仍有微幅下降。有趣的是，若咖啡不含咖啡因，就沒有降低憂鬱風險的效果 [2]。

進一步，咖啡也能降低自殺風險。哈佛公共衛生學院研究團隊分析大型健康人資料庫，了解自殺死亡者的咖啡飲用習慣，發現和每週喝不到

一杯咖啡（八盎司或兩百三十七毫升，相當於超商咖啡小杯）的人相比，每天喝二至三杯咖啡的人自殺風險下降45%，喝四杯以上的人風險下降53%。每天增加三百毫克的咖啡因攝取，自殺風險下降23%③。咖啡可說是不折不扣的「療癒系」飲料！

為何咖啡能帶來情緒療癒的效果呢？原來，咖啡中的咖啡因是黃嘌呤生物鹼，作用像天然的殺蟲劑，能麻醉吞食的昆蟲，更是天然的中樞神經興奮劑，和腺苷（Adenosine）受體結合，阻止腺苷的鎮定安眠作用，提高腎上腺素、多巴胺的分泌，達到抗憂鬱效果。

此外，綠原酸（「改善大腦症狀的飲食療法」曾經介紹的植化素）則能夠調節大腦的GABA受體，發揮抗焦慮效果；抑制乙醯膽鹼分解酶作用，增加乙醯膽鹼濃度；再者，其還能清除自由基，具有神經保護效果，在動物模型中，能改善缺血型腦中風與阿茲海默症。

咖啡因能幫助學習，因為會增進短期記憶。美國約翰霍普金斯大學研究團隊讓受試者觀看一系列圖像，五分鐘後，部分人服用兩百毫克咖啡因，部分服用安慰劑。結果前者在隔天的記憶測驗中，表現明顯較好。顯示咖啡因至少能強化二十四小時內的記憶。研究也發現，攝食一百毫克咖啡因和沒吃差不多，但三百毫克又和兩百毫克效果類似，多了頭痛、噁心等副作用，因此，兩百毫克是咖啡幫助學習的「黃金比例」④。這個重要發現刊載於《自然：神經科學》（Nature Neuroscience）。

咖啡還能預防認知退化。研究發現，跟不喝的人相比，銀髮族若長期有飲用適量咖啡習慣（每天一至兩杯），出現輕度認知障礙的機會少了69%；若每天一杯，也少了53%機會。需要注意的是，若銀髮族才開始增加飲用，和持續不喝或減少使用的人相比，風險是大幅增加的⑤。

《神經學》的法國四年追蹤研究也顯示，每天喝超過三杯咖啡的銀髮族女性，和喝一杯或不到的女性相比，前者認知衰退較不明顯。在六十五到八十四歲之間，可以降低27%的認知衰退風險，在八十五歲以上，可以降低達70%的風險⑥。

2015年全球失智症人口達四千六百八十萬人，每三秒鐘就有一人得到失智症。到了2050年，將高達一億三千一百五十萬人。台灣失智症人口有

二十六萬人，等於一百人就有一位失智症患者。當中一半是阿茲海默症，四分之一是巴金森氏症所引起。

咖啡除了預防認知退化之外，是否能進一步幫助民眾預防失智症呢？答案再度是肯定的。芬蘭一項針對中年人的二十一年大型追蹤研究，發現和每天不喝或少喝咖啡的人相比，每天喝三到五杯咖啡，能夠降低阿茲海默症或其他失智症風險達65%。這已經排除了相關因素如生活型態、血管危險因子、失智症基因（ApoE-ε4）、憂鬱症狀等⑦。

為什麼呢？咖啡因扮演了關鍵角色。阿茲海默症的基本病理是神經細胞內類澱粉沉積，咖啡因能夠抑制腺苷受體，減少神經細胞吞進β類澱粉前驅蛋白（APP），防止β類澱粉的形成，因而能預防阿茲海默症⑧。

此外，《美國醫學會期刊》研究發現，喝咖啡能夠降低巴金森氏症的發生機會。沒喝咖啡的人得到巴金森氏症的機會是10.4／1萬人年，每天喝到八百毫升左右的咖啡，則會降至1.9／1萬人年，差了五倍以上。統計顯示咖啡喝愈多，保護的效果愈好。其他含咖啡因的飲品（如茶）也有此效果，且這個健康效應並非因喝咖啡的人可能少抽菸而造成。

芬蘭國家公共衛生研究所也發現，和沒有喝咖啡的人相比，每天喝一至四杯咖啡的人得到巴金森氏症機率降低47%，喝五杯以上的降低60%⑨。為什麼咖啡因也能預防巴金森氏症？

咖啡因是腺苷抑制劑，間接地活化了神經遞質多巴胺，除了能提升心情與動機，也能改善腦部的多巴胺神經細胞分泌，加上綠原酸的神經保護作用，預防了巴金森氏症嚴重的多巴胺細胞凋亡⑩。

事實上，六至八成的巴金森氏症患者在病發前十幾年，已經有便祕問題，可能和腸道菌失調的出現有關。法國南特大學研究團隊發現到，當腸道多為發炎型腸道菌，導致腸道神經膠細胞（Enteric glial cell, EGC）分泌更多發炎性細胞激素，導致腸神經細胞形成「路易氏體」，它是一種異常的蛋白質，沿著迷走神經擴散，終至腦部藍斑核與黑質，多巴胺神經細胞凋亡，最後形成巴金森氏症⑪、⑫。

研究也發現，咖啡中的二萜類咖啡豆醇（Kahweol）能提高抗氧化酵素表現、減少活性氧產生、降低氧化壓力，減少巴金森氏症引發6-羥基多

巴胺的毒性傷害，因而保護了神經細胞[13]。

　　需要注意的是，每日咖啡因若超過兩百五十至四百毫克以上，可能產生咖啡因相關障礙症：

- 咖啡因中毒：可能的症狀包含坐立不安、緊張、興奮、失眠、臉紅、多尿、腸胃不適、肌肉顫搐、漫無邊際的思考與言語、心跳過快或心律不整、精力無窮、精神動作激動，若出現五項或以上並造成困擾，就稱為「咖啡因中毒」。
- 咖啡因戒斷：可能的症狀包含頭痛、明顯疲勞或昏昏欲睡、情緒不悅憂鬱或易怒、難以專心、類感冒症狀（噁心、嘔吐、肌肉痛、僵硬），若出現三項或以上並造成困擾，就稱為「咖啡因戒斷」。
- 咖啡因引發焦慮症（中毒時發作）。
- 咖啡因引發睡眠障礙症（中毒或戒斷時發作）。
- 咖啡因相關生理疾病（消化性潰瘍、糜爛性食道炎、胃食道逆流等）。

　　英國咖啡協會建議每日咖啡因不超過四百毫克，台灣衛福部也建議不超過三百毫克。以小杯咖啡（八盎司或兩百三十七毫升）含八十至一百三十五毫克咖啡因來計算，每天應喝少於二至四杯的量。

　　我鼓勵你盡量喝黑咖啡，放下糖包與奶精（反式脂肪）的誘惑，兩者對大腦與身體都造成明確的危害。我不建議常加鮮奶，牛奶中的飽和脂肪與酪蛋白可能帶來肥胖、食物過敏或敏感反應，因而加重發炎反應，抵銷了咖啡帶來的療效。

綠茶的效用與影響

　　咖啡是個好選擇，但若不愛喝咖啡，要選擇什麼呢？紅茶、烏龍茶、普洱茶、綠茶？答案是：綠茶。目前擁有最多醫學證據可以改善大腦症狀的是綠茶。綠茶早已被發現可以預防認知功能退化[14]。

　　日本東北大學研究團隊，針對社區七十歲以上銀髮族進行調查，發現

和喝綠茶的人相比，每天喝一杯或以上綠茶的人出現認知功能退化或失智症的機會降低了38％～54％。有趣的是，這項研究中，咖啡或紅茶都沒有出現綠茶保護認知功能的效果[14]。

綠茶和紅茶等其他茶類相比，有不少共通的多酚成分，包含槲皮素、山奈酚、芹菜素、木犀草素等，但只有綠茶含有兒茶素、楊梅黃酮這兩種獨特成分。

綠茶中的兒茶素（Catechin）屬於黃烷醇類，具有苦澀味。特別是EGCG，能夠從血流中穿越血腦障壁進入大腦，發揮神經保護與神經再生功能。其中牽涉的機轉，包含抗氧化、螯合重金屬、調節神經細胞內訊息傳導與代謝、調控細胞存活或死亡基因、提升粒線體功能，以及抑制 β 類澱粉的製造與堆積[15]～[18]。

另一個成分楊梅黃酮（Myricetin），也能抑制 β 類澱粉聚合與堆積[16]。綠茶含有咖啡因，一百毫升的綠茶含有十五點三毫克（咖啡為四十至五十七毫克，紅茶為二十五點五毫克），咖啡因是腺苷受體抑制劑，能刺激膽鹼神經元、增加乙醯膽鹼的分泌、避免 β 類澱粉形成，發揮神經保護效果。

只有綠茶含有維生素C成分，一百毫升綠茶含有六毫克，是日本人最常見的維生素C來源，紅茶與咖啡都沒有。綠茶獨有的茶胺酸（L-theanine）則具有抗氧化特性、降低 β 類澱粉構成的氧化壓力以及神經保護特性，具有預防失智症的潛力。也有證據顯示，茶胺酸能改善憂鬱症患者憂鬱、焦慮、睡眠障礙、認知退化等困擾[19]。

綠茶的咖啡因與茶胺酸能發揮抗憂鬱效果。日本研究發現，每天喝到四杯或以上綠茶的人，和每天喝一杯或以下綠茶的上班族相比，前者出現憂鬱症狀的機會下降達51％[20]。在隨機分派對照試驗中，發現綠茶能改善特定學習能力，縮減思考反應時間並改善憂鬱程度[21]。

能夠喝到綠茶最好，但喝其他茶類對大腦也有加分效果。在不分茶類的統合分析中，也發現每天攝取愈多茶，愈不容易憂鬱。每增加三杯茶，憂鬱機率下降37％[22]。

一項針對中國鄉村六十歲以上銀髮族憂鬱症狀的研究，發現和不喝茶

的人相比，每週喝茶的人出現明顯憂鬱症狀的機率下降14％，每天喝茶的人則下降41％，且喝茶的抗憂鬱效應是獨立的，和當事者心血管疾病無關[23]。芬蘭國家公共衛生研究所也發現，每天喝三杯以上的茶，降低巴金森氏症機會59％[9]。

可可／黑巧克力的效用與影響

黑巧克力中富含黃烷醇（Flavanols），屬於多酚類的生物類黃酮，可以調節單胺類神經傳導物質代謝，發揮抗憂鬱效果。

《精神藥理期刊》（Journal of Psychopharmacology）的一份隨機分派研究中，健康人每天喝一杯黑巧克力飲料中，含有五百毫克、兩百五十毫克、或沒有多酚成分，連續喝一個月。一個月後，喝高濃度多酚成分黑巧克力的族群有明顯正向情緒，包括平靜與滿足感[24]。

另外，在攝取可可時，血液中多巴胺代謝物高香草酸（Homovanillic acid）濃度愈高，抗憂鬱效果愈好。這可能表示，可可是透過調節多巴胺代謝途徑產生抗憂鬱效果[25]。

可可黃烷醇還能改善輕度認知障礙。義大利的研究團隊在雙盲隨機對照試驗中發現，若銀髮族每天攝食九百九十毫克的可可黃烷醇、連續八週，能夠明顯改善大腦執行功能、工作記憶等認知功能，還能減輕胰島素阻抗、血壓、脂質過氧化等代謝症候群。大腦功能的改善和胰島素敏感性的提高有十分密切關係[26]。

同樣的研究設計，針對無認知退化的銀髮族，也有相同的發現。證實飲用可可黃烷醇能夠保護一般銀髮族免於認知衰退[27]。

洋甘菊茶的效用與影響

洋甘菊（Chamomile），包括羅馬洋甘菊與德國洋甘菊，後者較常用，

被德國人封為萬能花，為歐美著名之花草茶，在台灣也能輕易買到，主要成分為紅沒藥醇（α-Bisabolol），有改善焦慮、憂鬱心情的特性。

《臨床精神藥理期刊》研究中，針對輕度到中度廣泛性焦慮症患者，洋甘菊萃取物明顯比安慰劑能夠減少焦慮症狀，且沒有明顯副作用[28]。美國賓州大學醫學院以隨機分派方式針對合併憂鬱症狀的焦慮症患者，提供洋甘菊茶萃取物，結果患者憂鬱改善程度優於安慰劑[29]。

台灣研究針對睡眠品質不佳症狀的產後女性，提供兩週的洋甘菊茶飲用，結果睡眠效率改善、憂鬱症狀減少，但這效應在停用洋甘菊茶四週後消失。顯示洋甘菊茶改善睡眠與憂鬱的效果可能是短期的[30]。

建議將乾燥洋甘菊兩茶匙或一個茶包，以開水沖泡、燜十分鐘，每日喝二至四杯。

聖約翰草的效用與影響

鼎鼎大名的聖約翰草（St. John's wort, *Hypericum Perforatum*），又稱為貫葉連翹或金絲桃草。為何取名為聖約翰草？其開花時期正好是基督教施洗者聖約翰的生日，傳說聖約翰被砍頭後，血流處長出這種植物，花瓣摩擦會出現紅色液體，因此稱為聖約翰草。此外，還擁有「驅逐惡魔香草」的稱號。它的活性成分是金絲桃素、偽金絲桃素，能通過血腦障壁進入大腦，產生抗憂鬱效果。在德國被當作抗憂鬱劑使用。但在美國與不少國家並未普遍使用。

權威的考科藍統合分析指出：聖約翰草療效明顯優於安慰劑，和其他抗憂鬱劑有類似效果，且副作用明顯較少[31]。它的抗憂鬱機轉與三環類抗憂鬱劑或百憂解類似，來自於抑制單胺氧化酶，以及抑制血清素、正腎上腺素、多巴胺再回收。

「加拿大情緒與焦慮治療協會」推薦用於輕度至中度憂鬱症患者的第一或第二線單一療法，以及作為中度至嚴重憂鬱症的輔助治療[32]。

聖約翰草也有潛力應用在其他大腦症狀，如雙相情緒障礙症的鬱期、

強迫症、社交畏懼症、注意力不足／過動症、身體化疾患等[33]。常見副作用包括腸胃不適、皮膚反應、光敏感、頭痛、頭暈、疲倦、鎮定、坐不住、焦慮、口乾等，也必須注意引發躁症的可能。

　　然而，聖約翰草的安全性卻不可不慎。由於聖約翰草對於肝臟解毒酵素CYP3A4或2C9具有誘導作用，很容易和其他由該肝臟酵素解毒的藥物產生交互作用，增加代謝而降低這些藥物的濃度，如抗凝血劑（Coumadin, Clopidogrel）、鴉片類戒癮藥物（Methadone）、鎮定劑（Alprazolam）、免疫抑制劑（抗排斥藥物Cyclosporine）、抗心律不整藥物（Verapamil），以及口服避孕藥（Ethinyl estradiol）的療效。因此，服用這些藥物的人需要特別注意。

> **＊重要禁忌：**與抗憂鬱劑（單胺氧化酶抑制劑、血清素再回收抑制劑）併用，可能產生血清素症候群，呈現意識障礙、肌肉痙攣、反射過強、眼球震顫、心跳加速、高血壓、嘔吐、腹瀉等，嚴重會導致死亡[34]。

建議劑量為每天六百至一千八百毫克。

銀杏的效用與影響

　　銀杏在兩億年前的侏羅紀已經存在，是歐美重要的天然藥草，其果實「白果」則是華人常吃的菜餚。

　　銀杏的活性成分為銀杏內酯（Ginkgolide, EGb），以及多種類黃酮，具抗氧化作用、保護神經細胞不受活性氧攻擊、避免神經老化、預防記憶力衰退，是知名的神經保護劑。同時，銀杏能強化微血管、增加血管彈性、抗血小板活化、抗血栓形成、放鬆血管內皮、促進腦部與末梢血液循環，預防心腦血管疾病，這是形成失智症的重要危險因子。

　　有證據支持銀杏能改善失智症症狀。德國研究團隊針對四百零四位輕

度到中度的失智症患者，以隨機分派方式，提供每天兩百四十毫克銀杏萃取物或是安慰劑，為期二十四週。當中絕大多數為阿茲海默症，少數為血管型失智症。結果發現，和安慰劑組相比，服用銀杏萃取物的患者的認知功能、神經精神症狀、角色功能明顯較佳[35]。

那麼，銀杏能預防失智症嗎？答案可能讓你失望了。對於七十五歲或以上認知功能正常或輕微缺損的銀髮族，提供每天兩次銀杏萃取物各一百二十毫克或安慰劑，追蹤五年，發現並未降低失智症或阿茲海默症的發生率[36]。

不過，此研究有其限制。受試者雖認知功能正常，但大腦可能已有早期失智病理，並非一般的大腦老化，不能證明銀杏真的無法預防失智症。這凸顯出，寄望一顆神奇藥丸預防失智是不切實際的，預防失智是終生任何時刻的責任，個別化、多層次的介入才能預防失智症[37]、[38]。

建議劑量為每天一百二十至兩百四十毫克。

石杉鹼甲的效用與影響

石杉鹼甲（Huperzine A）是一種地衣類植物（*Huperzia serrata*）所含的生物鹼，是新發現的乙醯膽鹼酶抑制劑，提升乙醯膽鹼濃度，和傳統抗失智症藥物Donepezil機轉如出一轍，但半衰期更長、結合力更強、副作用更少[39]。

此外，石杉鹼甲也是麩胺酸NMDA受體拮抗劑，和新一代抗失智症藥物Mementine類似，保護神經免於麩胺酸活性過高帶來的氧化壓力與毒性[40]。

在一項雙盲隨機分派對照試驗中，中國研究團隊提供給輕度至中度血管型失智症患者石杉鹼甲每天兩百微克或安慰劑，連續十二週。結果石杉鹼甲組的認知功能分數、臨床失智等級（CDR）、生活自理分數都顯著改善，並且沒有明顯副作用[41]。不過，也存在相反的研究結果[42]。

薰衣草的效用與影響

薰衣草（Lavender, *Lavandula spp*）的活性成分為芳樟醇（Linalool），對於未達臨床嚴重度的焦慮症狀有改善效果，機轉和抑制鈣離子通道有關[43]。

台灣研究針對睡眠品質不佳症狀的產後女性提供兩週的薰衣草茶飲用並嗅聞，結果憂鬱症狀減少、疲倦感改善、和嬰兒有更強的情感連結，但這效應在停用薰衣草茶四週後消失。顯示薰衣草茶改善憂鬱的效果，和洋甘菊茶類似偏向短期[44]。

加拿大情緒與焦慮治療協會臨床指引推薦它作為輕度到中度憂鬱症的第三線輔助療法[32]。

建議劑量為每日八十毫克。

藏紅花的效用與影響

藏紅花（Saffron, *Crocus sativus*）是鳶尾科番紅花屬，主產地在歐洲及中亞，因由西藏傳入，故稱藏紅花。

其活性成分為藏紅花素（Crocin），能改善憂鬱症（和安慰劑與其他抗憂鬱劑相比）、經前症候群、性功能障礙、嗜吃點心的行為[45]。它的抗憂鬱效果，可能來自於血清素調節能力、抗氧化、抗發炎、神經內分泌、神經保護等多重效果[46]。

加拿大情緒與焦慮治療協會臨床指引推薦它作為輕度到中度憂鬱症的第三線單一治療或者輔助療法[32]。每日建議劑量為二十至三十毫克，連續六至八週。

南非醉茄的效用與影響

南非醉茄（Ashwagandha, *Withania somnifera*）的活性成分為醉茄交酯、醉茄素，能提升脫氫表雄酮（DHEA），穩定腎上腺皮質醇，改善疲勞、健忘、憂鬱、焦慮[47]。

每日建議劑量為兩百五十至七百五十毫克。

秘魯瑪卡的效用與影響

瑪卡（Maca, *Lepidium meyenii*）是生長在秘魯安地斯山上的十字花科植物，營養成分豐富，被稱為南美人參。

瑪卡是一種植物適應原（Phytoadaptogen），含有熱休克蛋白P72，能降低壓力對蛋白質與細胞的傷害以及調節中樞神經功能。它能夠改善女性更年期症狀，以及更年期相關的焦慮與憂鬱情緒、舒張壓、血管症狀、性功能障礙，且無副作用[48]～[50]。

每日建議劑量為兩百至六百毫克。

六味／八味地黃丸的效用與影響

根據衛生福利部國家中醫藥研究所資料，六味地黃丸（Rokumigan）由三味補肝、腎、脾藥的熟地、山茱萸、山藥，以及三味瀉虛火濕濁藥的澤瀉、牡丹皮、茯苓所組成，已知有「肝腎同補、滋陰降火」功效。

八味地黃丸（Hachimijiogan）又稱金匱腎氣丸，由熟地、山茱萸、山藥、澤瀉、牡丹皮、茯苓、附子、桂枝等組成，有「補腎助陽」功效。金匱腎氣丸去掉附子與桂枝，就是六味地黃丸。

研究發現，兩者皆能改善憂鬱相關疲憊症狀[51]。

溫經湯的效用與影響

　　溫經湯（Unkei-to）為日本著名複方婦科中藥，含芍藥、阿膠、人參（含知名的人參皂苷）、牡丹皮、麥門冬、半夏、桂皮、生薑、甘草、川芎、當歸、吳茱萸，除了能調節發炎因子（第四、六、十型介白素、腫瘤壞死因子、 γ 干擾素），也是植物性的荷爾蒙替代療法（HRT），能改善婦女停經症候群合併憂鬱症狀 [52]。

　　溫經湯若加減四物湯、桂枝茯苓丸、平胃散等，則成為知名的日本「中將湯」，為一千兩百五十四年前日本公主中將姬所發明，成為藤村家族的婦科秘方，到了一百二十二年前才受到推廣。「中將湯」在經前七日服用，可以改善經前症候群、經痛等婦科困擾。

參考書目

① Park RJ, Moon JD. Coffee and depression in Korea: the fifth Korean National Health and Nutrition Examination Survey. Eur J Clin Nutr. 2015;69(4):501-504.

② Lucas M, Mirzaei F, Pan A, et al. Coffee, caffeine, and risk of depression among women. Arch Intern Med. 2011;171(17):1571-1578.

③ Lucas M, O'Reilly EJ, Pan A, et al. Coffee, caffeine, and risk of completed suicide: results from three prospective cohorts of American adults. World J Biol Psychiatry. 2014;15(5):377-386.

④ Borota D, Murray E, Keceli G, et al. Post-study caffeine administration enhances memory consolidation in humans. Nat Neurosci. 2014;17(2):201-203.

⑤ Solfrizzi V, Panza F, Imbimbo BP, et al. Coffee Consumption Habits and the Risk of Mild Cognitive Impairment: The Italian Longitudinal Study on Aging. J Alzheimers Dis. 2015;47(4):889-899.

⑥ Ritchie K, Carriere I, de Mendonca A, et al. The neuroprotective effects of caffeine: a prospective population study (the Three City Study). Neurology. 2007;69(6):536-545.

⑦ Eskelinen MH, Ngandu T, Tuomilehto J, Soininen H, Kivipelto M. Midlife coffee and tea drinking and the risk of late-life dementia: a population-based CAIDE study. J Alzheimers Dis. 2009;16(1):85-91.

⑧ Li S, Geiger NH, Soliman ML, Hui L, Geiger JD, Chen X. Caffeine, Through Adenosine A3 Receptor-Mediated Actions, Suppresses Amyloid-beta Protein Precursor Internalization and Amyloid-beta Generation. J Alzheimers Dis. 2015;47(1):73-83.

⑨ Hu G, Bidel S, Jousilahti P, Antikainen R, Tuomilehto J. Coffee and tea consumption and the risk of Parkinson's disease. Mov Disord. 2007;22(15):2242-2248.

⑩ Ross GW, Abbott RD, Petrovitch H, et al. Association of coffee and caffeine intake with the risk of Parkinson disease. JAMA. 2000;283(20):2674-2679.

⑪ Neunlist M, Rolli-Derkinderen M, Latorre R, et al. Enteric glial cells: recent developments and future directions. Gastroenterology. 2014;147(6):1230-1237.

⑫ Derkinderen P, Rouaud T, Lebouvier T, Bruley des Varannes S, Neunlist M, De Giorgio R. Parkinson disease: the enteric nervous system spills its guts. Neurology. 2011;77(19):1761-1767.

⑬ Hwang YP, Jeong HG. The coffee diterpene kahweol induces heme oxygenase-1 via the PI3K and p38/Nrf2 pathway to protect human dopaminergic neurons from 6-hydroxydopamine-derived oxidative stress. FEBS Lett. 2008;582(17):2655-2662.

⑭ Kuriyama S, Hozawa A, Ohmori K, et al. Green tea consumption and cognitive function: a cross-sectional study from the Tsurugaya Project 1. Am J Clin Nutr. 2006;83(2):355-361.

⑮ Mandel SA, Amit T, Weinreb O, Youdim MB. Understanding the broad-spectrum neuroprotective action profile of green tea polyphenols in aging and neurodegenerative diseases. J Alzheimers Dis. 2011;25(2):187-208.

⑯ Bastianetto S, Yao ZX, Papadopoulos V, Quirion R. Neuroprotective effects of green and black teas and their catechin gallate esters against beta-amyloid-induced toxicity. Eur J Neurosci. 2006;23(1):55-64.

⑰ Smid SD, Maag JL, Musgrave IF. Dietary polyphenol-derived protection against neurotoxic beta-amyloid protein: from molecular to clinical. Food Funct. 2012;3(12):1242-1250.

⑱ Hyung SJ, DeToma AS, Brender JR, et al. Insights into antiamyloidogenic properties of the green tea extract (-)-epigallocatechin-3-gallate toward metal-associated amyloid-beta species. Proc Natl Acad Sci U S A. 2013;110(10):3743-3748.

⑲ Hidese S, Ota M, Wakabayashi C, et al. Effects of chronic l-theanine administration in patients with major depressive disorder: an open-label study. Acta Neuropsychiatr. 2016;11:1-8.

⑳ Pham NM, Nanri A, Kurotani K, et al. Green tea and coffee consumption is inversely associated with depressive symptoms in a Japanese working population. Public Health Nutr. 2014;17(3):625-633.

㉑ Zhang Q, Yang H, Wang J, et al. Effect of green tea on reward learning in healthy individuals: a randomized, double-blind, placebo-controlled pilot study. Nutr J. 2013;12:84.

㉒ Dong X, Yang C, Cao S, et al. Tea consumption and the risk of depression: a meta-analysis of observational studies. Aust N Z J Psychiatry. 2015;49(4):334-345.

㉓ Feng L, Yan Z, Sun B, et al. Tea consumption and depressive symptoms in older people in rural China. J Am Geriatr Soc. 2013;61(11):1943-1947.

㉔ Pase MP, Scholey AB, Pipingas A, et al. Cocoa polyphenols enhance positive mood states but not cognitive performance: a randomized, placebo-controlled trial. J Psychopharmacol. 2013;27(5):451-458.

㉕ Ibero-Baraibar I, Perez-Cornago A, Ramirez MJ, Martinez JA, Zulet MA. An Increase in Plasma Homovanillic Acid with Cocoa Extract Consumption Is Associated with the Alleviation of Depressive Symptoms in Overweight or Obese Adults on an Energy Restricted Diet in a Randomized Controlled Trial. J Nutr. 2016.

㉖ Desideri G, Kwik-Uribe C, Grassi D, et al. Benefits in cognitive function, blood pressure, and insulin resistance through

cocoa flavanol consumption in elderly subjects with mild cognitive impairment: the Cocoa, Cognition, and Aging (CoCoA) study. Hypertension. 2012;60(3):794-801.
㉗ Mastroiacovo D, Kwik-Uribe C, Grassi D, et al. Cocoa flavanol consumption improves cognitive function, blood pressure control, and metabolic profile in elderly subjects: the Cocoa, Cognition, and Aging (CoCoA) Study--a randomized controlled trial. Am J Clin Nutr. 2015;101(3):538-548.
㉘ Amsterdam JD, Li Y, Soeller I, Rockwell K, Mao JJ, Shults J. A randomized, double-blind, placebo-controlled trial of oral Matricaria recutita (chamomile) extract therapy for generalized anxiety disorder. J Clin Psychopharmacol. 2009;29(4):378-382.
㉙ Amsterdam JD, Shults J, Soeller I, Mao JJ, Rockwell K, Newberg AB. Chamomile (Matricaria recutita) may provide antidepressant activity in anxious, depressed humans: an exploratory study. Altern Ther Health Med. 2012;18(5):44-49.
㉚ Chang SM, Chen CH. Effects of an intervention with drinking chamomile tea on sleep quality and depression in sleep disturbed postnatal women: a randomized controlled trial. J Adv Nurs. 2016;72(2):306-315.
㉛ Linde K, Berner MM, Kriston L. St John's wort for major depression. Cochrane Database Syst Rev. 2008(4):CD000448.
㉜ Ravindran AV, Balneaves LG, Faulkner G, et al. Canadian Network for Mood and Anxiety Treatments (CANMAT) 2016 Clinical Guidelines for the Management of Adults with Major Depressive Disorder: Section 5. Complementary and Alternative Medicine Treatments. Can J Psychiatry. 2016;61(9):576-587.
㉝ Sarris J. St. John's wort for the treatment of psychiatric disorders. Psychiatr Clin North Am. 2013;36(1):65-72.
㉞ Sim SS, Sun JT. Ocular Flutter in the Serotonin Syndrome. N Engl J Med. 2016;375(18):e38.
㉟ Ihl R, Tribanek M, Bachinskaya N. Efficacy and tolerability of a once daily formulation of Ginkgo biloba extract EGb 761(R) in Alzheimer's disease and vascular dementia: results from a randomised controlled trial. Pharmacopsychiatry. 2012;45(2):41-46.
㊱ DeKosky ST, Williamson JD, Fitzpatrick AL, et al. Ginkgo biloba for prevention of dementia: a randomized controlled trial. JAMA. 2008;300(19):2253-2262.
㊲ Feng L. Ginkgo biloba and cognitive decline. JAMA. 2010;303(15):1477; author reply 1477-1478.
㊳ Richards M, Deary IJ. A life course approach to cognitive reserve: a model for cognitive aging and development? Ann Neurol. 2005;58(4):617-622.
㊴ Little JT, Walsh S, Aisen PS. An update on huperzine A as a treatment for Alzheimer's disease. Expert Opin Investig Drugs. 2008;17(2):209-215.
㊵ Varteresian T, Lavretsky H. Natural products and supplements for geriatric depression and cognitive disorders: an evaluation of the research. Curr Psychiatry Rep. 2014;16(8):456.
㊶ Xu ZQ, Liang XM, Juan W, Zhang YF, Zhu CX, Jiang XJ. Treatment with Huperzine A improves cognition in vascular dementia patients. Cell Biochem Biophys. 2012;62(1):55-58.
㊷ Rafii MS, Walsh S, Little JT, et al. A phase II trial of huperzine A in mild to moderate Alzheimer disease. Neurology. 2011;76(16):1389-1394.
㊸ Schuwald AM, Noldner M, Wilmes T, Klugbauer N, Leuner K, Muller WE. Lavender oil-potent anxiolytic properties via modulating voltage dependent calcium channels. PLoS One. 2013;8(4):e59998.
㊹ Chen SL, Chen CH. Effects of Lavender Tea on Fatigue, Depression, and Maternal-Infant Attachment in Sleep-Disturbed Postnatal Women. Worldviews Evid Based Nurs. 2015;12(6):370-379.
㊺ Hausenblas HA, Heekin K, Mutchie HL, Anton S. A systematic review of randomized controlled trials examining the effectiveness of saffron (Crocus sativus L.) on psychological and behavioral outcomes. J Integr Med. 2015;13(4):231-240.
㊻ Lopresti AL, Drummond PD. Saffron (Crocus sativus) for depression: a systematic review of clinical studies and examination of underlying antidepressant mechanisms of action. Hum Psychopharmacol. 2014;29(6):517-527.
㊼ Chandrasekhar K, Kapoor J, Anishetty S. A prospective, randomized double-blind, placebo-controlled study of safety and efficacy of a high-concentration full-spectrum extract of ashwagandha root in reducing stress and anxiety in adults. Indian J Psychol Med. 2012;34(3):255-262.
㊽ Comhaire FH, Depypere HT. Hormones, herbal preparations and nutriceuticals for a better life after the menopause: part II. Climacteric. 2015;18(3):364-371.
㊾ Stojanovska L, Law C, Lai B, et al. Maca reduces blood pressure and depression, in a pilot study in postmenopausal women. Climacteric. 2015;18(1):69-78.
㊿ Piacente S, Carbone V, Plaza A, Zampelli A, Pizza C. Investigation of the tuber constituents of maca (Lepidium meyenii Walp.). J Agric Food Chem. 2002;50(20):5621-5625.
(51) Satoh H. Pharmacological characteristics of Kampo medicine as a mixture of constituents and ingredients. J Integr Med. 2013;11(1):11-16.
(52) Koike K, Ohno S, Takahashi N, et al. Efficacy of the herbal medicine Unkei-to as an adjunctive treatment to hormone replacement therapy for postmenopausal women with depressive symptoms. Clin Neuropharmacol. 2004;27(4):157-162.

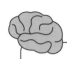

第 **17** 章

改善大腦症狀的正念療法

隨著文明加速發展以及全球化的趨勢，生存日益競爭，個人、家庭與社會壓力急遽增加，智慧型手機、智慧型手錶、平板電腦等3C科技產品更是「直線加速器」，你我的生活步調接近跑百米衝刺階段、工作份量每天以公噸增加。加上原本就不健康的生活型態、熱量過剩卻營養不良、缺乏運動、暴露於環境毒物……，後果當然不堪設想。

　　我在前面談到心理壓力、個性會影響自律神經，和失眠與各種大腦症狀的產生有關。心病也要心藥醫，但現代人忙到沒時間尋覓自己的心藥，怎麼辦呢？有什麼心藥能夠「速效」？這個答案就是：**正念**（Mindfulness）。

紓解壓力

　　正念指的是一種能力：能夠完全專注於當下、眼前，放鬆自己，接納現實。

　　正念減壓創始人，同時也是麻省理工學院分子生物學博士Jon Kabat-Zinn，首先將正念帶進醫院，因為他發現醫院是充滿最多痛苦的地方，病人承受巨大壓力、焦慮、憂鬱，與生理疼痛，醫護人員提供照護時也是，普遍身心過勞、情緒不佳、士氣低落，毫無生活品質。

　　美國約翰霍普金斯大學研究團隊分析正念冥想的研究報告，證實能改善焦慮、憂鬱與疼痛，也能減輕壓力與提升生活品質，甚至建議醫師應主

動與病人討論正念冥想降低心理壓力。此重要研究刊登在《美國醫學會期刊：內科醫學》（JAMA Internal Medicine）[1]。

　　除了醫院，職場壓力一路飆升，是亟需正念的地方。我常受邀到大型企業為主管及員工進行職場正念訓練。在進行「正念呼吸」的基本技巧時，學員往往發現自己沒辦法專心，雜念一直跑進腦袋裡，要不就是昏沉地睡著。這兩種常見狀況顯示員工的大腦不是快燒壞、就是已經當機，個人身心健康堪慮，更別談如何為公司創造最佳產值。

　　還好，進行完正念訓練後，學員很高興地分享：「我覺得自己的身體像充飽電的手機、頭腦變清楚了，雖然工作壓力大，但更有信心迎接挑戰！」研究也證實了針對職場提供正念訓練，能讓員工感到壓力減少、睡眠品質提升、自律神經功能改善[2]。

　　我在Youtube頻道上錄製正念基本練習影片，讀者可以搜尋「張立人醫師」並點閱：
- 葡萄乾練習 https://www.youtube.com/watch?v=jFIJnlOgthY
- 正念呼吸 https://www.youtube.com/watch?v=DjzRiRoRkho
- 身體掃描 https://www.youtube.com/watch?v=zBhU-8OGm2I

正念與一般放鬆技巧的差異

　　正念為何能夠紓解壓力？和一般的放鬆技巧有何不同？中國大連科技大學神經資訊學研究所暨身心實驗室團隊將八十六位大學生隨機分為兩組，實驗組進行正念冥想調節情緒與認知，控制組則進行一般放鬆訓練，運用主觀的控制力達到放鬆。兩組在性質上明顯不同，每天都進行二十分鐘的訓練，為期五天。研究者進行訓練前、中、後的生理測量[3]。

　　正念冥想組在額葉中線有 θ 腦波增強現象，這代表大腦進入休息狀

態。同時，在右側前扣帶迴皮質、左側腦島、皮質下迴路（背殼與尾核）等部位有更多血流灌注，顯示透過自律神經進行自我調節，牽涉情感鏡像神經元（Von Economo neurons），屬於無意識層面的放鬆，和「存在模式」（Being mode）有關，更活化了報酬迴路，因而帶來正面情緒。

相對地，放鬆訓練組則是在前額葉、頂葉、顳葉、右側腦島等部位有更多腦血流灌注，顯示大腦透過認知、專注、抑制、語言、目標導向等過程調節，達到意識層面的放鬆，和「行動模式」（Doing mode）有關。

此外，正念冥想組的額葉中線 θ 腦波愈強，副交感神經活性也愈高，但放鬆訓練組則無此現象。這篇重要研究登載於《美國國家科學院院報》[3]。

改善自律神經失調

容易焦慮的人往往會放大壓力，產生自律神經失調，提升「正念力」是治療重要的一環。

在高焦慮症狀者身上，往往「正念力」較弱，且焦慮愈嚴重，副交感神經功能也較低。「正念力」愈強，焦慮愈少，且副交感神經功能提高[4]。

前扣帶迴皮質（以及內側前額葉）的活動程度是自律神經功能的關鍵指標，因為這個腦區會影響杏仁核、腦幹對焦慮生理症狀（如心悸、呼吸困難）的調節[5]。因此，若針對高焦慮族群提供正念訓練，提升前扣帶迴皮質活動，可能提升自律神經功能，特別是副交感神經，從而改善焦慮。

一般而言，正念冥想能夠增強副交感神經活動、降低交感神經活性，或增加整體自律神經活性。研究發現，效果最明顯的是沒有特別專注目標的冥想，又稱為「觀」（Dhyana），意識無特別專注，開放地覺察自我與外在。

其次是有專注目標的冥想「止」（Dharana），把意識專注在指定的對象上，譬如正念呼吸、身體掃描等基本練習，特別能降低交感神經的過度亢奮。

如果只是自由聯想或特別去想某件事，對自律神經沒有任何影響[6]、

⑦。因此，好的正念力不僅改善情緒，也能改善自律神經功能，穩定心血管系統、減少在面對壓力時的急性血壓上升。

研究也發現，正念冥想狀態下，心率變異性（Heart rate variability, HRV）的極低頻、低頻、高頻區各會出現共振波峰，和非正念冥想狀態明顯不同。在正念冥想的不同階段，副交感神經強度、呼吸速率、呼吸竇性心律不整（RSA）也隨之變化⑧、⑨。

呼吸竇性心律不整指的是，正常的呼吸中，吸氣時心跳加速，呼氣時心跳減速，這是因為迷走神經受到刺激，而增加了副交感神經活性，帶來放鬆。

在一般呼吸下，頻率是分散的，但進行正念冥想時，頻率在低頻帶集中為顯著的波峰。為何有此不同？

在進行正念技巧時，呼吸頻率接近每分鐘呼吸六次，相當於0.1Hz，這正是梅爾波（Mayer waves）的頻率。這指的是人體血壓每十秒鐘一個週期的節律性波動，能增加感壓反射的敏感度、減少化學反射敏感度、抑制亢奮的交感神經⑩。

用拉丁文演唱聖母頌、用梵文唱唸瑜伽經文、朗誦《伊里亞德》或《奧迪賽》時，每分鐘呼吸六次，當事者覺得身心舒暢，道理可能在此。在運用生理回饋技術改善自律神經時，也出現類似生理反應。

降低壓力荷爾蒙分泌

習慣抽菸的人對壓力頗敏感，三不五時需要靠菸安撫自己。進行正念冥想訓練，不管是抽菸者或非抽菸者，唾液皮質醇顯著降低，代表在相同壓力下，壓力反應減小⑪。

上班族承受颱風般的職場壓力不說，回家不是避風港，又有龍捲風等著自己，和伴侶有吵不完的架。然而，在親密伴侶衝突的過程中，如果有較高的正念力，升高的壓力荷爾蒙（唾液皮質醇）會恢復得比較快。研究還發現，好奇心能降低負面伴侶互動，像是控制欲、威脅、負向、衝突，

培養「去自我中心」的反思能力，能減少冷戰[12]。

有證據支持正念降低皮質醇分泌，特別在創傷後壓力族群[13]。有創傷後壓力症的榮民，在接受正念冥想訓練後，唾液皮質醇也顯著降低[14]。但也有相反結論，需要進一步研究[15]。

啟動抗發炎機轉

美國威斯康辛麥迪遜大學研究團隊以隨機方式提供健康受試者八週的正念減壓訓練，對照組則是接受一般健康增能活動。受訓完成，研究者給予心理壓力（社交壓力測試），發現正念組和對照組的皮質醇濃度，也就是腎上腺壓力荷爾蒙並沒有差別，心理壓力或生理症狀減少幅度也類似。

接著，給予生理壓力（塗抹辣椒膏），雖然兩組的皮質醇濃度類似，但正念組的發炎因子濃度明顯較低。這顯示正念有抗發炎效果，對於慢性發炎相關症狀有應用的潛力[16]。

《心理神經內分泌學》（Psychoneuroendocrinology）研究中，受試者接受六週的正念「慈心冥想」（Compassion meditation）訓練。「慈心冥想」指的是對於自己、親友、彼此有衝突的人與陌生人，逐步培養同理心與愛的感受。

結果發現，較常練習「慈心冥想」的受試者，比起較不常練習者，在心理壓力下產生較少發炎因子（第六型介白素），壓力感受也比較少。同時，練習愈頻繁，發炎因子降低愈多、愈少有壓力感受[17]。

另一篇研究中，研究人員比較熟悉正念冥想和沒有正念冥想經驗者的時鐘基因表現、表觀基因調節酵素、發炎基因表現，兩組沒有明顯差異。但給予心理壓力時，熟悉正念冥想者的組蛋白去乙醯酶和促發炎基因的表現明顯降低。同時，兩組若組織蛋白去乙醯酶和促發炎基因的表現愈低，壓力荷爾蒙（唾液皮質醇）恢復愈快。這顯示正念能夠降低壓力下的發炎反應以及腎上腺荷爾蒙的過度分泌，兩者對於大腦健康十分重要[18]。

正念之所以能改善許多大腦與生理症狀，和抗發炎有關。當周邊組織

有發炎反應，迷走神經會將訊息傳回腦幹，回過頭又透過迷走神經，將抗發炎訊息傳遞到網狀內皮器官，包括肝臟、脾臟、腸胃系統、心臟等，分泌乙醯膽鹼，抑制巨噬細胞分泌發炎因子，降低發炎現象。正念可能就是透過活化迷走神經，啟動了抗發炎機轉[10]、[19]。

　　證據顯示，正念減壓療法在癌症族群中，能有效改善大腦症狀，提升T細胞活性、殺手細胞功能、γ-干擾素，並且降低皮質醇濃度，對於抗癌能力有重要幫助[20]。

提升端粒酶活性

　　端粒在細胞染色體末端，隨著每次基因複製而縮短。端粒由端粒酶所維持，端粒長度是所有細胞老化的重要指標。然而，端粒酶活性會受到壓力、發炎與其他危險因子影響，導致端粒縮短，是大腦症狀、心血管代謝疾病、各類慢性疾病根本病因之一。

　　正念有可能藉由保護端粒而抗老化嗎？研究發現，健康人參與三個月的正念訓練，每天進行正念冥想六小時，和平常人相比，不只有較高的自我掌控感、負面情緒較少，同時，免疫細胞端粒酶活性明顯較高，這和端粒較長、免疫細胞存活時間較久有關，優化了免疫系統[21]。後續的研究也證實：正念能夠提高端粒酶活性[22]。

改善失眠

　　許多人的失眠之所以難治，是因為未處理失眠的根本原因——自律神經失調，特別是交感神經活性亢奮、副交感神經活性不足，這能透過正念改善。

　　銀髮族常有失眠困擾，若未積極處理，幾乎都對健康產生嚴重衝擊。《美國醫學會期刊：內科醫學》刊出一項研究，針對銀髮族隨機提供六週

的正念覺察訓練或睡眠衛生教育，結果發現，正念組在失眠改善效果明顯較好，連睡眠品質、白天憂鬱、疲勞症狀的改善也是。但在焦慮、壓力、發炎程度（NF-kB）的改善，正念組和對照組相當[23]。

　　健康男性接受白天兩次的冥想訓練，隔天則進行一般的躺床休息。結果發現，所有的受試者在冥想訓練的當晚，睡眠中心跳速率減低、交感神經活性下降、副交感神經活性上升，這是有利於睡眠品質的自律神經型態。相形之下，一般躺床休息的當晚，則無自律神經活性改變[24]。

改善憂鬱症

　　正念認知治療（MBCT）能夠改善憂鬱症。權威的《刺絡針》研究證實正念認知治療在預防復發、改善殘餘憂鬱症狀、提升生活品質的效果上，和抗憂鬱劑不相上下，是值得推薦的替代療法[25]、[26]。

　　針對反覆發作的憂鬱症，《美國醫學會期刊：精神醫學》最新統合分析發現，接受過正念認知治療的患者，比起接受其他治療（包括藥物、其他心理治療、一般醫療照顧）的患者，在一年追蹤期間復發機率更低。同時，憂鬱症狀愈嚴重，正念認知治療帶來的效果更好；正念認知治療是預防憂鬱症復發的重要法寶[27]。

　　對於難治型憂鬱症，也就是藥物療效仍舊不佳的患者，提供八週正念認知治療，相對於提供健康促進計畫（結合運動、音樂治療、營養教育），前者憂鬱症狀改善36.6％，後者改善25.3％，兩者緩解比率則差不多，正念認知治療明顯能改善藥物無法處理的憂鬱症狀[28]。

改善創傷後壓力症

　　明尼蘇達大學研究團隊針對有創傷後壓力症（PTSD）的榮民，提供正念減壓療法，連續八週、每週二點五小時、含一日的閉關，培養以不批

判、接納的態度參與當下，或者，提供聚焦於當下問題的團體治療。這兩種處置是以隨機方式分派的。

結果發現，在治療期間，正念組進展較佳。治療兩個月後，正念組在創傷後壓力症狀程度改善達48.9％，團體組僅有28.1％。這項重要研究刊登在《美國醫學會期刊》[29]。

改善成癮症

針對抽菸的人提供正念訓練，當事者情緒調控與減低壓力的能力明顯改善，伴隨腦部前扣帶迴與內側前額葉活動增加，這些改變有助於戒癮[11]。在戒菸過程中做正念訓練，壓力荷爾蒙（頭髮皮質醇）明顯下降，而且壓力荷爾蒙降低得愈多，負面情緒愈少[30]。

在酒精依賴的病人當中，有較佳正念能力的病人，較能夠抵抗酒精的誘惑與渴望，而且誘惑引起的自律神經變化能夠較快恢復，這表示提升正念能力，較能預防酒癮復發[31]。

成癮是一種慢性疾病，即使控制得再好，也有復發的可能。「正念復發預防」療法（MBRP）針對復發過程的兩大關鍵：渴求（欲望）、負面情緒，訓練覺察力，接納身心不適感與誘惑情境，避免自動化行為，而反射性地使用成癮物質。

《美國醫學會期刊：精神醫學》研究中，美國西雅圖成癮行為研究中心針對物質使用障礙症（酒精或成癮藥物）患者，隨機提供「正念復發預防」療法、認知行為復發預防療法，或者一般醫療（所謂十二步驟法與心理衛教），為期八週。

半年後，正念組和認知組復發機率較低、使用物質的天數較短，且認知組比起正念組較慢復發。然而，追蹤一年後，正念組比另外兩組使用物質的天數更短、較少有酗酒。這項研究證實了正念能夠改善成癮症狀[32]。

和不抽菸者相比，抽菸者在大腦前扣帶迴皮質與內側前額葉活性明顯較低。進行正念冥想訓練之後，抽菸者情緒調節能力增加、壓力反應減小

（唾液皮質醇降低）、前扣帶迴皮質與內側前額葉活性大幅改善，不抽菸者也從中獲得類似好處 ⑪。

正念訓練能改善各種和成癮有關的神經迴路，因此能減輕成癮症狀㉝。

改善疼痛

慢性疼痛若僅以止痛藥物處理效果不佳，加上鴉片類止痛藥物，又會帶來成癮性或明顯副作用，非藥物療法有其必要性。

《美國醫學會期刊》研究，針對二十至七十歲的下背痛患者，隨機提供八週（每週兩小時）正念減壓療法、認知行為治療或者一般照護。結果，正念減壓組疼痛改善的程度與比率，和認知行為組不相上下，並且遠高於一般照護組。這顯示正念減壓療法可以做為下背痛一項有效的治療方法㉞。

《美國醫學會期刊：內科醫學》研究，針對有下背痛困擾的銀髮族，隨機提供八週正念減壓療法或一般健康促進，半年後，和後者相比，正念組效果較佳，當下與最嚴重度的疼痛明顯改善，而且功能恢復較多，但在平均疼痛度沒有差別㉟。

纖維肌痛（Fibromyalgia）是一種慢性疼痛的身心症，該疼痛來自肌肉及周圍的軟組織，患者常抱怨長期的腰痠背痛，卻難以治癒。診斷一般依據在十八個典型的身體位置上，出現十一個以上的壓痛點。纖維肌痛合併明顯自律神經失調、交感神經亢進，帶來多種身心症狀以及憂鬱情緒。

證據指出，正念減壓療法能改善纖維肌痛部分症狀、提升生活品質。同時，纖維肌痛患者進行正念減壓療法時，憂鬱情緒改善、皮膚導電度降低，這表示交感神經活動降低了㊱。

改善生理疾病

　　正念療法能改善的生理疾病相當多，包含心血管疾病、癌症、類風濕性關節炎、腸躁症、愛滋病等 [37]、[38]。

　　特別值得注意的是，冠狀動脈心臟病，是全球與全美第一大失能疾病。正念冥想能預防冠狀動脈心臟病的發生，在五年內，能降低心血管事件達48% [39]。

　　癌症是台灣十大死因第一位。除了配合正規治療外，還有什麼更積極的作為可以幫助自己？

　　加拿大研究團隊針對乳癌、前列腺癌患者，提供八週的正念減壓療程發現：癌症患者壓力相關症狀減少、皮質醇濃度降低、促發炎細胞激素減少，同時，療程後的收縮壓降低、和壓力症狀的減少呈現正相關。正念療法可以用來改善癌症患者整體身心靈狀態 [40]。

　　以上正念療效的豐富實證研究，顯見正念是值得推廣的心理治療法。擁有一顆富有正念的心——專注、好奇、接納，就能找回快樂，還能打開通往健康的大門，這是花再多錢、購買再昂貴的醫療，都得不到的。

參考書目

① Goyal M, Singh S, Sibinga EM, et al. Meditation programs for psychological stress and well-being: a systematic review and meta-analysis. JAMA Intern Med. 2014;174(3):357-368.

② Wolever RQ, Bobinet KJ, McCabe K, et al. Effective and viable mind-body stress reduction in the workplace: a randomized controlled trial. J Occup Health Psychol. 2012;17(2):246-258.

③ Tang YY, May, Fan Y, etal. Central and autonomic nervons system mteraction altered by short-term meditation. Prot Natl Acad Sci U S A. 2009;106(22):8865-8870

④ Mankus AM, Aldao A, Kerns C, Mayville EW, Mennin DS. Mindfulness and heart rate variability in individuals with high and low generalized anxiety symptoms. Behav Res Ther. 2013;51(7):386-391.

⑤ Thayer JF, Ahs F, Fredrikson M, Sollers JJ, 3rd, Wager TD. A meta-analysis of heart rate variability and neuroimaging studies: implications for heart rate variability as a marker of stress and health. Neurosci Biobehav Rev. 2012;36(2):747-756.

⑥ Telles S, Raghavendra BR, Naveen KV, Manjunath NK, Kumar S, Subramanya P. Changes in autonomic variables following two meditative states described in yoga texts. J Altern Complement Med. 2013;19(1):35-42.

⑦ Wu SD, Lo PC. Inward-attention meditation increases parasympathetic activity: a study based on heart rate variability. Biomed Res. 2008;29(5):245-250.

⑧ Peressutti C, Martin-Gonzalez JM, J MG-M, Mesa D. Heart rate dynamics in different levels of Zen meditation. Int J Cardiol. 2010;145(1):142-146.

⑨ Phongsuphap S, Pongsupap Y, Chandanamattha P, Lursinsap C. Changes in heart rate variability during concentration meditation. Int J Cardiol. 2008;130(3):481-484.

⑩ Olex S, Newberg A, Figueredo VM. Meditation: should a cardiologist care? Int J Cardiol. 2013;168(3):1805-1810.

⑪ Tang YY, Tang R, Posner MI. Mindfulness meditation improves emotion regulation and reduces drug abuse. Drug Alcohol Depend. 2016;163(Suppl 1):S13-18..

⑫ Laurent HK, Hertz R, Nelson B, Laurent SM. Mindfulness during romantic conflict moderates the impact of negative partner behaviors on cortisol responses. Horm Behav. 2016;79:45-51.

⑬ Bergen-Cico D, Possemato K, Pigeon W. Reductions in cortisol associated with primary care brief mindfulness program for veterans with PTSD. Med Care. 2014;52(12 Suppl 5):S25-31.

⑭ Wahbeh H, Goodrich E, Goy E, Oken BS. Mechanistic Pathways of Mindfulness Meditation in Combat Veterans With Posttraumatic Stress Disorder. J Clin Psychol. 2016;72(4):365-383.

⑮ O'Leary K, O'Neill S, Dockray S. A systematic review of the effects of mindfulness interventions on cortisol. J Health Psychol. 2016;21(9):2108-2121.

⑯ Rosenkranz MA, Davidson RJ, Maccoon DG, Sheridan JF, Kalin NH, Lutz A. A comparison of mindfulness-based stress reduction and an active control in modulation of neurogenic inflammation. Brain Behav Immun. 2013;27(1):174-184.

⑰ Pace TW, Negi LT, Adame DD, et al. Effect of compassion meditation on neuroendocrine, innate immune and behavioral responses to psychosocial stress. Psychoneuroendocrinology. 2009;34(1):87-98.

⑱ Kaliman P, Alvarez-Lopez MJ, Cosin-Tomas M, Rosenkranz MA, Lutz A, Davidson RJ. Rapid changes in histone deacetylases and inflammatory gene expression in expert meditators. Psychoneuroendocrinology. 2014;40:96-107.

⑲ Tracey KJ. The inflammatory reflex. Nature. 2002;420(6917):853-859.

⑳ Hulett JM, Armer JM. A Systematic Review of Spiritually Based Interventions and Psychoneuroimmunological Outcomes in Breast Cancer Survivorship. Integr Cancer Ther. 2016:1534735416636222.

㉑ Jacobs TL, Epel ES, Lin J, et al. Intensive meditation training, immune cell telomerase activity, and psychological mediators. Psychoneuroendocrinology. 2011;36(5):664-681.

㉒ Schutte NS, Malouff JM. A meta-analytic review of the effects of mindfulness meditation on telomerase activity. Psychoneuroendocrinology. 2014;42:45-8.

㉓ Black DS, O'Reilly GA, Olmstead R, Breen EC, Irwin MR. Mindfulness meditation and improvement in sleep quality and daytime impairment among older adults with sleep disturbances: a randomized clinical trial. JAMA Intern Med. 2015;175(4):494-501.

㉔ Patra S, Telles S. Heart rate variability during sleep following the practice of cyclic meditation and supine rest. Appl Psychophysiol Biofeedback. 2010;35(2):135-140.

㉕ Riemann D, Hertenstein E, Schramm E. Mindfulness-based cognitive therapy for depression. Lancet. 2016;387(10023):1054.

㉖ Kuyken W, Hayes R, Barrett B, et al. Effectiveness and cost-effectiveness of mindfulness-based cognitive therapy compared with maintenance antidepressant treatment in the prevention of depressive relapse or recurrence (PREVENT): a randomised controlled trial. Lancet. 2015;386(9988):63-73.

㉗ Kuyken W, Warren FC, Taylor RS, et al. Efficacy of Mindfulness-Based Cognitive Therapy in Prevention of Depressive Relapse: An Individual Patient Data Meta-analysis From Randomized Trials. JAMA Psychiatry. 2016;73(6):565-574.

㉘ Eisendrath SJ, Gillung E, Delucchi KL, et al. A Randomized Controlled Trial of Mindfulness-Based Cognitive Therapy for Treatment-Resistant Depression. Psychother Psychosom. 2016;85(2):99-110.

㉙ Polusny MA, Erbes CR, Thuras P, et al. Mindfulness-Based Stress Reduction for Posttraumatic Stress Disorder Among Veterans: A Randomized Clinical Trial. JAMA. 2015;314(5):456-465.

㉚ Goldberg SB, Manley AR, Smith SS, et al. Hair cortisol as a biomarker of stress in mindfulness training for smokers. J Altern Complement Med. 2014;20(8):630-634.

㉛ Garland EL. Trait Mindfulness Predicts Attentional and Autonomic Regulation of Alcohol Cue-Reactivity. J Psychophysiol. 2011;25(4):180-189.

㉜ Bowen S, Witkiewitz K, Clifasefi SL, et al. Relative efficacy of mindfulness-based relapse prevention, standard relapse prevention, and treatment as usual for substance use disorders: a randomized clinical trial. JAMA Psychiatry. 2014;71(5):547-556.

㉝ Witkiewitz K, Lustyk MK, Bowen S. Retraining the addicted brain: a review of hypothesized neurobiological mechanisms of mindfulness-based relapse prevention. Psychol Addict Behav. 2013;27(2):351-365.

㉞ Cherkin DC, Sherman KJ, Balderson BH, et al. Effect of Mindfulness-Based Stress Reduction vs Cognitive Behavioral Therapy or Usual Care on Back Pain and Functional Limitations in Adults With Chronic Low Back Pain: A Randomized Clinical Trial. JAMA. 2016;315(12):1240-1249.

㉟ Morone NE, Greco CM, Moore CG, et al. A Mind-Body Program for Older Adults With Chronic Low Back Pain: A Randomized Clinical Trial. JAMA Intern Med. 2016;176(3):329-337.

㊱ Schmidt S, Grossman P, Schwarzer B, Jena S, Naumann J, Walach H. Treating fibromyalgia with mindfulness-based stress reduction: results from a 3-armed randomized controlled trial. Pain. 2011;152(2):361-369.

㊲ Carlson LE. Mindfulness-based interventions for physical conditions: a narrative review evaluating levels of evidence. ISRN Psychiatry. 2012;2012:651583.

㊳ SeyedAlinaghi S, Jam S, Foroughi M, et al. Randomized controlled trial of mindfulness-based stress reduction delivered to human immunodeficiency virus-positive patients in Iran: effects on CD4(+) T lymphocyte count and medical and psychological symptoms. Psychosom Med. 2012;74(6):620-627.

㊴ Manchanda SC, Madan K. Yoga and meditation in cardiovascular disease. Clin Res Cardiol. 2014;103(9):675-680.

㊵ Carlson LE, Speca M, Faris P, Patel KD. One year pre-post intervention follow-up of psychological, immune, endocrine and blood pressure outcomes of mindfulness-based stress reduction (MBSR) in breast and prostate cancer outpatients. Brain Behav Immun. 2007;21(8):1038-1049.

第 **5** 部

臨床案例解析

第18章　張醫師的放鬆診療室
第19章　張醫師的好眠診療室
第20章　張醫師的快樂診療室
第21章　張醫師的聰明診療室
第22章　張醫師的抗老診療室

第 **18** 章

張醫師的放鬆診療室

晴雯走進我的診間，上氣不接下氣，看起來很虛弱，一抓到椅子就癱在上面。我發現她不僅半頭白髮，臉上皺紋十分明顯——包括抬頭紋、皺眉紋，笑起來的時候，魚尾紋、皺鼻紋（兔寶寶紋）也出現了。臉部皮膚乾燥、粗糙有脫屑，左右兩頰各有一大片肝斑，俗稱黑斑。兩隻手臂前面也好幾片肝斑，這是少見的位置。

晴雯今年五十五歲，在外商銀行擔任經理，求診的主訴是：嚴重疲勞感，持續兩年之久。這兩年，她一早起床就覺得非常累、需要強迫自己爬起來。一到公司頻打哈欠，只得喝咖啡提神，一天必須喝四杯特大杯拿鐵才撐得住。

她情緒起伏大、心情焦躁、愛發脾氣，動輒怪罪同事，和客戶的關係也變差了，她的口頭禪包括「都是你的錯」、「都是你害我的」，以致她身邊的人壓力很大，人際與婚姻關係也變差。銀行總行訂下的超高年度業績目標也壓得她喘不過氣。

她容易有耳鳴、頭暈、喉嚨異物感，頻腹脹、打嗝，甚至腹痛，三天才排便一次，每次都像生小孩一樣困難。她一天到晚腰痠背痛，每天都到按摩店報到，卻沒有根本的改善。晚上九點回到家，她就累癱在床上，但翻來覆去，得等一小時才能入睡，之後又淺眠多夢。

我深入了解晴雯的病史發現：她從小吃東西容易拉肚子，要不就是便祕。二十五歲時有天肚子劇痛，到急診發現是急性膽囊炎，膽囊結石引起，醫生把她的膽囊切除了。

三十歲時，公司健康檢查發現她有高血壓、高血脂、脂肪肝，以及飯

前血糖偏高，醫生開給她降血壓藥、他汀類降血脂藥。四十歲左右，朋友恭喜一直沒有受孕的她：「終於懷孕了！」她才正視腹部變大的問題，伴隨經血過多以及頭暈，醫生診斷她有貧血，意外查出五顆子宮平滑肌瘤，最大的一顆八公分，其他在四到六公分之間，於是醫生順便把她的子宮切除。

四十五歲時，她出現臉潮紅、夜間盜汗、燥熱（寒流來襲與深夜也穿短袖）、失眠、易怒、心情低落、心悸、手抖、心慌、喉嚨異物感等症狀。她提早進入了更年期，女性平均在五十至五十二歲之間開始。她開始吃鎮定安眠藥物。她變成藥罐子。雖然配合治療，但她覺得狀況一天比一天差。

上個月，她因為腰痠背痛去看骨科，醫生發現她有腰椎骨刺，開給她非類固醇類消炎藥（NSAID）。她才吃一天，就因為急性腹痛掛急診。急診室醫生發現是急性胃潰瘍發作，除了照胃鏡，又幫她加開了三種胃藥。

從功能醫學檢測問題

我幫晴雯進行身體檢查，以及進階功能醫學檢測。晴雯的身體質量指數（BMI）為26.5，為體重過重，體脂肪為32%，內臟脂肪為13，心跳速度每分鐘九十下。

自律神經檢測結果顯示：五十五歲的她，心率變異性的線性與非線性指標都過低，換算自律神經年齡是八十歲，這代表她老化了二十五歲，五十五歲的靈魂裝在八十歲的軀殼中。她的身體對生理與環境壓力的調節能力整體減退，容易產生各種身體與大腦症狀。此外，她的交感神經功能與副交感神經功能都過低，整體又偏向交感功能。

腎上腺荷爾蒙皮質醇唾液檢測顯示：在早晨、中午、下午、傍晚都過低，到了午夜卻過高，這導致慢性疲勞、耳鳴、頭暈、喉嚨異物感、腰痠背痛、腸胃蠕動差，以及失眠。

晴雯的全套過敏原與敏感原檢測結果如下：

	嚴重	中度	輕度	總計
IgE 急性過敏原	牛奶、起司	蛋白、咖啡	塵蟎、豬草花粉、鮪魚、鮭魚、花椰菜、奇異果、蘋果、香蕉、芝麻、蜂蜜、辣椒	15
IgG 食物敏感原	牛奶、小麥、黃豆、腰果、核桃	優格、蛋白、蛋黃、麵包酵母	起司、牛肉、牡蠣、鰻魚、海帶、萵苣、蘆筍、香蕉、芝麻、薑、紅棗、人參、熟地黃	22

晴雯每天喝四大杯拿鐵提神，然而，牛奶是她的嚴重急性過敏原與敏感原，咖啡也是中度過敏原。

她最早是喝知名品牌三合一咖啡包，喝了十年，吃進不計其量的砂糖包、奶油球（奶精）。去年，同事轉傳一則LINE訊息給她，說奶精主要成分是氫化植物油，就是反式脂肪，還有高果糖玉米糖漿、食用色素與香精，吃多了可能罹患心肌梗塞、動脈硬化、腦中風……，她看了嚇一跳，改喝用鮮奶製作、現場研磨的拿鐵。她的健康還是沒有改善。此外，她從小就愛吃麵包和麵條，小麥、麵包酵母分別是她的嚴重、中度敏感原。她很不愛吃蔬果。

晴雯的女性荷爾蒙檢測顯示：典型更年期後變化，但雌二醇偏高、黃體酮過低、黃體酮／雌二醇比值過低，這代表「雌二醇優勢」，容易產生子宮平滑肌瘤、兩頰與手臂的肝斑。加上類胰島素生長因子（IGF-1）偏低、游離睪固酮過低、DHEA硫酸鹽（DHEA-S）過低，代表女性荷爾蒙系統明顯老化，和疲勞、情緒失控、失眠、皺紋、白髮、膚質老化、自律神經失調、代謝症候群都有關。

晴雯的雌激素肝臟代謝檢測顯示如下：

肝臟代謝	指標	數值	正常值
「保護性」雌二醇代謝物	2-羥雌酮等	**29%**	≧60%
「致癌性」雌二醇代謝物	16α-羥雌酮等	**71%**	≦40%
第一階段解毒「羥基化」	2-羥雌酮／16α-羥雌酮	**0.5**	≧1.9
第二階段解毒「甲基化」	4-甲氧基雌酮／4-羥雌酮	0.3	≧0.05

　　晴雯的「保護性」雌二醇代謝物過低，「致癌性」雌二醇代謝物過高，肝臟第一階段「羥基化」解毒效能不佳，增加未來罹患乳房囊腫、乳癌或自體免疫疾病的機率。

　　晴雯的肌膚白美抗氧化指標檢測結果如下：

指標	數值	判讀
總抗氧化能力（TAC）	367 μmol/L	嚴重過低
抗衰老生長因子（IGF-1）	98ng/mL	過低
輔酶Q10	0.34 μg/mL	嚴重過低
維生素C	4.7 μg/mL	嚴重過低
α維生素E	7.2 μg/mL	過低
γ維生素E	0.5 μg/mL	嚴重過低
δ維生素E	0.06 μg/mL	過低

　　她的身體抗氧化能力低落，難怪皮膚老化症狀爭先恐後地出現。此外，身體與大腦的氧化壓力過大，和大腦症狀與代謝症候群關係緊密。

要改善晴雯這一卡車的症狀，顯然不可能靠幾顆速效的「神奇藥丸」，必須靜下心來、花時間、下苦功，認真調整體質。

我針對晴雯的自律神經失調、腎上腺疲勞、女性荷爾蒙失調、腸道通透性與免疫異常、肝臟解毒效能不佳、慢性發炎、抗氧化能力不足等多重系統問題，為她調配個人化營養處方，並從「放鬆的營養處方」挑選數項，改善大腦症狀。

我請晴雯開始執行「低敏飲食」、「無麩質飲食」，嚴格迴避IgE過敏原與IgG敏感原，搭配「得舒飲食」、「低升糖指數／升糖負擔飲食」、「蔬食主義」，穩定血壓與血糖、大幅提升膳食纖維攝取量，改善腸道菌生態與免疫功能。

我還為晴雯提供心理諮詢，和她一起探索壓抑的性格、潛意識心理、親密關係、並訓練正念能力，包括「正念飲食」技巧。目標在改善她的職場人際衝突、婚姻失和，並找回生活的個人意義。

一個月後，晴雯的疲勞、焦躁、情緒不穩、失眠、耳鳴改善了七成，腹脹、便祕、胃痛的改善則是100％。

兩個月後，她的血壓、膽固醇大幅改善，醫生允許她停掉降血壓藥、降血脂藥。此外，她發現皺紋變少、皮膚彈性恢復、肝斑正在變淡。

半年後，晴雯幾乎痊癒。她對我說：「我因為疲勞、焦躁、失眠來找你，你不僅醫好了，還產生『全身性的副作用』：多年的腸胃不適、腰痠背痛、耳鳴、高血壓、高血脂好了，連難纏的肝斑與皺紋也改善。最令我印象深刻的是，我沒有吃藥，健檢報告都恢復正常。真的，看再多次病、花再多金錢，也沒辦法買到這樣的治療。張醫師，我太感謝你了！」

放鬆的營養處方

張醫師的處方箋

　　處方提示：以下參考處方並非照單全收，應先諮詢具備營養醫學專業的醫師或醫事人員，服藥中的患者應與醫師討論。

☞飲食處方

- **低升糖指數／升糖負擔飲食**。選擇低升糖指數／升糖負擔（Low GI/GL）飲食，讓血糖更穩定、告別代謝症候群，能夠穩定情緒。
- **低敏飲食**。透過生物晶片檢測技術，完整迴避以下兩大類過敏原：
  - **急性環境與食物過敏原**：會引起IgE急性過敏反應的環境物質（塵蟎、花粉；狗毛、貓毛、羊毛等）或食物分子。
  - **慢性食物敏感原**：會引起IgG食物敏感反應。低敏飲食能夠降低系統性發炎與大腦發炎，因而改善疲勞、焦慮、腸躁症、失眠、腹脹、便祕、肌肉痠痛、自律神經失調，以及代謝症候群。
- **無麩質飲食**。選擇米飯、小米、蕎麥、藜麥、高粱、黃豆、玉米等非小麥類穀物，並且以全穀為原則，能避免「非乳糜瀉麩質敏感」為大腦帶來的負面影響，減少大腦症狀。
- **蔬食主義**。多攝取蔬食中的膳食纖維、植化素、益生菌等成分，改善腸內菌生態、修補異常的腸道通透性，再透過抗發炎機轉，改善自律神經失調、減少大腦症狀。
- **正念飲食**。吃飯時，應用專注、覺察、體驗、慢食等技巧，能夠減輕壓力。

☞ 營養處方 ①、②

- **魚油**。含DHA、EPA，為 ω-3 多元不飽和脂肪酸，能抗發炎、減輕氧化壓力、保護粒線體、保護自律神經與大腦，除了能改善神經功能、增強抗壓力，也能預防創傷後壓力症。建議劑量為每天一千到三千毫克。

- **益生菌**。嗜酸乳桿菌（A菌）、比菲德氏菌（B菌）、乾酪乳酸桿菌（C菌）、鼠李糖乳酸桿菌（LGG菌）、短乳酸桿菌、長雙歧桿菌、嬰兒雙歧桿菌，具有抗壓力、抗焦慮效果，建議劑量為每天五十到三百億CFU（菌落形成單位）。

- **維生素B$_6$**。調節血清素活性，以改善焦慮。建議劑量分別為每天八十到三百毫克。

- **維生素C**。重要的抗壓力營養素，將多巴胺催化為正腎上腺素與腎上腺素，應付各種生理與心理壓力，也幫助粒線體代謝脂肪，產生能量與活力，全部需要從食物或營養補充攝取。建議每天補充五百到四千毫克。

- **鎂**：為重要的抗壓礦物質，能穩定腎上腺皮質醇濃度、幫助肌肉放鬆、調節自律神經。成人每日建議劑量為兩百五十到五百毫克。

- **GABA**。存在大腦中的天然鎮定劑，額外補充能減輕壓力、焦慮。每天可服用兩百五十到七百五十毫克。

- **磷脂醯絲胺酸（PS）**：能改善多項認知功能，穩定壓力下的腎上腺皮質醇反應，具抗壓力效果。建議劑量每天兩百到八百毫克 ③。

☞ 藥草處方 ①、②

- **洋甘菊茶**。研究發現，能改善輕度到中度廣泛性焦慮症患者的焦慮症狀。可將乾燥洋甘菊兩茶匙或一個茶包以開水沖泡、燜十分鐘，每日喝二到四杯。

- **聖約翰草**。能改善焦慮、強迫與身體症狀。建議每天六百到一千八百毫克。注意與藥物有交互作用，且嚴禁與抗憂鬱劑並用，因為會增加血清素症候群的風險。
- **南非醉茄**。能提升脫氫表雄酮（DHEA），穩定腎上腺皮質醇，改善疲勞與焦慮。每日建議劑量為兩百五十到七百五十毫克。
- **秘魯瑪卡**。能夠改善女性更年期症狀，以及更年期相關的焦慮、高舒張壓、血管症狀、性功能障礙。每日建議劑量為兩百到六百毫克。
- **酸棗仁**。知名中藥材，歸脾湯的組成之一，作用在GABA與血清素受體上，能「寧心安神」，減輕焦慮、改善睡眠 ④～⑥。

整合各醫學專科的重要性

讀到這裡，你已經了解：一位好的腦科醫師，也必須是優秀的腸胃科醫師。在晴雯的案例中，你可以看到，腸胃功能不佳早已讓她成為自律神經失調的候選人。

晴雯腸道功能從小就差，在做全套過敏原與敏感原檢測之前，一直吃下她所不知道的過敏原和敏感原，腸道長期發炎的結果，衍生腸道免疫失調，腸道旁過度敏感的淋巴球們，把未消化完全的食物大分子，看成了伊波拉病毒，產生大量促發炎細胞激素來迎戰，活性氧大增、氧化壓力升高，在腸道展開進行為期數十年的敘利亞內戰。

蔬果攝食過少、膳食纖維嚴重不足，惡化了這個場面。《細胞》最新研究指出，慢性或間歇性的膳食纖維缺乏，將改變腸道菌生態，過度生長的壞菌將溶解腸道黏膜障壁，腸道通透性異常增高，腸道感染並且持續發炎 ⑦。

腸道通透性異常導致黴菌毒素或細菌外毒素穿透腸道、進入血液系

統，透過腸肝循環，影響肝臟解毒酵素效能，和膽結石與膽囊炎有關，產生大量細胞激素、自由基、發炎性（或致癌性）的肝臟代謝中間產物，進入全身性的血液循環中。

全身慢性發炎的結果，是產生胰島素阻抗、脂肪肝、高血脂、肌肉關節發炎、女性荷爾蒙失調、腸躁症、自律神經失調，以及大腦症狀（情緒不穩、煩躁、易怒）。

複雜病理底下的單純關鍵是：免疫系統亂了。顯然，一位好的腦科醫師，也必須是好的風濕免疫科醫師。

因為肌肉關節發炎，導致不時腰痠背痛。慢性壓力導致腎上腺荷爾蒙過度分泌皮質醇，長期下來讓肌肉緊繃痠痛並刺激免疫系統發炎，若進入腎上腺疲乏的階段，更會讓發炎失控。長期發炎還導致骨刺形成、椎間盤退化，甚至脊椎神經壓迫的嚴重問題，難逃開刀命運。

從下視丘到卵巢的女性荷爾蒙系統也受發炎干擾，濾泡刺激素、黃體生成素、雌二醇、黃體酮、睪固酮、DHEA異常，特別是黃體酮／雌二醇比例過低，和多種婦科疾病有關，包括經前症候群（經前不悅症）、痛經、子宮肌瘤、經血過多、巧克力囊腫、更年期障礙、乳房囊腫、乳癌或子宮內膜癌。此外，發炎導致胰島素阻抗，形成腹部與內臟脂肪（脂肪肝），血脂代謝開始異常。當脂肪愈長愈大，又形成了全身最大的發炎器官！

事實上，大腦是最容易受到系統性發炎影響的部位，加上發炎中的大腦對壓力格外敏感，產生煩躁、易怒、焦慮、健忘、思緒混亂、失眠、自律神經失調。腎上腺皮質醇的過度刺激，更會直接傷害海馬迴神經細胞，導致記憶力衰退、憂鬱症。

看診時，我常跟病人強調一個重要觀念：當大腦出現症狀，不要只想到大腦怎麼了，而是要思考：身體怎麼了？

在免疫系統失調和慢性壓力的兩面夾殺下，大腦只是難以倖免的器官之一，荷爾蒙系統（腎上腺、卵巢與睪丸、甲狀腺、胰島）、腸胃道、肝膽、肌肉骨骼、神經系統（自律神經、腸道神經）、皮膚等，早已全部淪陷。從根本解決這些發炎的原因，大腦症狀自然改善，身體恢復全面的健康。

一位好的腦科醫師除了必須是好的腸胃科、風濕免疫科醫師，也必須是優秀的皮膚科醫師。晴雯的皮膚問題，像是臉部皺紋、肝斑、老化，顯然也是反應身體系統失調的火災警報器。

在我的臨床經驗中，大腦症狀最先拉警報、過來就是皮膚症狀。事實上，大腦與皮膚本來就關係緊密，因為，在胚胎發育過程，外胚層會形成三部分：神經管（中樞神經）、神經脊（脊髓旁神經節），以及表皮層（皮膚）。神經脊細胞更會遷移，並且發育成表皮與真皮交界的黑色素細胞！

遺憾的是，一般人對於皮膚症狀不是視而不見，就是用藥迅速消除，等於是在火災時，把火災警報器關掉，告訴自己根本沒有火警發生，因而錯失了調整體質的黃金時機。過不了多久，一個個真正疾病就出現了。

晴雯明顯的肝斑凸顯了雌激素代謝與肝臟解毒問題，而臉部皺眉紋、抬頭紋、法令紋等，代表皮膚組織老化，也正在告訴醫師：「我累積了多年的負面情緒！」一個每天沉浸在焦慮、憂鬱、憤怒等負面情緒的人，總是下意識地緊繃著臉部肌肉，如此勤奮鍛鍊肌肉、又長達數十年的結果，當然會出現這些皺紋。

最新研究顯示，只要改善皮膚老化，大腦症狀也會跟著改善。

放鬆的美容醫學處方

張醫師的處方箋

若晴雯沒有足夠病識感、想要全盤調整體質，但重視「形體美」，而且願意積極改善臉部皺紋，那麼，我會為她提供肉毒桿菌素（Botulinum toxin）注射治療。

《臨床精神醫學期刊》一項嚴謹的隨機雙盲對照試驗中，針對診斷有重度憂鬱症的患者提供肉毒桿菌素（Onabotulinum toxin A）或安

慰劑的注射，部位在眉心與額頭，女性總共29U，包括在眉心的鼻眉肌（Procerus）注射7U、兩邊的內側皺眉肌（Corrugators）注射6U，兩邊的外側皺眉肌注射5U。男性則因為肌肉量較大，每處多加2U，共39U。研究追蹤十二週後，兩組互換，再繼續追蹤至第二十四週結束。

結果發現，一開始就接受肉毒桿菌素治療的組，憂鬱症狀明顯改善，抗憂鬱效果維持到第二十四週試驗結束，雖然肉毒桿菌素的臉部美學效果在第十二到十六週就消退了。

此外，醫生客觀評估憂鬱程度，有反應（憂鬱分數降低一半以上）的比率，以一開始就接受肉毒桿菌素治療的組為最高，達55%，其次是第十二週才接受肉毒桿菌素治療的組，為24%，而安慰劑組為0%。他們降低的憂鬱分數平均依序為-46%, -35%, -2%。病人自評的憂鬱程度也呈現類似結果。

肉毒桿菌素竟然能夠抗憂鬱！這並非只透過醫學美容效果。有患者不太喜歡肉毒桿菌素帶來的美學改變，但憂鬱症照樣緩解。也有研究進一步釐清，注射肉毒桿菌素、和接受果酸換膚、雷射治療或玻尿酸注射的患者相比，都達到美學效果，但只有前者改善了焦慮與憂鬱症狀[8]。也有可能當事者皺眉紋因肉毒桿菌素改善了，「看起來」快樂些，周遭的人也給予正向社會回饋，帶給當事者「好心情」[9]。

此外，腦部影像發現，接受肉毒桿菌素注射的患者，在模仿生氣表情時，腦中左側杏仁核活動降低了。可能因為三叉神經傳遞較少肌肉緊張訊息到腦幹，弱化了腦幹與杏仁核之間的恐懼迴路。顯然，肌肉不只是表達情緒，還能調整情緒。透過調整肌肉，就能改善情緒[10]、[11]。

《美國皮膚醫學會期刊》研究早已證實：「好看，帶來好心情。」肉毒桿菌素能減少負面情緒的內在體驗，讓病人更不會生氣、悲傷或恐懼[12]。美國德州大學西南醫學中心的研究團隊針對試驗結果做出結

論：「眉心（額頭）部位的肉毒桿菌素注射治療能改善憂鬱症狀，可能會是一種安全、有持續效果的抗憂鬱療法⑬。」

　　與此同時，德國漢諾威醫學院研究團隊則針對住院的邊緣型人格障礙症患者，提供額頭（眉心）肉毒桿菌素注射。在注射二至六週後，症狀分數下降49％～94％之多，在衝動性、自我傷害行為、激動、憂鬱症狀上明顯改善，而且社會功能進步⑭。

　　這可能因為皺眉紋牽涉到幾乎所有的負面情緒，憂鬱、悲傷、憤怒、噁心、恐懼等，都被肉毒桿菌素削減了，因情緒而起的衝動變得容易控制；在辨識他人臉孔情緒時，較不會出現負面偏差，杏仁核也較不會過度活動。肉毒桿菌素注射確實改善了當事者的人際互動。這重要發現刊載於2016年的《美國精神醫學期刊》⑭。

　　美國《時代》雜誌也在2017年1月中，以封面故事報導了這項重大醫學突破。這系列研究徹底打破了腦科學與美容醫學的界線。只是單純愛美，接受美容醫學治療，想改善皺眉紋，也能產生抗憂鬱的「副作用」！

　　這令我感嘆：傳統專科醫師制度對於人體採取「五馬分屍」式的診療，病人身上所有的器官都被「肢解」到各科去了，並未得到最佳照顧。

　　反之，整合醫學式的診療，則試圖將被「肢解」的器官從各科找回來，小心翼翼地縫回你身上，以「全人」角度看病：「從頭到腳」、「從外到內」、「從身到心」，當然能打造全面性的健康。

參考書目

① Sarris J, Murphy J, Mischoulon D, et al. Adjunctive Nutraceuticals for Depression: A Systematic Review and Meta-Analyses. Am J Psychiatry. 2016;173(6):575-587.

② Ravindran AV, Balneaves LG, Faulkner G, et al. Canadian Network for Mood and Anxiety Treatments (CANMAT) 2016 Clinical Guidelines for the Management of Adults with Major Depressive Disorder: Section 5. Complementary and Alternative Medicine Treatments. Can J Psychiatry. 2016;61(9):576-587.

③ Starks MA, Starks SL, Kingsley M, Purpura M, Jager R. The effects of phosphatidylserine on endocrine response to moderate intensity exercise. J Int Soc Sports Nutr. 2008;5:11.

④ Cao JX, Zhang QY, Cui SY, et al. Hypnotic effect of jujubosides from Semen Ziziphi Spinosae. J Ethnopharmacol. 2010;130(1):163-166.

⑤ Shi Y, Dong JW, Zhao JH, Tang LN, Zhang JJ. Herbal Insomnia Medications that Target GABAergic Systems: A Review of the Psychopharmacological Evidence. Curr Neuropharmacol. 2014;12(3):289-302.

⑥ Yeung WF, Chung KF, Poon MM, et al. Chinese herbal medicine for insomnia: a systematic review of randomized controlled trials. Sleep Med Rev. 2012;16(6):497-507.

⑦ Schirmer M, Smeekens SP, Vlamakis H, et al. Linking the Human Gut Microbiome to Inflammatory Cytokine Production Capacity. Cell. 2016;167(4):1125-1136.e1128.

⑧ Lewis MB, Bowler PJ. Botulinum toxin cosmetic therapy correlates with a more positive mood. J Cosmet Dermatol. 2009;8(1):24-26.

⑨ Heckmann M, Teichmann B, Schroder U, Sprengelmeyer R, Ceballos-Baumann AO. Pharmacologic denervation of frown muscles enhances baseline expression of happiness and decreases baseline expression of anger, sadness, and fear. J Am Acad Dermatol. 2003;49(2):213-216.

⑩ Hennenlotter A, Dresel C, Castrop F, Ceballos-Baumann AO, Wohlschlager AM, Haslinger B. The link between facial feedback and neural activity within central circuitries of emotion--new insights from botulinum toxin-induced denervation of frown muscles. Cereb Cortex. 2009;19(3):537-542.

⑪ Wollmer MA, de Boer C, Kalak N, et al. Facing depression with botulinum toxin: a randomized controlled trial. J Psychiatr Res. 2012;46(5):574-581.

⑫ Alam M, Barrett KC, Hodapp RM, Arndt KA. Botulinum toxin and the facial feedback hypothesis: can looking better make you feel happier? J Am Acad Dermatol. 2008;58(6):1061-1072.

⑬ Magid M, Reichenberg JS, Poth PE, et al. Treatment of major depressive disorder using botulinum toxin A: a 24-week randomized, double-blind, placebo-controlled study. J Clin Psychiatry. 2014;75(8):837-844.

⑭ Kruger TH, Magid M, Wollmer MA. Can Botulinum Toxin Help Patients With Borderline Personality Disorder? Am J Psychiatry. 2016;173(9):940-941.

第 **19** 章

張醫師的好眠診療室

麗心來找我的時候，我發現她略為肥胖，有明顯眼袋、法令紋，兩頰豐滿而緋紅，可以看到底下擴張的血管絲還有丘疹膿包，我馬上懷疑是酒糟性皮膚炎。

四十七歲的她煩惱失眠問題已有五年，光是等待入睡，可以從午夜十二點到凌晨四點。即使入睡了，淺眠而多夢，還夢到被黑道討債、在夢中拔腿狂奔，睡醒時，全身痠痛而且更疲勞。一個晚上頂多睡三小時。

身為外商保險公司處長的她，人脈跟南非的鑽石礦脈一樣豐富。她看過各大醫學中心、遍訪名醫，毫無例外地，他們都開給她多種鎮定安眠藥甚至抗憂鬱劑。

晚上，她懷著既期待、又怕受傷害的心情躺到床上，結果，只提前一些入睡，仍舊淺眠、中斷而早醒，隔天還出現頭痛、頭暈、失憶、注意力不集中、疲倦的副作用。另一位處長推薦她去練習瑜伽、氣功和腹式呼吸，入睡時間有再提前一些，卻又沒辦法進步了。

麗心在保險公司體系的地位早已屹立不搖，堪稱「一人之下，萬人之上」。聰明幹練的她，早已培養了精明能幹的班底，壓力明明不大，為什麼比年輕跑基層的時候，失眠得更厲害？最後，總經理推薦她來找我。

我非常仔細地詢問她的病史，希望能夠找到任何蛛絲馬跡，突破先前治療的困境。原來，麗心是急性子，容易焦慮、完美主義、又有強迫傾向，每天凌晨四點起來，就在家裡掃地、拖地、擦窗、清廚房、洗廁所，規模有如年終大掃除，一直到早上九點忙完，整個人累癱在沙發上，小睡半小時後才去公司。沒錯，她有潔癖。

其實，她「窮得只剩下錢」，坐落在台北市大安區的豪宅有一百二十坪大，也不是沒有錢請人打掃，而是無法接受一般人的清潔標準。晚上，她緊盯著丈夫和兩個兒子有沒有弄髒地毯。她規定他們一進門必須先去洗澡，才能更換拖鞋，進入客廳與房間。

今年她開始學彈琴，這是另一個災難的開始。因為她只要彈錯一個音符，就要整首重彈，琴愈彈、心情愈糟，現在看到鋼琴就壓力大、不太想去彈。

麗心很偏食，從三十五歲那年外派美國分行起，就超愛吃雙層起司牛肉漢堡、痛恨蔬果，之後很常腹脹、嗝氣、便祕。吃東西後，肋骨下方會悶痛，不知照過多少次胃鏡、大腸鏡，只在腹部超音波發現膽囊息肉。醫生長期開胃藥給她。她很容易頭暈，連坐火車都會頭暈，有動暈症。她只要喝到一點酒，整個臉就紅到不行。最近兩年，她注意到頭髮掉得多、頭髮明顯變得稀疏。她養了一隻可愛的馬爾濟斯犬，她每晚抱著牠睡覺，而不是丈夫，後者已經被「打落冷宮」了。

這幾年她的身體發福許多。好友傳給她「網路瘋傳私房減肥法」，三餐就只吃麵包，一個月果然減了十公斤。後來，自己實在受不了，開始正常吃，復胖外還多了五公斤出來。

她的左乳房有五顆良性纖維囊腫，右乳房有兩顆，而她媽媽得過乳癌，治療後狀況穩定。她胸前有一條紅蚯蚓般的蟹足腫，從脖子、胸部、到下腹有許多咖啡色的小丘疹，不痛不癢，至少三十顆，那是病毒疣感染。

從功能醫學檢測問題

麗心的體重是八十五公斤，BMI為27.5，落入肥胖範圍，體脂肪為35%，內臟脂肪為15，心跳速度每分鐘九十五下。

四十七歲的她，自律神經年齡是七十五歲，整整老化了二十八歲。她的交感神經功能過高，副交感神經功能過低，自律神經嚴重偏向交感功

能,因此有失眠、急性子、焦慮度高、強迫思考與行為、動暈、腸胃蠕動不良等症狀。

　　腎上腺荷爾蒙皮質醇唾液檢測顯示:早晨、中午、下午、傍晚、午夜等時間點都過高,導致入睡困難、淺眠、多夢。皮質醇過高也和落髮有關,而她的偏食更導致毛囊養分不足(包括半胱胺酸、矽、鋅等礦物質),落髮會更嚴重。

　　麗心的全套過敏原與敏感原檢測報告顯示如下:

	嚴重	中度	輕度	總計
IgE 急性過敏原	塵蟎、狗毛、 羊毛、蜂蜜	奇異果、小麥	蘋果、大蒜、辣椒	9
IgG 食物敏感原	起司、小麥、 花生、麵包酵母	牛奶、蛋白、牛肉、 豬肉、黃豆、綠豆、 紅豆、紅棗、蓮子	萵苣、蘋果、胡桃、 腰果、葵花籽、芝 麻、薑	20

　　她愛吃的雙層起司牛肉漢堡包含了起司、小麥、牛肉等過敏原與敏感原,程度是中度至嚴重,加上少吃蔬果,助長了慢性發炎反應,引起自律神經失調。愛犬的毛髮是嚴重過敏原,繼續惡化她的發炎問題。

　　女性荷爾蒙檢測顯示:雌二醇嚴重過高,黃體酮過低,黃體酮／雌二醇比值過低,抗穆勒氏荷爾蒙過低,游離睪固酮濃度過低。這顯示她有「雌二醇優勢」,容易出現乳房纖維囊腫以及乳癌。考量她的媽媽得過乳癌,麗心在女性荷爾蒙失調上絕對不能大意。

　　麗心的雌激素肝臟代謝檢測顯示如下:

肝臟代謝	指標	數值	正常值
「保護性」雌二醇代謝物	2-羥雌酮等	**8%**	≧60%
「致癌性」雌二醇代謝物	16α-羥雌酮等	**92%**	≦40%
第一階段解毒「羥基化」	2-羥雌酮／16α-羥雌酮	**1.8**	≧1.9
第二階段解毒「甲基化」	4-甲氧基雌酮／4-羥雌酮	**0.1**	≧0.34

　　麗心的「保護性」雌二醇代謝物嚴重過低，「致癌性」雌二醇代謝物嚴重過高，肝臟第一、二階段解毒效能很差，大大提高了乳房囊腫、乳癌或子宮內膜癌、骨質疏鬆症、自體免疫疾病的風險。

　　當肝臟解毒能力差，發炎性的中間代謝物增加，氧化壓力劇增，和酒糟性皮膚炎有關。此外，大腦基底核對發炎和氧化壓力特別敏感，強迫症狀可能和此有關。

　　麗心的毒性重金屬與微量元素頭髮檢測報告為下：

指標	異常	正常
毒性重金屬	超標：汞、鉛、整體毒性負荷	鋁、銻、砷、銀、鈹、鉍、鎘、鉑、鉈、釷、鈾、鎳、銀、錫、鈦
微量元素	缺乏：鈣、鎂、鋅、硒、鉻、鋰、銅、錳	鈉、鉀、釩、鉬、硼、碘、磷、鍶、硫、鈷、鐵、鍺、銣、鋯

　　汞超標和她口腔裡的銀粉補牙脫不了關係，鉛超標可能來自她年輕時騎機車穿梭在鬧區跑業務，吸進大量汽機車排放的廢煙，隨著骨質的流失而重新釋入血液中。多種微量礦物質的缺乏，導因於她長年偏食的習慣。

　　麗心的肌膚美白抗氧化指標檢測結果如下：

指標	數值	判讀
總抗氧化能力（TAC）	575 ìmol/L	過低
抗衰老生長因子（IGF-1）	103ng/mL	過低
輔酶Q10	0.44 ìg/mL	嚴重過低
維生素C	3.2 ìg/mL	嚴重過低
α 維生素E	7.3 ìg/mL	過低
γ 維生素E	0.7 ìg/mL	過低
δ 維生素E	0.08 ìg/mL	過低

抗氧化能力低落，和她的酒糟性皮膚炎、蟹足腫有關。長期下來，皮膚免疫力也變差，促進了病毒疣的全身性生長。大腦抗氧化能力低落，呈現失眠、強迫症狀。

我請麗心採取「低敏飲食」、「無麩質飲食」，迴避包括小麥在內的所有過敏原與敏感原，減輕慢性低度發炎的問題；搭配「地中海飲食」、「蔬食主義」，補足天然植化素、各類維生素，以及鈣、鎂、鋅、硒等重要礦物質，並且改善腸內菌生態，優化腸道與系統免疫。

我為她規劃個人營養處方，改善她的自律神經失調、腎上腺過度反應、雌二醇優勢、肝臟解毒異常、毒性重金屬累積、氧化壓力過大等問題。並且從「好眠的營養處方」中挑選數項，協助改善睡眠。

一個月後，麗心的入睡時間縮短至一小時以內，睡眠深度增加，睡眠長度可以到六小時以上，醒來的活力感提升，完全沒有安眠藥帶來的副作用。此外，腹脹、胃痛、便祕、動量竟消失了。

兩個月後，她感到身心明顯放鬆，急性子、焦慮與強迫行為大幅減少。她更訝異地發現，酒糟性皮膚炎好了大半。半年以後，她輕鬆地減了十公斤的體重、蟹足腫變小、病毒疣也自然消退許多。自律神經檢測報告證實：四十七歲的她，交感與副交感神經功能恢復平衡，自律神經年齡從

七十五歲減為四十二歲，還年輕了五歲！

好眠的營養處方

張醫師的處方箋

　　處方提示：以下參考處方並非照單全收，應先諮詢具備營養醫學專業的醫師或醫事人員，服藥中的患者應與醫師討論。

☞ 飲食處方

- **地中海飲食**。以蔬果、全穀、豆類、堅果、橄欖油、深海魚肉、膳食纖維為主，富含大量抗發炎營養素，能改善長期慢性發炎，以及衍生的大腦與全身症狀。
- **低敏飲食**。透過生物晶片檢測技術，完整迴避以下兩大類過敏原與敏感原，能夠降低系統性發炎與大腦發炎問題，改善睡眠障礙：
    - **急性環境與食物過敏原**：會引起IgE急性過敏反應的環境物質或食物。
    - **慢性食物敏感原**：會引起IgG敏感反應的食物。
- **無麩質飲食**。選擇米、小米、蕎麥、藜麥、高粱、黃豆、玉米等非小麥類穀物，能避免「非乳糜瀉麩質敏感」對大腦、腸胃道與其他器官帶來的負面影響。
- **蔬食主義**。多攝取蔬食中的植化素、益生菌、膳食纖維等成分，能透過多種機轉，大幅提升副交感神經活性，改善睡眠。

☞ 營養處方 [1]、[2]

- **魚油**。含DHA、EPA，為 ω-3多元不飽和脂肪酸，能調節褪黑激素

活動，改善失眠，建議劑量為每天一千到三千毫克。證據顯示服用魚油（或吃深海魚肉），能改善成人與兒童青少年的失眠困擾。

- **益生菌**。特定菌株具有改善睡眠潛力，建議劑量為每天五十至三百億CFU。
- **鎂**。為重要的抗壓礦物質，能穩定皮質醇、幫助肌肉放鬆、改善睡眠。睡前服用三百至八百毫克的甘胺酸鎂或檸檬酸鎂，能夠改善睡眠品質，但可能需要數週達到穩定效果。
- **鈣**。能穩定自律神經、幫助肌肉放鬆、改善睡眠。成人每日建議量為一千到一千五百毫克。睡前鈣與鎂搭配500mg／250mg（2比1的比例），效果最佳。
- **褪黑激素**。在美國與加拿大，民眾可於大賣場購買褪黑激素，但在歐洲被列為處方藥，必須由醫師處方。每晚三至五毫克的褪黑激素，被認為是有效而且安全的③。加拿大小兒醫學會建議，針對兒童青少年改善睡眠衛生習慣，加上褪黑激素補充：嬰兒每晚一毫克、大小孩二點五至三毫克、青少年五毫克④、⑤。對於有過敏體質（特別是異位性皮膚炎）或患有注意力不足／過動症，又合併失眠的孩童，權威醫學期刊研究指出：補充褪黑激素是好的選擇⑥、⑦。
- **GABA**。存在大腦中的天然鎮定劑，額外補充能降低交感神經過度亢奮的問題，減輕壓力、焦慮、改善睡眠。建議劑量為每天兩百五十到七百五十毫克。
- **γ穀維素**。為米糠萃取物，能提升副交感神經活動，進而改善睡眠。建議補充劑量為每天一百到三百毫克。
- **色胺酸**。為製造血清素與褪黑激素的關鍵原料，有證據支持能改善睡眠。補充建議劑量為每天二到四公克，維持三到四個月⑧。

☞ **藥草處方**

- **洋甘菊茶**。為歐美著名之花草茶，主要成分為紅沒藥醇，有抗焦慮

特性。台灣研究顯示，連續兩週飲用洋甘菊茶，能改善睡眠效率。

- **酸棗仁**。知名中藥材，歸脾湯的組成之一，作用在GABA與血清素受體上，能減輕焦慮、改善睡眠 [9]~[11]。
- **啤酒花（Hops）**。能調節褪黑激素受體，改善睡眠 [12]。
- **纈草（*Valeriana officinalis*）**，又稱為安定藥草。歐洲藥品管理局（EMA）核准作為減輕心理壓力與輔助睡眠使用，在美國民眾可到大賣場購買。睡前服用三百到五百毫克，能改善睡眠。對於停經後婦女可以改善睡眠品質。應該小心使用纈草，可能有頭痛、煩躁不安、心律不整或失眠的副作用 [13]、[14]。
- **貞潔草（*Agnus castus*）**。能增加褪黑激素分泌，改善睡眠，也能改善經前症候群 [15]、[16]。

失眠者的不良睡眠習慣

痛苦的失眠者為了搶救睡眠，什麼正統、非正統方式，包括偷仙桃、上刀山、下油鍋都嘗試過，常常結論是「沒有效」。因此，輾轉尋求我的專業協助。

我會幫難治型失眠者進行深入的病史評估、身體檢查，以及安排進階功能醫學檢測，根據評估結果，提供個人化的飲食、營養、藥草處方，常能獲得不錯的改善。

除此之外，我會指導難治型失眠者，改善三大不良睡眠行為：

第一、好不容易入睡，當然「睡到自然醒」。

難治型失眠者晚上十二點上床，躺到凌晨四點才睡著，自然會想要「補眠」，睡到自然醒，睡到中午十二點才起床。然而，當天晚上的失眠勢必再次重演。為什麼呢？

因為我們的各大荷爾蒙系統（包括褪黑激素）與自律神經系統，有著

非常嚴謹的日夜節律變化，比軍隊還嚴格。當失眠者的整個生理時鐘被延後，入睡時間就被改成凌晨四點，晚上十二點當然睡不著。

為了睡好覺，必須固定生理時鐘。如何固定呢？關鍵在於固定起床時間。即使凌晨四點睡著，但早上七點還是要起床。雖然覺得睡不飽、痛不欲生，但當天晚上睡意甚濃，維持了日夜節律，失眠便會逐步改善。

第二、 和床發生了「恐懼性關係」。

每個夜晚，難治型失眠者看到床就開始擔心，產生預期性焦慮：「今天該不會又睡不著了吧！」躺到床上後，開始擔心：「為什麼我吃了名醫開的藥，還是睡不著，真把我氣死了！」躺了一段時間，急性子發作，更加煩惱：「要是我一直都睡不好，LINE轉傳訊息說我會得癌症，完了！」就這樣，失眠者的大腦和床形成「恐懼性關係」，這是一種古典心理制約：大腦看到床就馬上清醒；也可能是無意識層面的。

我會建議難治型失眠者：有濃厚睡意再躺到床上，如果半小時還睡不著，就起床做其他靜態活動，但務必避免使用發出強烈藍光的3C電子產品，包括電視、電腦、平板、手機等，這樣才能形成「催眠性關係」，一躺到床上就呼呼大睡。

我還有個獨門祕訣：睡不著的時候，把大學時代微積分原文教科書拿來看，保證三分鐘打哈欠，五分鐘伸懶腰，十分鐘內陷入昏睡！

第三、白天既不「運動」、也不「動腦」。

許多難治型失眠者在豪宅（或「好宅」）裡過著「幸福快樂的日子」，既沒壓力也沒事可做，白天不是躺在床上「補前一天的眠（還是大前天？）」，就是躺在沙發上看電視購物頻道。

這個族群幾乎沒有什麼體能活動，白天生理勞累感不足，就像一座本來就嚴重缺水的水庫，還會從大壩裂縫大量滲水出來，最後無水可用。會失眠，可說是理所當然。

如果你真的「很懶」，我會鼓勵多泡溫泉或洗三溫暖，這是被動型的有氧運動，也可以產生不錯效果。不過有些難治型失眠者白天拚命運動，睡前加做體操，還是一樣失眠。為什麼呢？太少動腦。

每天大腦會消耗人體四分之一的氧氣與葡萄糖，若不愛動腦，熱量消

耗有限，生理勞累感不足，也會失眠。建議參加各類活動、學習樂器、外語，不僅可以動腦、改善睡眠，還能預防失智。

　　2015年，美國睡眠醫學會與睡眠研究學會回顧醫學證據，發現和一般人（睡眠時數在七至八小時之間）相比，若睡眠少於七小時，不僅健康狀態較差，也容易產生各類疾病。部分研究指出，睡眠長度若大或等於九小時，也和健康狀態差、疾病形成有關。充足睡眠長度的定義是七到八小時⑰。

　　美國國家睡眠基金會則針對不同年齡，建議不同的睡眠長度：

階段	定義	睡眠時間（小時）
新生兒	0～3個月	14～17
嬰幼兒	4～11個月	12～15
幼兒	1～2歲	11～14
學齡前兒童	3～5歲	10～13
學齡兒童	6～13歲	9～11
少年	14～17歲	8～10
青年	18～25歲	7～9
成年	26～64歲	7～9
老年	65歲或以上	7～8

參考：www.sleepfoundation.org

好眠的認知行為處方

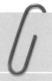

張醫師的處方箋

　　失眠往往牽涉到許多不合理的認知與習慣行為，因此，認知行為治療是改善睡眠的重要自然療法。

　　《睡眠》研究中，針對美國洛杉磯社區銀髮族隨機分配提供認知行為治療、太極拳，或睡眠講座教育，每週兩小時、為期四個月。

　　結果，認知行為治療組的睡眠品質、睡眠型態、疲憊感、憂鬱改善最多，一年後發炎程度最低，而且發炎程度愈低者，失眠症狀愈少。太極拳效果次之，睡眠講座教育效果最差。有趣的是，多項睡眠檢測（PSG）結果並沒有差別。

　　研究證實，認知行為治療不只改善了睡眠，更改善了發炎，具有預防心血管疾病與糖尿病的潛力[18]。

　　2016年美國醫師協會也公告了「成人慢性失眠症治療指南」，建議失眠患者一開始應接受認知行為治療；若單獨使用認知行為治療無效，才考慮開立安眠藥物，而且醫生必須採取和患者共同決策的方式，討論藥物的好處、壞處、短期藥物使用的費用[19]。

　　我把認知行為治療中的好眠技巧整理於下。當然，若你試了未達到預期效果，務必儘早諮詢睡眠醫學專業人員。

☞ 避免身心刺激

- 減少攝取刺激物質：喝酒、咖啡因飲料（茶、咖啡、能量飲料）。
- 有氧運動盡量在傍晚六點前，或睡前三小時前。
- 上床前不看電視、刺激情緒的內容。
- 上床前避免吵架。

- 壓力性談話提早至少上床三小時前。

☞ 睡眠安排

- 安排八點五到九個小時躺在床上。
- 固定時間上床與起床，穩定生理時鐘。
- 不要午夜後才睡，早睡睡眠品質一定比較好。
- 盡量避免傍晚或晚上小睡（打瞌睡）。
- 小睡片刻的話不要超過四十五分鐘，除非生病或睡眠不足太嚴重。
- 避免在睡前吃太多，或吃辣的食物。
- 睡前三小時內不要進食。
- 睡前不要喝一百二十到兩百四十毫升以上的水。
- 睡前泡熱水澡幫助放鬆，可以加入一點蘇打粉或十滴薰衣草精油。

☞ 睡不著的因應策略

- 睡前閱讀中性內容書籍。
- 若躺在床上二十到三十分鐘還睡不著，就離開臥室，做點放鬆活動或閱讀。
- 若是因為對光線敏感，可以戴眼罩。
- 如果腦袋一直想事情，可以起來寫心情日記。
- 如果有憂鬱、過度焦慮，可接受心理諮商。

☞ 調整臥室環境

- 清潔臥室裡有塵蟎、灰塵、黴菌的地方。
- 使用空氣清淨機來清除塵蟎、黴菌孢子，因為它們會導致鼻塞或皮膚過敏，而影響睡眠。
- 如果養寵物，請留意狗毛、貓毛也可能引起過敏。
- 睡前十五分鐘將燈關暗，睡眠中盡量維持黑暗。

- 遠離會產生電磁波的電器（充電器、手機、電腦）至少一點五公尺。
- 避免睡電毯，因為有電磁波、過熱與安全問題。

☞ 熟練正念與放鬆技巧

我在Youtube頻道上錄製正念與放鬆技巧影片，你可以在失眠的時候，搜尋「張立人醫師」並應用：

- 正念呼吸 https://www.youtube.com/watch?v=DjzRiRoRkho
- 腹式呼吸 https://www.youtube.com/watch?v=eP8ZjNuMNeo
- 身體掃描 https://www.youtube.com/watch?v=zBhU-8OGm2I

參考書目

① GSarris J, Murphy J, Mischoulon D, et al. Adjunctive Nutraceuticals for Depression: A Systematic Review and Meta-Analyses. Am J Psychiatry. 2016;173(6):575-587.

② Ravindran AV, Balneaves LG, Faulkner G, et al. Canadian Network for Mood and Anxiety Treatments (CANMAT) 2016 Clinical Guidelines for the Management of Adults with Major Depressive Disorder: Section 5. Complementary and Alternative Medicine Treatments. Can J Psychiatry. 2016;61(9):576-587.

③ van Maanen A, Meijer AM, Smits MG, van der Heijden KB, Oort FJ. Effects of melatonin and bright light treatment in childhood chronic sleep onset insomnia with late melatonin onset: A randomised controlled study. Sleep. 2016:00275-00216.

④ Janjua I, Goldman RD. Sleep-related melatonin use in healthy children. Can Fam Physician. 2016;62(4):315-317.

⑤ Cummings C. Melatonin for the management of sleep disorders in children and adolescents. Paediatr Child Health. 2012;17(6):331-336.

⑥ Weiss MD, Wasdell MB, Bomben MM, Rea KJ, Freeman RD. Sleep hygiene and melatonin treatment for children and adolescents with ADHD and initial insomnia. J Am Acad Child Adolesc Psychiatry. 2006;45(5):512-519.

⑦ Chang YS, Lin MH, Lee JH, et al. Melatonin Supplementation for Children With Atopic Dermatitis and Sleep Disturbance: A Randomized Clinical Trial. JAMA Pediatr. 2016;170(1):35-42.

⑧ Lakhan SE, Vieira KF. Nutritional and herbal supplements for anxiety and anxiety-related disorders: systematic review. Nutr J. 2010;9:42.

⑨ Cao JX, Zhang QY, Cui SY, et al. Hypnotic effect of jujubosides from Semen Ziziphi Spinosae. J Ethnopharmacol. 2010;130(1):163-166.

⑩ Shi Y, Dong JW, Zhao JH, Tang LN, Zhang JJ. Herbal Insomnia Medications that Target GABAergic Systems: A Review of the Psychopharmacological Evidence. Curr Neuropharmacol. 2014;12(3):289-302.

⑪ Yeung WF, Chung KF, Poon MM, et al. Chinese herbal medicine for insomnia: a systematic review of randomized controlled trials. Sleep Med Rev. 2012;16(6):497-507.

----

⑫ Abourashed EA, Koetter U, Brattstrom A. In vitro binding experiments with a Valerian, hops and their fixed combination extract (Ze91019) to selected central nervous system receptors. Phytomedicine. 2004;11(7-8):633-638.

⑬ Taavoni S, Ekbatani N, Kashaniyan M, Haghani H. Effect of valerian on sleep quality in postmenopausal women: a randomized placebo-controlled clinical trial. Menopause. 2011;18(9):951-955.

⑭ Fernandez-San-Martin MI, Masa-Font R, Palacios-Soler L, Sancho-Gomez P, Calbo-Caldentey C, Flores-Mateo G. Effectiveness of Valerian on insomnia: a meta-analysis of randomized placebo-controlled trials. Sleep Med. 2010;11(6):505-511.

⑮ Dericks-Tan JS, Schwinn P, Hildt C. Dose-dependent stimulation of melatonin secretion after administration of Agnus castus. Exp Clin Endocrinol Diabetes. 2003;111(1):44-46.

⑯ Sarris J, Panossian A, Schweitzer I, Stough C, Scholey A. Herbal medicine for depression, anxiety and insomnia: a review of psychopharmacology and clinical evidence. Eur Neuropsychopharmacol. 2011;21(12):841-860.

⑰ Watson NF, Badr MS, Belenky G, et al. Joint Consensus Statement of the American Academy of Sleep Medicine and Sleep Research Society on the Recommended Amount of Sleep for a Healthy Adult: Methodology and Discussion. Sleep. 2015;38(8):1161-1183.

⑱ Irwin MR, Olmstead R, Carrillo C, et al. Cognitive behavioral therapy vs. Tai Chi for late life insomnia and inflammatory risk: a randomized controlled comparative efficacy trial. Sleep. 2014;37(9):1543-1552.

⑲ Qaseem A, Kansagara D, Forciea MA, et al. Management of Chronic Insomnia Disorder in Adults: A Clinical Practice Guideline From the American College of Physicians. Ann Intern Med. 2016;165(2):125-33.

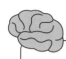

第 20 章

張醫師的快樂診療室

當子瑜走進門診，右手握著一杯珍珠奶茶，才喝到一半。我發現她在下巴有三顆超級腫脹的粉刺，眼下有明顯的黑眼圈。臉部皮膚乾燥、細紋多、雀斑瀰漫，看起來有五十歲。我低頭看病歷，上面清楚地寫著三十八歲。

已經過了午餐時間，我問她：「妳吃過中餐嗎？」她指著珍奶說：「這就是我的中餐啊！快吃飽了。」接著，子瑜講到求診的原因：

本來自己是個開心果，活力又有熱情，很受朋友歡迎。五年前結婚，和先生相處融洽，但這一個月以來，不知怎麼，自己變成另一個人似的，感覺低潮。前一週參加員工旅遊去墾丁玩，應該跟同事一樣高興，卻開心不起來，愈來愈低潮。

一早起床就很累，不想去上班。到了公司，持續倦怠、分心、恍神、健忘，頭腦變差，業績一落千丈。晚上回到家裡，丈夫只要出點小聲音或家裡有點雜亂，她就暴跳如雷。此外，胃口很差，體重減輕，晚上無法入睡。

昨晚，她床上輾轉反側，覺得自己從小到大都很糟，只有念到國內碩士畢業、薪水沒有研究所同學高、混到現在還沒當上主管、結婚五年卻沒有小孩……，讓所有人都對她失望了，自己是這世界的累贅，人生根本沒希望，心中浮現厭世的想法。想到這裡，她嚇了一跳，發現自己可能生病了。隔天，丈夫帶她來找我。我深入了解子瑜目前遭遇的壓力。

她是一家大型聯合會計師事務所的會計師，已經有十年的資歷，堪稱老鳥，對工作內容滿熟悉。問題是，三個月前換了新執行長，作風強悍、

嚴厲出了名，常把她叫到執行長室，當著其他會計師的面，痛罵她這裡做不好、那裡也做不對。

她的個性壓抑，不會據理力爭，常默默挨罵，並主動留下來加班，到了晚上十點才能回家。此外，又因不符合內部嚴格的「申報加班費作業規定」，既不能領加班費，假日還得把文件拿回家繼續趕工，犧牲了許多家庭時間，好在丈夫能夠諒解並支持她。

我繼續探索子瑜的體質因素。她有異位性皮膚炎，渾身常奇癢無比，在冬天或壓力大時最嚴重。學生時代，考試前發作得特厲害，拚命用手抓，連睡覺中也無意識地抓，直到破皮流血。於是，從脖子、手臂、軀幹、兩腿，留下大片深淺不一的黑色素沉澱。這也是為什麼她一向穿著高領、長袖、長褲，遮掩那些醜陋斑塊，不敢讓同學看到。

子瑜雖然資質聰穎，但在課堂上沒辦法專心、健忘、粗心，國高中成績中等。大學第一次也沒考好，重考一年，終於考上私立大學會計系，並念完財經法律碩士班。研究所畢業後，她考上會計師，順利進入這家事務所。由於執行長目標訂得超高、自己個性又迷糊，工作壓力非常大。

她不時鬧胃痛，一天拉肚子三次，腸胃科醫生診斷她有腸躁症、十二指腸潰瘍，合併慢性胃炎、胃食道逆流，接受過三合一療法，包括兩種抗生素和一種氫離子幫浦阻斷劑。接受完整療程之後，胃痛雖有改善，但停藥三個月後，又復發了。

她每個月的月經前一週，總是非常不舒服，常在下巴長出草莓般鮮紅又腫痛的巨大粉刺，固定到皮膚科診所拜託醫生幫自己打「痘痘針」消炎，再吃上一個禮拜的抗痘藥物，才會消退。 此外，這段時間她全身水腫，兩側乳房與下腹十分脹痛，穿內衣變得非常疼痛，回到家必須馬上解下。心情達到最低潮、動輒對丈夫發飆。

當月經一來，更慘，因為經痛得很厲害，三餐吃止痛藥才能正常上班。兩年前，醫生檢查她有巧克力囊腫，這又稱為子宮內膜異位症，但還沒到手術的嚴重標準，先「觀察」，子瑜不了解「觀察」是什麼意思。

她有反覆陰道感染，持續出現白帶與騷癢，陰部常冒出極為腫痛的癤瘡，這是皮下細菌感染。醫生開給她抗生素與消炎藥、為她的癤瘡膿包進

行切開引流術，感染能夠控制。但過一陣子，當她睡眠不足、壓力大或生理期不順時，細菌感染又復發了。

　　愛美的她還抱怨許多皮膚症狀：雀斑、細紋、臉部與背部容易出油、皮膚乾癢且缺乏彈性、膚色暗沉、腋下與陰部黑色素沉澱特別嚴重，以及體毛過多。

從功能醫學檢測問題

　　接下來，我為子瑜安排基本檢測、身體檢查、進階功能醫學檢測。子瑜的身體質量指數（BMI）為25，為體重過重，體脂肪為32％，內臟脂肪為11，心跳速度每分鐘八十九下。三十八歲的她，自律神經年齡顯示六十五歲，整整老化了二十七歲，且交感神經功能偏低，副交感神經功能嚴重過低，整體偏向交感功能。

　　腎上腺荷爾蒙皮質醇唾液檢測顯示：在早晨過低，但在中午、下午、傍晚、午夜等時間點都過高。自律神經失調與皮質醇過高，可以解釋她的憂鬱、失眠、胃潰瘍、過敏、感染等症狀。

　　子瑜的全套過敏原與敏感原檢測報告顯示如下：

	嚴重	中度	輕度	總計
IgE 急性過敏原	貓毛、牛奶、起司、蜂蜜	蛋白、牛肉、鮪魚、麵包酵母、辣椒	塵蟎、豬草花粉、花生、芝麻、咖啡、大蒜、蓮子	16
IgG 食物敏感原	蛋白、小麥	牛奶、優格、蛋黃、鳳梨、蘋果、黃豆、麵包酵母、白胡椒	萵苣、蘆筍、香蕉、核桃、杏仁、芝麻、薑、熟地黃	18

　　子瑜因為睡得晚，早上沒吃就出門上班，中午吃早餐，晚上吃中餐，宵夜吃晚餐，飲食不規律。她常吃大賣場的特價餐包，或是被事務所樓下烘焙坊的香味吸引，買一顆大菠蘿麵包當午餐，有時喝珍珠奶茶充數，晚

餐為了減肥，只吃一碗熱呼呼的陽春麵，宵夜是麻辣牛肉泡麵。

麵包由小麥精製的澱粉做成，是她的嚴重食物敏感原，麵包酵母、牛肉也是過敏原，陽春麵幾乎只有空熱量，嚴重缺乏營養素，辣椒與胡椒是過敏原與敏感原，泡麵更是純粹的「化學食品」，多種防腐劑、人工色素與香料，都導致子瑜腸胃與全身發炎。

不止如此，子瑜長期吃進去的精製澱粉，很快轉換成大量糖分，像飼料一樣灑進血流當中，正好餵飽了她體內的「寵物」：血液與陰道裡的念珠菌、皮膚上的金黃色葡萄球菌與鏈球菌。大量糖分還惡化了腸道菌失調、系統性發炎，抵抗力節節敗退，黴菌與細菌酒足飯飽後，樂得在血液中旅行，大肆擴張地盤。

白血球釋放大量細胞激素，來回應慢性感染與過敏也讓大腦的微膠細胞啟動警報系統，宣布神經系統進入緊急狀態，長期慢性發炎引起憂鬱、注意力不集中、健忘、對壓力敏感等大腦症狀。

子瑜的女性荷爾蒙檢測顯示：雌二醇偏低，黃體酮嚴重過低，黃體酮／雌二醇比值過低，產生「雌二醇優勢」，容易形成經前症候群、經痛、巧克力囊腫等婦科症狀。抗穆勒氏荷爾蒙過低，代表卵巢卵子庫存與功能低下，和不孕症有關。游離睪固酮濃度過高，和體毛過多、皮脂腺過度分泌、嚴重痤瘡有關，需要懷疑有多囊性卵巢。

子瑜的雌激素肝臟代謝檢測顯示如下：

肝臟代謝	指標	數值	正常值
「保護性」雌二醇代謝物	2-羥雌酮等	**49%**	≧60%
「致癌性」雌二醇代謝物	16α-羥雌酮等	**51%**	≦40%
第一階段解毒「羥基化」	2-羥雌酮／16α-羥雌酮	2.0	≧1.9
第二階段解毒「甲基化」	4-甲氧基雌酮／4-羥雌酮	**0.23**	≧0.34

子瑜的「保護性」雌二醇代謝物過低，「致癌性」雌二醇代謝物過高，肝臟第二階段「甲基化」解毒效能不佳。當肝臟解毒能力差，氧化壓力劇

增，發炎性的中間代謝物增加，和異位性皮膚炎有關，敏感的大腦也難逃劫數。

　　子瑜的肌膚美白抗氧化指標檢測結果為下表：

指標	數值	判讀
總抗氧化能力（TAC）	495 ìmol/L	嚴重過低
抗衰老生長因子（IGF-1）	251ng/mL	偏低
輔酶Q10	0.61 ìg/mL	過低
維生素C	4.5 ìg/mL	嚴重過低
α 維生素E	7.5 ìg/mL	偏低
γ 維生素E	0.6 ìg/mL	過低
δ 維生素E	0.07 ìg/mL	過低

　　子瑜的皮膚抗氧化能力低落，和她雀斑、皮膚暗沉、黑色素沉澱、皮膚老化有關。大腦抗氧化能力低落，氧化壓力大，呈現為憂鬱症狀。

　　我為子瑜提供個人化營養處方，改善她的自律神經失調、腎上腺荷爾蒙異常、女性荷爾蒙失調、抗氧化能力不足等問題，並從以下「快樂的營養處方」中挑選幾項，改善大腦症狀。

　　我指導她進行飲食療法：「地中海飲食」能改善憂鬱症狀；考量她有意願減重，提供健康的「熱量限制飲食」；「低敏飲食」，迴避所有過敏原與敏感原，還給大腦舒服的生理環境；以及「正念飲食」，在壓力下仍堅持讓自己認真享受三餐，為生活創造樂趣。

　　兩個星期後，她說憂鬱症狀已經減輕三成。這美好的進展，讓我既訝異又為她高興。一個月後，憂鬱症狀僅剩三成，異位性皮膚炎、粉刺、腸躁症、胃炎、十二指腸潰瘍、經前症候群、經痛都明顯改善。

　　三個月後，她整個人神采煥發、充滿活力。癲癇與白帶沒再發作、黑色素變淡、膚質明顯進步。自律神經檢測報告顯示：三十八歲的她，自律

神經年齡三十歲，年輕了八歲，副交感與交感神經功能回到正常範圍。

半年後，她興奮地告訴我：「張醫師，我懷孕了！」

快樂的營養處方

張醫師的處方箋

處方提示：以下參考處方並非照單全收，應先諮詢具備營養醫學專業的醫師或醫事人員，服藥中的患者應與醫師討論。

☞ **飲食處方**

- **地中海飲食**。包含全穀、豆類、蔬果、堅果、深海魚肉、橄欖油、紅酒（適量），富含 ω-3 不飽和脂肪酸、多酚（橄欖多酚、銀杏類黃酮）、高纖，研究證實能預防憂鬱症。特別是水果、堅果、橄欖油、豆類這四種，吃愈多，預防憂鬱症的效果愈好。此外，應排除紅肉、肉類加工品，以及全脂乳品。
- **低敏飲食法**。完整迴避IgE急性環境與食物過敏原、IgG慢性食物敏感原，降低系統性發炎與大腦發炎，減輕憂鬱症狀。
- **無麩質飲食**。選擇米、小米、蕎麥、藜麥、高粱、黃豆、玉米等非小麥類穀物，能避免「非乳糜瀉麩質敏感」對大腦帶來的負面影響，減輕憂鬱症狀。
- **蔬食主義**。多攝取蔬食中的植化素、膳食纖維、益生菌等成分，改善腸道菌失調、自律神經失調、與大腦功能，特別是花青素與原花青素等植化素，能抑制單胺氧化酶A、B兩種亞型功能，達成抗憂鬱。
- **熱量限制飲食**。透過「改善大腦症狀的飲食療法」中的介紹，計算

一天所需熱量，以70％為目標熱量，分配各類食物的份數，改善代謝症候群、讓大腦年輕化。

- **正念飲食**。用餐的時候，應用專注、覺察、體驗、慢食等技巧，能夠減少暴食衝動、創造樂趣、療癒情緒、預防憂鬱症狀。

☞ 營養處方 [①]、[②]

- **魚油**。含DHA、EPA，為 ω -3多元不飽和脂肪酸，DHA為神經細胞重要原料，EPA和DHA能抗發炎、抗憂鬱、保護神經，建議劑量為每天一千至三千毫克。《美國精神醫學期刊》2016年最新統合分析推薦魚油中的EPA成分做為憂鬱症輔助療法 [①]。「加拿大情緒與焦慮治療協會」建議：對於輕度至中度憂鬱症患者，魚油可以單獨作為第一線或第二線治療，鮮有不良反應發生 [②]。

- **益生菌**。嗜酸乳桿菌（A菌）、比菲德氏菌（B菌）、乾酪乳酸桿菌（C菌）、鼠李糖乳酸桿菌（LGG菌）、短乳酸桿菌、長雙歧桿菌、嬰兒雙歧桿菌，具有抗憂鬱、抗發炎效果，建議劑量為每天五十至三百億CFU。

- **葉酸**：催化神經傳導物質生成，具有抗憂鬱效果。需要注意部分人因為葉酸酵素基因變異，需要直接補充「L-甲基葉酸」，才能讓大腦運用。可以檢測同半胱胺酸了解葉酸缺乏程度。一般建議劑量為每天一毫克，嚴重缺乏者為每天三至五毫克。「美國精神醫學會憂鬱症治療指引」與《美國精神醫學期刊》最新統合分析支持它做為憂鬱症輔助療法 [①]。

- **菸鹼酸（維生素B₃）、維生素B₆及B₁₂**：調節血清素活性、催化神經傳導物質生成，以改善憂鬱。建議劑量為：每天菸鹼酸（維生素B₃）兩百至五百毫克、維生素B₆八十至三百毫克、維生素B₁₂一毫克。

- **維生素D**。被視為重要荷爾蒙，具有神經保護與抗憂鬱效果。建議

抽血確認不足後攝取，補充範圍在2000～10000 IU，以維持25-羥基維生素D在四十至六十毫微克／毫升之間。《美國精神醫學期刊》最新統合分析支持做為憂鬱症輔助療法 ①。

- **鋅**。調節大腦神經傳導與細胞內酵素功能，有抗憂鬱特性。建議劑量每天十五到二十五毫克。

- **鎂**。為重要的抗壓礦物質，能穩定皮質醇、改善憂鬱。每日建議劑量為兩百五十到五百毫克。

- **鐵**。缺鐵性貧血和憂鬱症等情緒障礙症有關，應積極矯正鐵質缺乏，成人每日建議劑量為十到十五毫克，孕婦為三十毫克。

- **鋰**。能夠減少腦部發炎，增加17-羥基DHA、調節神經傳導物質，改善憂鬱。重要食物來源為飲用水與全穀類。

- **碘**。補充碘能提升甲狀腺荷爾蒙濃度，輔助抗憂鬱效果。應根據血液檢測結果來決定劑量。

- **白藜蘆醇**。具有抗發炎、抗氧化、細胞保護功能，同時抑制前額葉與海馬迴單胺氧化酶A型功能，提升血清素與正腎上腺素濃度，達成抗憂鬱。劑量為每天兩百至兩千毫克。

- **薑黃素**。刺激腦源神經生長因子（BDNF）分泌，增進海馬迴神經再生，提高神經可塑性，同時，發揮單胺氧化酶抑制劑作用，提升前額葉皮質血清素、多巴胺、正腎上腺素濃度，達成抗憂鬱。劑量為每天兩千毫克。

- **腺苷基甲硫胺酸（SAMe）**。為甲基提供者，調節單胺酸神經傳導，具抗憂鬱效果。建議劑量每天八百到一千六百毫克。加拿大情緒與焦慮治療協會推薦用於輕度至中度憂鬱症患者 ②。《美國精神醫學期刊》最新統合分析支持做為憂鬱症輔助療法 ①。

- **脫氫表雄酮（DHEA）**。能改善憂鬱症狀，每日建議劑量在女性為五至十毫克，在男性為十到二十五毫克。由於可能增加性荷爾蒙，有乳癌或攝護腺癌風險的患者不應使用。加拿大情緒與焦慮治療協會

建議可作為輕度至中度憂鬱症的單一或輔助療法選項[2]。

- **乙醯肉鹼**。調節情緒作用，改善輕鬱症的效果等同於抗憂鬱劑。補充劑量建議為一天一千毫克。加拿大情緒與焦慮治療協會建議可作為輕度至中度憂鬱症的單一療法選項[2]。

- **N-乙醯半胱胺酸（NAC）**。常用化痰劑，強力抗氧化劑，是肝臟關鍵解毒分子麩胱甘肽的前驅物。臨床試驗證實，能改善憂鬱症等多種情緒障礙症，以及大腦症狀。補充劑量為每日二至四公克。

- **麩胱甘肽**。協助麩胱甘肽過氧化酶、麩胱甘肽硫轉移酶，清除人體中的活性氧與自由基，降低氧化壓力對腦部的傷害。不足和憂鬱症狀有關。補充劑量為每日兩百五十至七百五十毫克。

- **磷脂醯膽鹼（PC）**。又稱為卵磷脂（Lecithins），當血液中的卵磷脂愈低，憂鬱症狀愈嚴重。建議補充劑量為每天十到三十公克。

- **色胺酸或5-羥色胺**。證據顯示能提升血清素神經傳導，具抗憂鬱效果。建議從飲食中攝取。補充劑量為每天二到四公克，維持三到四個月。

☞ 藥草療法 [1]、[2]

- **咖啡**：咖啡因刺激血清素、正腎上腺素、多巴胺的分泌，因而能改善憂鬱，但考量過量咖啡因對交感神經過度刺激，不宜超量。衛福部建議每日咖啡因攝取不超過三百毫克，一杯咖啡（小杯，兩百三十七毫升）含八十毫克咖啡因，每天應小於四杯（小杯）的量。

- **綠茶**：富含兒茶素，發揮單胺氧化酶抑制劑作用，能夠改善憂鬱。每天喝到四杯或以上綠茶的人，出現憂鬱症狀的機會減半。一杯為兩百三十七毫升。

- **可可／黑巧克力**：富含黃烷醇，可以調節單胺類神經傳導物質代謝，發揮抗憂鬱效果。黃烷醇建議劑量每天五百到六百五十毫克。

- **洋甘菊茶**：歐美著名花草茶，具有抗氧化能力，改善憂鬱心情。建議將乾燥洋甘菊兩茶匙或一個茶包，以開水沖泡、燜十分鐘，每日喝二至四杯。
- **聖約翰草**：在德國被當作抗憂鬱藥物使用。建議每天五百至一千八百毫克。加拿大情緒與焦慮治療協會推薦用於輕度至中度憂鬱症患者的第一或第二線療法，以及作為中度至嚴重憂鬱症的輔助治療[2]。**注意不與抗憂鬱劑並用，因為會增加血清素症候群的風險。**
- **薰衣草**：提供短期的抗憂鬱效果。加拿大情緒與焦慮治療協會臨床指引推薦它作為輕度到中度憂鬱症的第三線輔助療法[2]。建議劑量為每日八十毫克。
- **藏紅花**：能調節血清素活動、抗氧化、抗發炎、神經內分泌、神經保護，有抗憂鬱效果。加拿大情緒與焦慮治療協會臨床指引推薦它，作為輕度到中度憂鬱症的第三線單一治療、或者輔助療法[2]。每日建議劑量為二十至三十毫克，連續六到八週。
- **秘魯瑪卡**：能改善更年期後女性憂鬱情緒。每日建議劑量為兩百到六百毫克。
- **六味地黃丸／八味地黃丸**：具有肝腎同補、滋陰降火、補腎助陽功效，能改善憂鬱相關的疲憊症狀。
- **溫經湯**：日本複方中藥，能抗發炎、並具備植物性荷爾蒙活性，改善婦女停經症候群合併憂鬱症狀。

當大腦吃得像衣索比亞難民

　　形成憂鬱症狀的兩大原因，一是壓力、一是體質。當事者不見得遭遇災難、破產、離婚等重大創傷，而是五大個性（急性子、好面子、完美主

義、悲觀主義、依賴性）會把原本一公斤的壓力變成一公噸，不僅造成負面情緒，原本已經脆弱的體質（第二大原因），被一公噸重量直接壓垮，大腦就出現憂鬱症狀。

另一個原因就是體質。這是臨床上被忽略的關鍵領域。大腦以外的地方早已「憂鬱」，病得更久、病得更重。身體為大腦憂鬱症狀的誕生，準備了最肥沃的土壤。

這土壤是什麼？《自然：神經科學》回顧文章指出，就是系統性、低度的、慢性發炎（Systemic low-grade inflammation）③。最新醫學證據顯示：憂鬱症是一種發炎疾病，表現為大腦症狀④。

哪些因素會導致慢性發炎而引起憂鬱呢？壓力、不當飲食、腸道通透性異常、腸道菌失衡、肥胖、睡眠不足、維生素D缺乏、不運動、抽菸、蛀牙與牙周病等④、⑤。

案例故事中，子瑜無疑是「病從口入」，不當飲食透過各種生理機轉，創造出憂鬱的大腦症狀。就像大多數上班族，子瑜按照網路或雜誌上的「美食地圖」來吃，食物常是視覺、嗅覺、味覺一百分，但僅有精製碳水化合物、食品化學添加物，都不是大腦運作所需要的。

一千億個腦細胞渴望著必需胺基酸、DHA、EPA、維生素B_3、B_6、B_{12}、葉酸、維生素D、鋅、鈣、鎂、鐵等，但它們挨餓了幾十年，沒有原料可以合成神經傳導物質、保護腦神經免於發炎、讓神經迴路順利運作，怎麼可能有好情緒？

令我感嘆的是，大多數人就像子瑜，生活在五穀豐收的台灣，卻讓自己的腦細胞吃得像衣索比亞難民，難怪大腦會憂鬱！

難治型憂鬱症患者之所以對抗憂鬱藥物反應差，正是因為身體過度發炎⑥。如果能改善發炎相關的生理失衡，難治型患者就不難治了。

快樂的多元療癒處方

張醫師的處方箋

　　改善憂鬱症狀的方式相當多元，許多正是透過改善大腦發炎而達到療效④，目前，臨床試驗證據支持以下自然療法：

☞ 心理治療

　　「美國精神醫學會憂鬱症治療指引」明確指出：「對於罹患輕度至中度鬱症的患者，心理治療可以作為單一療法。臨床醫師是否接受特定心理治療訓練與專長，是個考量因素。其他考量因素包括心理社會脈絡、病人偏好、過去好的心理治療療效、心理社會壓力或人際困難、合併人格障礙症、鬱症的階段、慢性程度與嚴重度。」

　　德國心身醫學博士Kurt Fritzsche與Michael Wirsching在《心身醫學與心理治療》（Psychosomatische Medizin und Psychotherapie）一書中指出：

* 針對輕度、中度憂鬱症，心理治療比抗憂鬱劑更能有效改善症狀。
* 短期精神動力治療、和認知行為治療效果相當。
* 若是初次憂鬱症發作，心理治療比抗憂鬱劑更能提供預防未來復發的效果。
* 在憂鬱症的急性期，人際心理治療和抗憂鬱劑效果相當。

　　心理治療的療效，除了直接改變大腦活動，還透過改善系統性發炎問題。舉例而言，認知行為治療除了改善憂鬱、失眠，也能夠改善發炎狀態、氧化壓力，對於憂鬱症、洗腎患者、類風濕性關節炎患者都有相當助益⑦～⑩。而且，在治療中促發炎因子降低愈多，憂鬱症狀改善愈多⑪。

家族治療為針對家人互動提供心理治療，可以提升強化家庭關係、父母教養技巧、建立孩子的自信心。《美國國家科學院院報》研究指出，家族治療能改善孩子的發炎狀態，同時，父母教養技巧愈佳，孩子發炎程度愈低[12]。

臨床上，我會依據個案不同狀況，提供精神動力治療、正念認知治療、認知行為治療、艾瑞克森學派催眠治療、家族治療等治療模式。在台灣，能提供以上心理治療的專業人員，包括受過訓練的身心科醫師、臨床心理師、諮商心理師、社會工作師。

☞ 正念認知治療（MBCT）

正念認知治療（MBCT），是結合正念減壓（MBSR）與認知行為治療（CBT）的嶄新治療模式，是治療典範的重大革命，又被稱為第三代的心理治療。

《刺絡針》研究指出，正念認知治療對於預防憂鬱症反覆發作有獨特效果，療效等同於抗憂鬱劑[13]。

《美國醫學會期刊：精神醫學》研究也指出，正念認知治療對於反覆發作的憂鬱症，預防復發的效果比其他治療更明顯，包括：其他心理治療、抗憂鬱劑、認知心理教育等[14]。

我接受英國牛津大學正念中心種子教師訓練，擔任正念助人學會（MBHA）理事，常受邀到各大企業機關，進行員工正念培訓。正念治療與原理療效，已經在前文詳細介紹。

☞ 表達性書寫

把經歷的事件、感受、情緒、想法寫下來，一次進行十五到三十分鐘，一週進行三到四天，能夠明確改善憂鬱症狀。《英國精神醫學期刊》研究顯示，若能持續半年或一年，抗憂鬱效果甚至等同於接受心理治療[15]。

☞ 音樂治療

《刺絡針》等研究發現，在廣泛的臨床族群中，音樂能夠改善憂鬱、焦慮、提升生活品質[16]~[20]，可能和提升大腦內側前額葉功能有關。

☞ 光照療法

光照療法運用特製光照機，每天早上接受五十分鐘5,000 LUX的光照治療，連續五天就能產生抗憂鬱效果，其原理除了能直接產生維生素D，也能調節褪黑激素與血清素。平日亦鼓勵適當日照，不要過度塗抹防曬乳或刻意隔絕日光，以預防憂鬱症狀。

《美國醫學會期刊：精神醫學》研究發現，若每天接受三十分鐘10,000 LUX的光照治療，連續八週，能明確改善鬱症，抗憂鬱劑還不一定有效果[21]。

「美國精神醫學會憂鬱症治療指引」認為光照治療為低風險、低成本，推薦作為季節性憂鬱症（SAD）、或一般憂鬱症的治療。「加拿大情緒與焦慮治療協會」推薦用於輕度至中度憂鬱症患者[22]，作為單一或輔助療法。

☞ 溫熱療法

溫熱療法（Whole body hyperthermia）運用特製的溫熱機器，在胸部與下肢進行紅外線加熱。在平均一百零七分鐘左右的加溫階段，體溫逐漸上升至攝氏三十八點五度，之後停止溫熱，讓體溫自然維持或下降，約六十分鐘。

《美國醫學會期刊：精神醫學》研究發現，這是快速、有效、安全的抗憂鬱療法。機轉可能和活化大腦前額葉、扣帶迴、紋狀體等部位有關[22]。

☞ 運動療法

只要能夠動起來，都能發揮抗憂鬱效果[23]。機轉可能是透過提升腦源神經生長因子分泌，刺激神經再生與可塑性。《美國心臟學院期刊》回顧文章指出，運動產生發炎的立即效果，但長期卻產生抗發炎效果，可以解釋運動帶來的身心益處[24]。

加拿大情緒與焦慮治療協會推薦運動與瑜伽作為輕度至中度憂鬱症患者的單一療法，運動還可以作為中度至嚴重憂鬱症的輔助治療[2]。

參考書目

① Sarris J, Murphy J, Mischoulon D, et al. Adjunctive Nutraceuticals for Depression: A Systematic Review and Meta-Analyses. Am J Psychiatry. 2016;173(6):575-587.

② Ravindran AV, Balneaves LG, Faulkner G, et al. Canadian Network for Mood and Anxiety Treatments (CANMAT) 2016 Clinical Guidelines for the Management of Adults with Major Depressive Disorder: Section 5. Complementary and Alternative Medicine Treatments. Can J Psychiatry. 2016;61(9):576-587.

③ Hodes GE, Kana V, Menard C, Merad M, Russo SJ. Neuroimmune mechanisms of depression. Nat Neurosci. 2015;18(10):1386-1393.

④ Kiecolt-Glaser JK, Derry HM, Fagundes CP. Inflammation: depression fans the flames and feasts on the heat. Am J Psychiatry. 2015;172(11):1075-1091.

⑤ Berk M, Williams LJ, Jacka FN, et al. So depression is an inflammatory disease, but where does the inflammation come from? BMC Med. 2013;11:200.

⑥ Carvalho LA, Torre JP, Papadopoulos AS, et al. Lack of clinical therapeutic benefit of antidepressants is associated overall activation of the inflammatory system. J Affect Disord. 2013;148(1):136-140.

⑦ Gazal M, Souza LD, Fucolo BA, et al. The impact of cognitive behavioral therapy on IL-6 levels in unmedicated women experiencing the first episode of depression: a pilot study. Psychiatry Res. 2013;209(3):742-745.

⑧ Chen HY, Cheng IC, Pan YJ, et al. Cognitive-behavioral therapy for sleep disturbance decreases inflammatory cytokines and oxidative stress in hemodialysis patients. Kidney Int. 2011;80(4):415-422.

⑨ Zautra AJ, Davis MC, Reich JW, et al. Comparison of cognitive behavioral and mindfulness meditation interventions on adaptation to rheumatoid arthritis for patients with and without history of recurrent depression. J Consult Clin Psychol. 2008;76(3):408-421.

⑩ Irwin MR, Olmstead R, Carrillo C, et al. Cognitive behavioral therapy vs. Tai Chi for late life insomnia and inflammatory risk: a randomized controlled comparative efficacy trial. Sleep. 2014;37(9):1543-1552.

⑪ Keri S, Szabo C, Kelemen O. Expression of Toll-Like Receptors in peripheral blood mononuclear cells and response to cognitive-behavioral therapy in major depressive disorder. Brain Behav Immun. 2014;40:235-43.

⑫ Miller GE, Brody GH, Yu T, Chen E. A family-oriented psychosocial intervention reduces inflammation in low-SES African American youth. Proc Natl Acad Sci U S A. 2014;111(31):11287-11292.

⑬ Kuyken W, Hayes R, Barrett B, et al. Effectiveness and cost-effectiveness of mindfulness-based cognitive therapy compared with maintenance antidepressant treatment in the prevention of depressive relapse or recurrence (PREVENT): a randomised controlled trial. Lancet. 2015;386(9988):63-73.

⑭ Kuyken W, Warren FC, Taylor RS, et al. Efficacy of Mindfulness-Based Cognitive Therapy in Prevention of Depressive Relapse: An Individual Patient Data Meta-analysis From Randomized Trials. JAMA Psychiatry. 2016;73(6):565-574.

⑮ Pots WT, Fledderus M, Meulenbeek PA, ten Klooster PM, Schreurs KM, Bohlmeijer ET. Acceptance and commitment therapy as a web-based intervention for depressive symptoms: randomised controlled trial. Br J Psychiatry. 2016;208(1):69-77.

⑯ Zhao K, Bai ZG, Bo A, Chi I. A systematic review and meta-analysis of music therapy for the older adults with depression. Int J Geriatr Psychiatry. 2016;31(11):1188-1198

⑰ Shirani Bidabadi S, Mehryar A. Music therapy as an adjunct to standard treatment for obsessive compulsive disorder and co-morbid anxiety and depression: A randomized clinical trial. J Affect Disord. 2015;184:13-7.

⑱ Raglio A, Attardo L, Gontero G, Rollino S, Groppo E, Granieri E. Effects of music and music therapy on mood in neurological patients. World J Psychiatry. 2015;5(1):68-78.

⑲ Canga B, Azoulay R, Raskin J, Loewy J. AIR: Advances in Respiration - Music therapy in the treatment of chronic pulmonary disease. Respir Med. 2015;109(12):1532-1539.

⑳ Hole J, Hirsch M, Ball E, Meads C. Music as an aid for postoperative recovery in adults: a systematic review and meta-analysis. Lancet. 2015;386(10004):1659-1671.

㉑ Lam RW, Levitt AJ, Levitan RD, et al. Efficacy of Bright Light Treatment, Fluoxetine, and the Combination in Patients With Nonseasonal Major Depressive Disorder: A Randomized Clinical Trial. JAMA Psychiatry. 2016;73(1):56-63.

㉒ Janssen CW, Lowry CA, Mehl MR, et al. Whole-Body Hyperthermia for the Treatment of Major Depressive Disorder: A Randomized Clinical Trial. JAMA Psychiatry. 2016;73(8):789-795

㉓ Hallgren M, Kraepelien M, Ojehagen A, et al. Physical exercise and internet-based cognitive-behavioural therapy in the treatment of depression: randomised controlled trial. Br J Psychiatry. 2015;207(3):227-234.

㉔ Kasapis C, Thompson PD. The effects of physical activity on serum C-reactive protein and inflammatory markers: a systematic review. J Am Coll Cardiol. 2005;45(10):1563-1569.

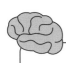

第21章
張醫師的聰明診療室

敏俊今年十三歲，是私立國中一年級學生，媽媽帶他來看我的診。他眼下明顯黑眼圈，滿臉青春痘，許多冒著黃色的巨大膿頭，有些已經「爆炸」，形成了黑色的痂皮以及暗紅的痘疤，臉上好幾道鮮紅色抓痕。

敏俊一坐上椅子，我向他打招呼，他只瞄了我一眼，就往窗戶的方向看過去，一下子又轉頭看診間內的櫃子，突然起身，直接走過去打開，看完又把櫃子的門重重地甩上，發出「砰」的聲音。媽媽叫他坐回位置，我也試圖和他溝通，但沒幾秒鐘，他的注意力又飄到雷射印表機的電源線上。

媽媽皺著眉頭，急切地告訴我，敏俊每天像隻無頭蒼蠅在家裡晃來晃去，不用說寫作業，吃個晚飯沒辦法坐好，作業也不寫，整個晚上還一直玩手機遊戲。到了午夜十二點，媽媽叫他去睡覺，他不情願地把手機關掉上床。可是當媽媽半夜兩點起來上廁所，卻發現他躲在棉被裡，興奮地玩著手機遊戲。

媽媽氣炸了，大聲地罵他，他則更凶地嗆回去，罵媽媽「更年期」，爸爸也過來，把他的手機搶回來，敏俊就出手打爸爸，硬要拿回手機。父子打成一團，還驚動了鄰居。

敏俊就是這麼叛逆，從國小就愛唱反調，因此父母把他送到私立學校，希望學校能嚴加管教。然而，在學校狀況更糟。敏俊十分健忘，常忘了帶課本到學校，要不就是沒帶聯絡簿回家。上課沒辦法專心、時常恍神、做事潦草混亂，剛上國中，成績從來沒超過六十分。這讓身為醫生的父母覺得顏面盡失，不自覺地對他表露出失望，也影響了敏俊對自己的信

心。可是他又自視甚高、愛面子，行為愈加叛逆。

　　由於他個性衝動、想到什麼就講什麼，同學一不順自己的意，就對他們罵髒話，上課覺得無聊就捉弄同學。同學們不想跟他講話。因此，校方要求敏俊的父母，若他再不改善，必須轉學。

　　我深入了解敏俊的病史：她媽媽懷孕過程中，不忌口，常吃油炸、高油、高糖食物，有兩個月的時間濕疹發作。當時在大醫院的工作忙碌不堪，身為年輕主治醫師的她，還得繼續值班。她真的過勞了，有天陰道突然出血，婦產科主任建議她躺床安胎三個月，直到生產。

　　因胎位不正，媽媽剖腹產生下敏俊，成為家中唯一孩子。出生體重三千一百公克，在嬰兒時期臉部、軀幹、臀部常出現大片紅疹，哭鬧不安，半夜不睡，一直哭鬧，醫生診斷有腸絞痛。很快地，爸媽確認了敏俊是屬於「磨娘精」型的孩子，而媽媽承受睡眠不足與照顧敏俊的壓力，出現產後憂鬱症，持續三個月的治療才改善。

　　從小他就常感冒，扁桃腺時常發炎，必定會喉嚨劇痛，吃過幾百顆的抗生素。喉嚨做過細菌培養，發現有鏈球菌感染。敏俊總是十分好動、橫衝直撞、調皮搗蛋之外，皮膚常發癢。

　　特別是脖子後方、手肘內側、膝蓋後側、腳踝，他總是在抓皮膚，甚至半夜睡覺也不自覺地抓癢，摳到破皮、流血，身上到處是痂皮、黑色斑塊和硬厚如繭的皮。醫生診斷他有異位性皮膚炎、合併苔蘚化現象，開了抗組織胺藥水、類固醇乳膏給他擦，嚴重時會加上口服類固醇。

　　其實不癢的時候，他也在抓皮膚，摳抓的動作變成習慣，上了國中特別如此。他有擠青春痘、咬指甲、摳皮屑的習慣。似乎能帶來安撫情緒的效果。媽媽還說，他最近一直摸自己的生殖器，不管是看電視、寫功課還是沒事的時候，提醒他不可以這這樣，他摸得更凶。

　　敏俊還有不自主眨眼睛、聳肩的習慣，常清喉嚨、大聲地發出哼哈聲，把旁人嚇一跳。他也會重複講話，一般是三次、不多不少，像是「我一定要看電視兩小時，一定要看電視兩小時，一定要看電視兩小時。」這是強迫症狀。

從功能醫學檢測問題

　　我為敏俊安排了基本檢測、身體檢查、進階功能醫學檢測。敏俊的身體質量指數（BMI）為24.5，在青少年的標準已經屬於肥胖，心跳速度每分鐘八十五下。自律神經檢測呈現交感神經功能過低，副交感神經功能過高，整體偏向副交感功能，常見於過敏、注意力不足、衝動、過動、干擾行為等症狀。

　　敏俊的全套過敏原與敏感原檢測報告顯示如下：

	嚴重	中度	輕度	總計
IgE 急性過敏原	塵蟎、牛奶、蛋白	蛋黃、黴菌、狗毛、馬鈴薯	鳳梨、橄欖、芝麻、咖啡	11
IgG 食物敏感原	牛奶、小麥、麵包酵母、蝦子、牡蠣、花生	起司、優格、蛋黃、蛋白、地瓜、馬鈴薯、黃豆、綠豆、紅豆、可可、蜂蜜	鱈魚、青椒、奇異果、鳳梨、芒果、蘋果、芭樂、玉米、腰果、葵花籽、薑、辣椒、紅棗、龍眼乾、白木耳	32

　　媽媽說，家住「河岸第一排」，雖能看到美麗的風景，賞心悅目，但是家裡潮濕，容易長黴，棉被、冷氣、電風扇上也養了不少塵蟎，因為工作忙碌，很少清潔。不巧，黴菌和塵蟎都是敏俊的過敏原。

　　敏俊十分偏食，平常沒事就吃糖果、餅乾、巧克力、麵包、蛋糕、炸薯條、鹹酥雞，當中含有大量的過敏原與敏感原之外，更有著防腐劑、人工色素、化學香料、油炸過程產生的毒物如丙烯醯胺。

　　他「不喜歡喝沒味道的東西」，幾乎沒喝過白開水，把可樂當成水喝，每天喝兩大瓶可樂。媽媽懷疑他已經喝可樂喝到「上癮」，我說這不是不可能。他可以接受喝牛奶，因此媽媽每天也讓他喝一大瓶鮮奶，「可以幫助長高和發育」，卻不知道牛奶是敏俊的嚴重過敏原與敏感原。

　　不用說，到了該吃正餐的時候，他就說不餓。真的吃點東西，又抱怨

腸胃脹氣、沒胃口，就再也吃不下了。他最討厭吃青菜和水果，因為「不喜歡那種味道」。由於他痛恨蔬果，健康也痛恨他。

我發現敏俊其實資質不錯，我鼓勵他，一定可以讓自己的頭腦更聰明、長得更帥、更受到同學歡迎，任務是成為女同學眼中的偶像。

任務的A計畫是：開始吃「健康飲食」，一定要戒除所有甜食、加工食品，並搭配「低敏飲食」、「低升糖指數飲食」，以及「正念飲食」。B計畫是，我從「聰明的營養處方」中幫他特別挑選的營養素。C計畫則是「睡美容覺」，每天堅持給自己充足的睡眠，其他再講（包括玩手機遊戲）。就像時下許多國中生，他每天只睡五到六個小時，但根據美國國家睡眠基金會的指引，十三歲的他應該睡九到十一個小時！

我的治療理念是，改善敏俊全身與大腦的過度發炎、自律神經失調等根本問題，才有機會全盤改善症狀。他的症狀真是五花八門，包括異位性皮膚炎、食欲不振、腸胃功能不佳、鏈球菌感染、肥胖、青春痘、注意力不集中、衝動、過動、攻擊性、干擾行為、抽搐動作與聲音（疑似妥瑞症）、強迫行為、手機遊戲成癮等。

我也提供了每週一次的心理治療，改善敏俊低落的自信心、增進情緒智商EQ、培養手機使用的自我控制力，並額外安排家族治療，改善父母親的教養技巧與親子互動。

一個月後，媽媽帶著敏俊回診的時候，向我敬了九十度的大鞠躬，我嚇一跳。原來，敏俊「奇蹟似地進步」，不僅異位性皮膚炎、青春痘、腸胃功能改善九成，大腦症狀也改善了七成，能夠坐得住、靜下心、專心、穩定情緒、控制衝動，抽搐與強迫行為減少，也少調皮搗蛋、干擾同學了。

學校不再要求父母轉學。有趣的是，他的班導師以為，身為醫生的父母讓敏俊吃了很多藥，「難怪有改善」。兩個月後，他明顯瘦下來，體態恢復健康，臉部肌膚白淨。他各科的成績都超過八十分，在學業上的自信心大幅提升，大步往「成為偶像」之路邁進！

聰明的營養處方

張醫師的處方箋

　　處方提示：以下參考處方並非照單全收，應先諮詢具備營養醫學專業的醫師或醫事人員，服藥中的患者應與醫師討論。

☞ 飲食處方

- **「健康飲食」**。權威的《兒科學》（Pediatrics）回顧文章指出，兒童青少年應該：
  - ·**多吃健康食物**：魚肉、蔬菜、番茄、新鮮水果、全穀、低脂乳製品。
  - ·**避免會產生注意力不足／過動症的食物**：速食、紅肉、加工肉品（香腸、培根、火腿）、薯條（炸馬鈴薯片）、高脂乳製品、含糖飲料[1]。
- **低升糖指數／升糖負擔飲食**。《兒科學》等研究指出，兒童青少年攝食甜食、精製澱粉、或過量碳水化合物，不只惡化了過敏疾病，更容易造成注意力不集中、過動、衝動、攻擊性、情緒不穩、反抗行為等大腦症狀。可能原因包括：對甜食出現敏感反應；因胰島素大量分泌，而出現反應性低血糖（Reactive hypoglycemia），血糖低於75毫克／分升，大腦額顳葉 β 腦波大幅增加[1]。因此，選擇低升糖指數／升糖負擔（Low GI/GL）飲食，可以讓血糖更穩定、免疫系統更健康，保護大腦神經元正常運作。
- **低敏飲食**。完整迴避以下兩群過敏原：IgE急性環境與食物過敏原、IgG慢性食物敏感原，可以降低系統性發炎與大腦發炎問題，改善多種孩童過敏疾病，以及大腦症狀。《刺絡針》研究顯示，低敏

飲食能改善部分孩童注意力不足、過動、對立性反抗症狀 ②。至於食品化學添加物，如食用色素、人工香料、防腐劑等，《刺絡針》研究也顯示，會導致過動相關症狀，應極力避免 ③。這可能是惡化了身體發炎問題。執行低敏飲食時，應在具備營養醫學訓練的醫師或專業人員指示下為之。需要堅守「飲食均衡」原則，切莫「因噎廢食」！

- **無麩質飲食**。選擇米、小米、蕎麥、藜麥、高粱、黃豆、玉米等非小麥類穀物，能避免「非乳糜瀉麩質敏感」對大腦帶來的負面影響，特別是健忘、分心、反應遲鈍等認知功能缺損。
- **蔬食主義**。多攝取蔬食中的植化素、膳食纖維、益生菌等成分，改善腸道菌失調、自律神經失調，並提升大腦功能。
- **正念飲食**。吃飯的時候，父母務必以身作則，和孩子一起放下所有3C裝置，包括：平板電腦、智慧型手機，甚至電視，培養孩子專心吃飯的習慣，讓孩子從小就學會自我控制、專注，並體會健康飲食的重要性。

☞ 營養處方

- **魚油**。含DHA、EPA，為 ω-3多元不飽和脂肪酸，對於神經細胞功能甚為重要，針對兒童青少年適度補充，可以改善閱讀障礙、注意力不足／過動症 ④。兒童建議劑量為每天三百到九百毫克。
- **益生菌**。能改善負面思考與鑽牛角尖，降低孩童得到注意力不足／過動症、或亞斯伯格症的機率 ⑤。建議劑量為每天五十到一百億CFU。
- **維生素C**。是非常重要的抗氧化劑，降低大腦神經氧化壓力，避免神經發炎。全部需要從食物或營養補充攝取，建議每天三百到一千毫克。
- **鋅**。調節大腦神經傳導與細胞內酵素功能，鋅缺乏導致注意力不集

中、坐不住、認知發育遲緩，狀似注意力不足／過動症。針對鋅缺乏的孩童應予以矯正，透過食物或額外補充，建議劑量每天十五到三十毫克[1]、[6]。

- **鐵**。鐵缺乏可能導致分心、過動症狀，應積極矯正鐵質缺乏[1]、[6]。可視鐵質濃度決定補充方式。
- **磷脂醯絲胺酸（PS）**。證據顯示能改善孩童注意力不集中、過度好動，與健忘症狀，也能穩定壓力下的皮質醇濃度。建議劑量每天一百五十到三百毫克[7]、[8]。
- **磷脂醯膽鹼（PC）**。又稱卵磷脂，是合成乙醯膽鹼的原料，對於神經系統功能十分重要，和記憶力、專注力有關。建議補充劑量為每天十公克。

改善衝動、過動、分心並開發大腦

若你的孩子像案例中的敏俊，有分心、過動、衝動、要求立即滿足、無法等待的特徵，那麼你得要提高警覺了。

史丹佛大學團隊的經典實驗中，研究人員帶四歲孩子到房間裡，桌上有一顆糖果，告訴他：「你可以吃這一顆糖。但如果你忍耐，等我回來，你可以吃到兩顆糖。」接著，研究人員就離開十五分鐘。監視器也記錄下孩子獨自在房間的反應：有些孩子馬上就吃了，其他孩子有不同程度的忍耐。

這些孩子長大為青少年後，再次評估他們的社交與學業表現。結果，當初能夠克制衝動的兒童，和當年較衝動的兒童相比，明顯較能面對壓力、有自信、能被他人所信賴、在學校表現較成功、學科能力測驗（SAT）表現好很多；當年較衝動的兒童，測驗成績明顯較差。在語文與數學成績上，前者更遠勝後者。

這經典實驗顯示：若孩子有能力壓抑獲得立即滿足的欲望，學會等待，也就是「延遲滿足」（Delayed gratification），長期會有更好的表現。

家長與老師們需要正視孩子過度好動、衝動、分心，甚至學業不佳等問題，不要將它「合理化」，認為是孩子的正常特質；更不要過度「疾病化」，用異樣眼光看待孩子。

孩子應接受專業醫師的完整評估，把所有生理與大腦的關鍵病因找出來，積極進行改善。就像敏俊的案例，在我的臨床經驗中，沒有一個孩子的大腦症狀病因是單純的，都有其身心糾纏的高度複雜性。透過全科醫生的完整視野，詳盡的「辨證論治」，將能還給孩子一個清晰的大腦，他的天賦與熱情才能充分發揮。

當大腦變得清晰，接下來的任務，就是讓大腦更聰明。這需要從小就開始努力。

德國研究團隊提供給老鼠三種環境：豐富的環境、跑步機（沒有動力、由老鼠自行操作）、單純居住。一段時間後，觀察海馬迴神經新生細胞的數量。結果發現，和單純居住的老鼠相比，在豐富環境、或踩跑步機的老鼠海馬迴，神經新生細胞都是兩倍。這顯示：接觸多元學習環境，以及規律的運動習慣，對於兒童青少年的大腦發展有加分效果[9]。

為什麼呢？大腦具有「神經可塑性」（Neuroplasticity），其黃金定律是「用進廢退」。研究發現，小提琴手由於常用左手小指頭，比起一般人，左手小指頭在大腦皮質中佔的地盤大很多，但右手小指頭的地盤就沒有差別。小提琴手在聽到琴音時的大腦神經反應，比一般人多25％。非常重要的是：愈早開始學琴，大腦神經反應愈強。

反觀現代社會，孩子還沒開始接觸豐富環境進行多元學習、培養每天運動習慣，就已經沉迷於智慧型手機，整天低頭、只動大拇指、被動地接受網路訊息催眠，從大腦可塑性的角度來看，是令人擔憂的。

近年已有不少證據指出，過度依賴3C產品會對兒童青少年、乃至於成人大腦功能產生負面影響。有興趣的讀者可參考德國最年輕的精神醫學教授Manfred Spitzer所著《數位痴呆症：我們如何戕害自己和子女的大腦》（Digitale Demenz：Wie wir uns und unsere Kinder um den Verstand

bringen），以及提出「多元智能理論」的哈佛教育學大師Howard Gardner
最新著作《破解APP世代》（The App Generation）。

父母應留意以下親子教養處方，讓孩子有健康的身心發展、預防出現
大腦症狀，更重要的是，協助孩子開發無窮的大腦潛能。

聰明的親子教養處方

張醫師的處方箋

☞ 有溫暖

- **常陪伴**：父母說故事給孩子聽；安排親子聊天、共讀、玩遊戲時間，每天至少半小時。
- **多身教**：父母以身作則，節制3C使用時間，面對面和孩子互動，遇到職場、婚姻壓力或孩子犯錯時，應保持冷靜，依「好表現」規則處理。任意把氣出在孩子身上、或過度體罰，都導致負面的模仿行為、說謊，甚至出現暴力傾向。
- **先傾聽**：先聽完孩子的心聲，再進行討論，千萬不要急著給命令、建議或答案。
- **愛讚美**：多說「你剛剛做得很好！」「你做的**努力**我都看到了，很好！」
- **責任感**：讓孩子為自己的行為負責任，勿過度保護。
- **要一致**：在教養規則上，父母、其他長輩之間應預先達成共識，用一致立場面對孩子的問題，勿出現「一個扮白臉、一個扮黑臉」的狀況，讓讓孩子出現說謊、操弄，甚至挑撥離間的行為。

☞ 變聰明

- **多興趣**：參與家庭活動、社交場合、社團營隊，培養閱讀、寫作、藝術、音樂、語言等多元興趣。
- **常運動**：每天安排體能活動時間、學習多種運動方式。
- **大自然**：培養對真實世界的好奇心、減少無聊感。
- **少 3C**：避免「電子保母」與「低頭族」，青少年一天使用 3C 不超過一到兩小時，兒童不超過零點五到一小時。
- **要獨立**：培養孩子生活自理、問題解決、面對壓力的能力，及早放手。

☞ 好表現

- **開始行為訓練**。盡量用白紙黑字、列出孩子應遵守的重要家庭規則。
- **標明哪些好的行為**。可以加分（或得到貼紙）而得到獎勵，譬如口頭讚美、食物或外出獎勵，或其他孩子希望的事物。
- **標明哪些不好的行為**。會減分（或扣除貼紙）而喪失福利，譬如假日出遊、玩具時間、3C 使用時間，或其他孩子喜歡的事物。
- **標明哪些是絕對禁止行為**。譬如過度哭鬧、口語或肢體攻擊，除了喪失福利之外，還必須接受處分，譬如在家裡角落坐「乖乖椅」（靜坐），視情節輕重安排五至六十分鐘，必須認錯、穩定情緒，才能結束處分。
- **其他技巧**。暫時忽略；數一、二、三提醒；運用幽默溝通。

☞ 超專心

- 一次做一件事。
- 把桌上或家裡不相關的物品收拾乾淨。

- 專心二十到三十分鐘，就起身十五分鐘動一動。
- 培養檢查的習慣，確認東西是否齊全。
- 養成記筆記的習慣，多用便條紙。

☞ **會放鬆**

- 練習正念呼吸 https://www.youtube.com/watch?v=DjzRiRoRkho
- 練習腹式呼吸 https://www.youtube.com/watch?v=eP8ZjNuMNeo
  【用Youtube搜尋「張立人醫生」:「正念呼吸指導語」、「腹式呼吸指導語」影片】

參考書目

① Millichap JG, Yee MM. The diet factor in attention-deficit/hyperactivity disorder. Pediatrics. 2012;129(2):330-337.

② Pelsser LM, Frankena K, Toorman J, et al. Effects of a restricted elimination diet on the behaviour of children with attention-deficit hyperactivity disorder (INCA study): a randomised controlled trial. Lancet. 2011;377(9764):494-503.

③ McCann D, Barrett A, Cooper A, et al. Food additives and hyperactive behaviour in 3-year-old and 8/9-year-old children in the community: a randomised, double-blinded, placebo-controlled trial. Lancet. 2007;370(9598):1560-1567.

④ Sonuga-Barke EJ, Brandeis D, Cortese S, et al. Nonpharmacological interventions for ADHD: systematic review and meta-analyses of randomized controlled trials of dietary and psychological treatments. Am J Psychiatry. 2013;170(3):275-289.

⑤ Partty A, Kalliomaki M, Wacklin P, Salminen S, Isolauri E. A possible link between early probiotic intervention and the risk of neuropsychiatric disorders later in childhood: a randomized trial. Pediatr Res. 2015;77(6):823-828.

⑥ Bloch MH, Mulqueen J. Nutritional supplements for the treatment of ADHD. Child Adolesc Psychiatr Clin N Am. 2014;23(4):883-897.

⑦ Glade MJ, Smith K. Phosphatidylserine and the human brain. Nutrition. 2015;31(6):781-786.

⑧ Hirayama S, Terasawa K, Rabeler R, et al. The effect of phosphatidylserine administration on memory and symptoms of attention-deficit hyperactivity disorder: a randomised, double-blind, placebo-controlled clinical trial. J Hum Nutr Diet. 2014;27(Suppl 2):284-291.

⑨ Brown J, Cooper-Kuhn CM, Kempermann G, et al. Enriched environment and physical activity stimulate hippocampal but not olfactory bulb neurogenesis. Eur J Neurosci. 2003;17(10):2042-2046.

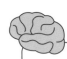 第**22**章

張醫師的抗老診療室

嘉玲今年六十二歲，這兩年來，有明顯記憶力減退。她的丈夫是某大科技公司的副總經理，董事們很熱心幫他們介紹醫生，因此，她去大醫院做了一系列檢查。幸運的是，醫生說還沒到阿茲海默症的程度，不過，也沒給予具體改善的建議。她覺得自己依舊健忘、糊塗，被介紹來看我的診。

我見到她的第一印象，是滿頭白髮，留著幾撮染髮劑褪去的棕色頭髮。臉上皺紋相當明顯，包括皺眉紋、法令紋、木偶紋（下巴兩側）、陽婆婆紋（唇周）。兩頰有肝斑與曬斑，皮膚乾枯、蠟黃、沒有光澤。我以為她七十五歲，沒想到才六十二歲。

四年前，嘉玲剛從大學教授的職位退休，在家中過著清閒的生活，每天大部分時間都在滑手機，瀏覽網友轉傳訊息。星期日，虔信基督教的丈夫會拉她去教會參加活動。每個星期，她會固定去一家醫美診所接受除斑療程。

她四十六歲就進入更年期，之後各項生理機能明顯衰退，容易疲累、發脾氣、失眠、心悸、腰痠背痛、頻尿、陰道乾澀、性交疼痛、失去性欲，而且變得肥胖，夫妻開始分房睡，往昔的親密感消失。

退休後，發現自己愈來愈健忘，記憶力明顯衰退。她開始忘記牙醫的預約時間，律己甚嚴的她，竟被診所列入爽約名單。要不然，就是在正確時間到了診所，卻發現自己忘了帶健保卡，想一想，早上放在書桌上提醒自己的，結果出門又忘了拿。她也常忘了帶皮夾和捷運卡。

她的丈夫也發現，最近講過的事情她容易忘、反應速度變慢，個性也

變得古怪，愛發脾氣、愈來愈愛「資源回收」，舉凡吃過的便當盒、用過的塑膠袋、網路購物的箱子，都一定要留下來，陽台的雜物堆到天花板，明亮的陽光不再灑到客廳的地板上。

前天，姊姊從台南北上到家裡吃飯，嘉玲突然間叫不出姊姊的名字和台南這個地名。她感到很困擾，每一年都做健康檢查，但醫生總是說「都正常」，家族也沒有失智症的遺傳，自己的腦筋究竟怎麼了？

我仔細探索她的病史。她從小有氣喘，曾經住過院。進了小學，氣喘逐漸改善，但每天早上嚴重鼻塞，整天都用嘴巴呼吸，晚上躺床時，又出現鼻涕倒流，引發慢性咳嗽，睡眠品質很差，到現在也是這樣。耳鼻喉科醫生診斷她有過敏性鼻炎，讓她吃抗組織胺，嚴重時加類固醇。

她形容自己的個性「懶惰」，不喜歡看書也不愛記誦文字，但可以靠實驗來學習。她理科成績特好、文科成績則是超差，憑著聰明的頭腦，考上國立大學化學系，畢業後前往美國常春藤名校，取得有機化學碩士學位。當時母校剛好有教職缺，她便開始執教鞭的人生，順利待到退休。

她從小喜歡吃甜食，到了大學畢業已經滿嘴爛牙，牙醫幫她用銀粉補牙。後來又出現牙周病。不愛吃蔬果的她，一直有痔瘡的困擾。三十二歲那年，她懷孕生下兒子，出現為期半年的產後憂鬱，情緒沮喪而易怒，認為是丈夫害她這麼辛苦，每天看到丈夫就是發飆。當時，他身為工程師的丈夫剛創立科技公司，營運與財務壓力極大，回家被太太罵得心情更差，開始每天都抽一包菸「舒壓」。

四十歲以後，她狂長白頭髮，就使用了染髮劑。最近半年，每次洗完澡，排水孔就一撮白髮，她看得膽戰心驚。她看到鏡子中的自己，在鼠蹊與臀部有多年的股癬，十分騷癢且持續脫皮，有些皮膚被她抓破，雖然擦了抗黴菌藥膏，效果有限，而且還時常復發。

在兩邊手肘與小腿前側有鮮紅色的斑塊，醫生說是乾癬，雖然不癢，但厚厚的銀屑蓋在上面，不太美觀，讓她搖了搖頭，自言自語地說：「人老了，就是要服老啊！」可是她才六十二歲，現在只能算是中年人，還不算「銀髮族」呢！

她難以入睡。每晚躺到床上，就覺得兩腿怪怪的，要踢踢床板、往

空中用力踹個十下、或用拳頭狠狠地揍腿二十拳，才覺得好些。過了一會兒，這怪異感又原封不動地出現。

　　她躺在床上滑手機，有時下載的遊戲太有趣，不知不覺玩到半夜三點，睡眠品質也變差，淺眠、多夢、早醒，白天精神不濟，看電視時不自覺地打瞌睡，午覺睡二到三小時，生活作息一天比一天混亂，記憶力一天比一天差。

從功能醫學檢測問題

　　嘉玲的身體質量指數（BMI）為27.5，為肥胖，體脂肪為33％，內臟脂肪為12，心跳速度每分鐘八十七下。六十二歲的她，自律神經年齡顯示八十歲，老化了十八歲之多，交感神經功能偏低，副交感神經功能嚴重過低，整體偏向交感功能。

　　她的飯前血糖為110 mg/dL，屬於糖尿病前期，糖化血色素為6.2，空腹胰島素22 μIU/mL，HOMA指數為6.0，顯示胰島素阻抗，雖然她沒有糖尿病。

　　嘉玲的全套過敏原與敏感原檢測報告顯示如下：

	嚴重	中度	輕度	總計
IgE 急性過敏原	塵蟎、牛奶、蛋白	蛋黃、黴菌、狗毛、芋頭	鳳梨、橄欖、芝麻、咖啡	11
IgG 食物敏感原	小麥、麵包酵母、蝦子、牡蠣、花生	牛奶、起司、優格、蛋白、地瓜、馬鈴薯、黃豆、綠豆、紅豆、可可、蜂蜜	蛋黃、鱈魚、青椒、奇異果、鳳梨、芒果、蘋果、芭樂、玉米、腰果、葵花籽、薑、辣椒、紅棗、龍眼乾、白木耳	32

　　她很愛各式甜點，像是花生牛軋糖，花生、牛奶正好是她的食物敏感原；她常吃的綠豆椪，也是敏感原；芋頭酥裡，芋頭、蛋黃、蛋白、麵粉（小麥）、麵包酵母，都是過敏原與敏感原，讓芋頭酥層次分明的酥油，更是反式脂肪酸。加上糖分、熱量過剩，都導致長期慢性發炎，和她的過敏性鼻炎、氣喘、乾癬、胰島素阻抗、大腦症狀有關。

　　嘉玲的停經後女性荷爾蒙檢測顯示：雌二醇偏低，黃體酮嚴重過低，黃體酮／雌二醇比值過低，呈現雌二醇優勢，產生嚴重更年期症候群。游離睪固酮濃度過低，和缺乏活力有關。此外，類胰島素生長因子偏低，代表細胞功能老化。

　　嘉玲的雌激素肝臟代謝檢測顯示如下：

肝臟代謝	指標	數值	正常值
「保護性」雌二醇代謝物	2-羥雌酮等	**14%**	≧60%
「致癌性」雌二醇代謝物	16α-羥雌酮等	**86%**	≦40%
第一階段解毒「羥基化」	2-羥雌酮／16α-羥雌酮	**1.8**	≧1.9
第二階段解毒「甲基化」	4-甲氧基雌酮／4-羥雌酮	**0.15**	≧0.34

　　嘉玲的「保護性」雌二醇代謝物過低，「致癌性」雌二醇代謝物過高，肝臟第一、二階段解毒效能不佳。

　　肝臟解毒能力差，一方面是解毒酵素基因多型性造成，來自遺傳，一方面也受後天環境、毒物暴露、飲食等影響。當肝臟解毒能力差，氧化壓力劇增，大腦敏感的基底核也特別受到影響，產生睡前的不寧腿症狀，並提高巴金森氏症風險。由於嘉玲八十四歲的父親有巴金森氏症，臉部表情平板、雙手顫抖、行動不便，自己更不能大意。

　　嘉玲的毒性重金屬與微量元素頭髮檢測報告為下：

大腦營養學全書：
減輕發炎、平衡荷爾蒙、優化腸腦連結的抗老化聖經

指標	異常	正常
毒性重金屬	嚴重超標：汞 超標：鎳、鉛、鎘、鋁、整體毒性負荷	銻、砷、鋇、鈹、鉍、鉑、鉈、釷、鈾、銀、錫、鈦
微量元素	缺乏：鋅、銅、硒、鉻、鋰	鈣、鎂、鈉、鉀、錳、釩、鉬、硼、碘、磷、鍶、硫、鈷、鐵、鍺、銣、鋯

　　為什麼嘉玲身體藏了這麼多汞呢？原來她從小到現在都喜歡吃甜食，滿口蛀牙，幾乎都是銀粉補牙，喝熱水或熱湯時，汞可能揮發為蒸氣，進入血液中。

　　鎳、鉛、鎘的來源呢？可能來自家中的空氣汙染，因為她丈夫有抽菸習慣，長期下來，她和兒子都吸到不少二手菸，當中有各類毒性重金屬，以及一氧化碳、氰化物等毒氣。鉛超標可能來自使用多年的染髮劑，以及長期在有機化學實驗室裡進行研究的職業暴露。

　　鋁從哪來？嘉玲喜歡吃的油條、甜甜圈，有含鋁膨鬆劑，長期吃可導致鋁超標與中毒，危害大腦。

　　鋅不足和認知衰退有關；銅不足牽涉腎上腺荷爾蒙製造質量變差，是慢性疲勞的原因之一；硒是製造肝臟解毒酵素「麩胱甘肽過氧化酶」的必要元素，具有抗氧化功能，也能解除汞的毒性，硒降低印證了汞暴露；鉻不足，和胰島素阻抗有關；鋰不足，情緒容易不穩。這些微量礦物質的缺乏，肇因於她嗜食精製碳水化合物的習慣，全穀類是自然而豐富的來源。

　　嘉玲的肌膚美白抗氧化指標檢測結果如下：

指標	數值	判讀
總抗氧化能力（TAC）	397 μmol/L	嚴重過低
抗衰老生長因子（IGF-1）	120ng/mL	過低
輔酶Q10	0.21 μg/mL	嚴重過低
維生素C	5.8 μg/mL	過低

指標	數值	判讀
α 維生素E	6.8 μg/mL	嚴重過低
γ 維生素E	0.5 μg/mL	嚴重過低
δ 維生素E	0.07 μg/mL	過低

　　抗氧化能力低落，容易形成黑色素，如肝斑、曬斑、脂漏性角化；並加速皮膚老化，鬆垮下垂而惡化皺紋；巨大氧化壓力、長期過度發炎、免疫系統紊亂，和乾癬這種自體免疫疾病有關；慢性免疫失調，還會導致皮膚抵抗力下降，股癬就變得頑固而不容易好。

　　此外，嘉玲睡前滑手機的習慣，就好像凝視一顆小太陽，手機螢幕中高強度的藍光，能量是背景光源的三十倍以上，不僅抑制了褪黑激素，導致睡眠品質差，身體抗氧化機轉也沒法啟動，更會刺激黑色素大量製造，肝斑當然愈來愈明顯。儘管她很勤勞地接受雷射除斑療程，身體仍持續製造新的肝斑。集合種種不利因素，大腦的老化也不落人後，認知功能持續衰退。

　　我幫嘉玲特別調配個人化營養處方，一一改善自律神經失調、長期低度慢性發炎、胰島素阻抗、女性荷爾蒙失調、肝臟解毒效能差、整體毒性負荷超標、皮膚抗氧化能力不足等問題。

　　我指導她開始「心智飲食」，提供神經保護功能、減緩記憶力衰退，以及預防阿茲海默症；「低敏飲食」，完整排除環境與食物過敏原／敏感原，改善慢性發炎、穩定免疫系統；「低升糖指數飲食」，降低糖化血色素、避免糖化作用而形成糖化終產物，而讓大腦與皮膚都老化；「熱量限制飲食」，除了能健康減重，還讓大腦、身體與皮膚變得更年輕。我也從後文「抗老的營養處方」挑選數項，直接改善大腦老化症狀。

　　針對她的不良睡眠習慣，我提供「失眠的認知行為處方」進行改善。我鼓勵她白天「退而不休」，腦力激盪出可行做法，包括：多回學校找老同事、持續追蹤有機化學的新知、學習彈鋼琴、每天走一萬步等。

　　一個月後，嘉玲發現不寧腿、過敏性鼻炎消失了，晚上變得容易入

睡，重新找回活力，頭腦變得清楚。兩個月後，記憶力、思考速度明顯改善，情緒穩定許多，不再囤積雜物了。腰痠背痛、頻尿減少，性欲也恢復了。半年後，她發現肝斑、股癬、乾癬，都好了一半。自律神經年齡也進步為五十五歲，年輕了七歲。

抗老的營養處方

張醫師的處方箋

處方提示：以下參考處方並非照單全收，應先諮詢具備營養醫學專業的醫師或醫事人員，服藥中的患者應與醫師討論。

☞ 飲食處方 [1]

- **地中海飲食**。富含 ω-3 不飽和脂肪酸、多酚（橄欖多酚、銀杏類黃酮）、高纖，研究發現能預防輕度認知障礙、阿茲海默症。
  - · **應包含**全穀、豆類、蔬果、堅果、深海魚肉、橄欖油、紅酒（適量）
  - · **不應包含**肉、肉類加工品、全脂乳品。

《神經學》針對七十三到七十六歲的蘇格蘭銀髮族追蹤研究中，發現地中海飲食程度愈低者，大腦皮質萎縮愈明顯 [2]。

統合分析發現，地中海飲食是人類已知事物中，最能夠預防阿茲海默症的保護因子，可以減少達57％機率。相反地，抽菸是最嚴重的危險因子，得到阿茲海默症的機率加倍 [3]。

- **得舒飲食**。得舒飲食（DASH）特色是以全穀根莖類為主、天天5＋5蔬果、選擇低脂乳、紅肉改白肉、吃堅果用好油。研究發現能預防認知功能退化。

- **心智飲食**。心智飲食（MIND diet）是改良版的地中海飲食，和地中海飲食、得舒飲食比較，都強調限制動物與高飽和脂肪攝取，但更強調莓果與綠葉蔬菜、排除奶油、乳瑪琳、起司、排除糕餅、糖果，提供神經保護功能，不僅能降低阿茲海默症發生率、減緩年齡相關之記憶力衰退，研究證實它能讓大腦年輕七點五歲。

- **低升糖指數／升糖負擔飲食**。選擇低升糖指數／升糖負擔飲食，讓血糖更穩定、避免高胰島素血症、胰島素阻抗、糖化作用等問題，因而有神經保護效果。若能保持糖化血色素愈低，記憶力和學習力都明顯較好 ④。

- **低敏飲食**。透過生物晶片檢測技術，完整迴避以下兩群過敏原，能夠降低系統性發炎、代謝症候群、大腦發炎，預防大腦症狀產生：

  - **急性環境與食物過敏原**：會引起IgE急性過敏反應的物質或食物。

  - **慢性食物敏感原**：會引起IgG敏感反應的食物。

- **無麩質飲食**。選擇米、小米、蕎麥、藜麥、高粱、黃豆、玉米等非小麥類穀物，能避免「非乳糜瀉麩質敏感」對大腦帶來的負面影響，特別是健忘、分心、反應遲鈍等認知功能困擾。

- **蔬食主義**。多攝取蔬食中的植化素、膳食纖維、益生菌等成分，能透過多種機轉，達到神經保護作用。植化素如原花青素，能增加突觸可塑性，有改善失智症患者學習與記憶的潛力。

- **熱量限制飲食**。透過「改善大腦症狀的飲食療法」中的介紹，計算一天所需熱量，以70％為目標熱量，分配各類食物的份數，改善代謝症候、讓大腦年輕化。

☞ 營養處方

- **魚油**。含DHA、EPA，為 ω-3多元不飽和脂肪酸，對於神經細胞功能甚為重要。針對成人出現輕度認知障礙、或為認知衰退高危險

族群，補充魚油可以改善認知功能。建議劑量為每天六百到三千毫克。

- **益生菌**。能改善腸道菌失調與腸道免疫，藉由改善免疫系統、代謝症候群，保護大腦與自律神經功能。建議劑量為每天五十到三百億CFU。

- **葉酸**。葉酸不足導致血液中同半胱胺酸過高，導致腦血管與神經病變，和神經退化疾病、阿茲海默症有關。充足的葉酸可以預防阿茲海默症 ③。一般建議劑量為每天一毫克，嚴重缺乏者為每天三到五毫克。

- **菸鹼酸**、維生素B_6及B_{12}。和葉酸一樣，不足會導致血液中同半胱胺酸過高，導致心腦血管硬化、神經發炎、大腦萎縮，增加失智症機率。建議劑量為：每天菸鹼酸兩百到五百毫克、維生素B_6八十到三百毫克、維生素B_{12}一毫克。

- **維生素D**。被視為重要荷爾蒙，具有重要神經保護效果。建議抽血確認不足後攝取，補充範圍在2000～10000IU（國際單位），以維持25-羥基維生素D在40～60毫微克／毫升之間。

- **維生素C**。是非常重要的抗氧化劑，降低大腦神經氧化壓力，避免神經發炎，預防阿茲海默症 ③。全部需要從食物或營養補充攝取，建議每天五百至四千毫克。

- **維生素E**。以生育酚（Tocoferol）形式為主，強抗氧化劑，保護粒線體，避免神經死亡，能夠預防認知衰退、阿茲海默症、失智症 ③，建議每天200～400IU。服用需要非常謹慎，因為根據美國研究，每天服用400IU維他命E增加28％罹患肺癌風險，尤其是有抽菸習慣的人。

- **維生素A**。以β胡蘿蔔素為主，強抗氧化劑，保護粒線體，預防神經退化疾病，特別是阿茲海默症。

- **硒、鋅**。硒是身體製造麩胱甘肽的關鍵輔酶，具有抗氧化功能，

清除體內過氧化物，減少對細胞結構的傷害，發揮神經保護效果。鋅則牽涉多項和大腦相關的內分泌與免疫活動。法國研究顯示，四十五至六十歲成年人若補充包括硒、鋅、維生素 A、C、E 等抗氧化劑達八年，能明顯改善記憶力[⑤]。

- **鋰**。能夠減少腦部發炎、增加前額葉、前扣帶迴、下視丘體積，保護腦部免於老化。證據顯示極低劑量的鋰（一天三百微克），能改善阿茲海默症患者認知退化程度。建議可從礦泉水與全穀類中攝取。

- **白藜蘆醇**。活化去乙醯酶 SIRT-1，改善神經發炎，具有神經保護效果，提升腦源神經生長因子（BDNF），能改善大腦微循環、海馬迴功能連結、提升記憶力、預防失智症[⑥]。建議劑量為每天兩百至兩千毫克。

- **薑黃素**。刺激腦源神經生長因子分泌，增進海馬迴神經再生，提高神經可塑性，改善工作記憶力，預防認知退化[⑦]。建議劑量為每天一千五百至兩千毫克。

- **乙醯肉鹼**。肉鹼調節神經可塑性、細胞膜功能、神經傳導，在維持記憶功能與情緒上很重要。神經細胞特別容易受到氧化壓力與活性氧、自由基的傷害，肉鹼發揮抗氧化功能，是阿茲海默症治療很有潛力的方向。補充劑量建議為一天一千毫克。

- **α-硫辛酸**。對於輕度阿茲海默症，可減緩認知功能退化，和它能提升乙醯膽鹼製造、清除神經細胞的自由基、減輕神經發炎有關。補充劑量為每日五十至六百毫克。

- **N-乙醯半胱胺酸（NAC）**。是肝臟關鍵解毒分子麩胱甘肽的前驅物，能降低神經細胞的氧化壓力、促進神經新生作用、改善粒線體失調、改善神經發炎、調控麩胺酸與多巴胺活動。有證據支持作為阿茲海默症的輔助療法。建議劑量為每日二至四公克。

- **麩胱甘肽**。當麩胱甘肽不足，導致氧化壓力過大、粒線體損傷、免疫功能失調，導致神經免疫疾病，如阿茲海默症。建議補充劑量為

每日兩百五十至七百五十毫克。

- **磷脂醯絲胺酸（PS）**。有證據顯示能改善銀髮族認知功能與記憶力，建議劑量每天三百至八百毫克。

- **磷脂醯膽鹼（PC）**。為卵磷脂，合成乙醯膽鹼的重要原料，對於神經系統功能十分重要，和記憶、專注力有關。建議補充劑量為每天十至三十公克。

☞ 藥草處方

- **咖啡**。能夠增進短期記憶、預防認知障礙、阿茲海默症、巴金森氏症 [3]，建議每日咖啡因攝取不超過三百毫克，一杯咖啡（小杯）含八十毫克咖啡因，每天應小於四杯（小杯）的量。

- **綠茶**。富含兒茶素、咖啡因、茶胺酸等成分，具有神經保護作用，能夠預防認知退化與失智症 [8]。

- **可可／黑巧克力**。富含黃烷醇，明顯改善大腦執行功能、工作記憶、減輕胰島素阻抗、代謝症候群，因而能預防認知退化、改善輕度認知障礙。可可黃烷醇建議劑量為每天九百九十毫克。

- **銀杏**。能改善腦血管循環、具有神經保護效果、維持認知功能，有證據支持能改善輕度到中度失智症患者的認知功能、神經精神症狀、角色功能。然而，在預防失智症上，尚無明確證據。

- **石杉鹼甲（Huperzine A）**。為千層塔萃取物，是新發現的乙醯膽鹼酶抑制劑，提升乙醯膽鹼濃度，也是麩胺酸NMDA受體拮抗劑，保護神經免於麩胺酸活性過高帶來的氧化壓力與毒性，和抗失智症藥物機轉如出一轍 [9]。建議補充劑量為每天四百微克。

預防大腦退化的關鍵

認知功能退化、輕度認知障礙以及失智症，在全球老年化社會中，是非常重大的醫療課題。在嘉玲的案例中，雖然認知退化的嚴重度，沒有達到失智症的標準，但若只是「再觀察」，不積極改善體質，遲早有一天就變成失智症。

預防大腦退化的關鍵，首要是辨認出神經發炎的徵象、找出長期慢性發炎的生理因素，從而提供飲食、營養與生活方式的處方。《自然》2017年最新研究發現，當神經發炎，大腦微膠細胞釋出發炎激素，包括第一型介白素、腫瘤壞死因子、補體C1q等，會誘導產生 A_1 型星狀細胞，它們無法執行一般星狀細胞的功能，像是促進神經的生存、發展、突觸形成、細胞自噬作用，還會導致神經細胞與寡樹突細胞死亡。在神經退化疾病如阿茲海默症、巴金森氏症、多發性硬化症、漸凍人等，可以發現大量的 A_1 型星狀細胞[⑩]。

就像嘉玲在家裡堆積雜物，她的大腦神經細胞也逐日堆積「神經垃圾」，包括 β 類澱粉、神經纖維纏結，因為大腦受到過度發炎的影響，失去丟垃圾的能力，導致神經細胞生病或死亡。積極改善發炎問題後，接下來，要怎樣預防失智症呢？在此，我跟各位讀者說個「修女研究」的故事。

David Snowdon博士是國際頂尖的阿茲海默症專家，他在《優雅的老年：678位修女揭開大腦健康之鑰》（Aging with Grace）一書中提到，一個特殊的機緣，他有機會追蹤修女們的認知功能、是否罹患阿茲海默症，以及死後大腦解剖結果。

修女們擁有單純的生活、虔誠的信仰，以及健康的飲食，平均壽命可達八十五歲，比一般人多五歲以上，但仍有可能在八十歲左右得到阿茲海默症。關鍵的研究問題是：什麼能夠預測將來是否得到阿茲海默症呢？答案是：二十二歲時寫的自傳！

自傳開頭的寫法，每位修女就有很大不同：

「我在 1913 年 5 月 24 日，出生在威斯康辛州，奧克來爾鎮，並在聖湛思堂受洗。」（海倫修女）

「那是在閏年 1912 年，2 月 28 日到 29 日之間的午夜前半個小時，我成為我原名希達·霍夫曼的母親，與我名為奧圖·史密特的父親的第三個孩子，開始了我從出生到死亡的旅程。」（愛瑪修女）

自傳結尾的寫法，更是不同：

「我喜歡教音樂勝過其他任何行業。」（海倫修女）

「此刻我在『鴿子巷』徘徊等候著，還有三個星期，我就將追隨著我的伴侶的腳步，藉由安貧、貞潔與服從的聖願，與祂結合。」（愛瑪修女）

自傳不同，命運也大不同。同樣都是八十歲，海倫修女簡短心智測驗 MMSE 分數為零分，她得到阿茲海默症，並在隔年去世。愛瑪修女的 MMSE 分數為滿分三十分，不僅頭腦清楚，身體十分健康。

她們之間的自傳差別在於「概念密度」，一句話裡所傳達的概念數量，海倫修女低、愛瑪修女高。「概念密度」反映出神經突觸的密度，也就是「認知庫存」（Cognitive reserve）。雖然愛瑪修女的神經細胞跟海倫修女一樣，都會凋亡，但前者健康的神經細胞還多著，不會出現失智症。

在修女研究中，有阿茲海默症的修女，二十二歲時的自傳呈現低「概念密度」者，達到 90％，相反地，健康修女只有 13％是低「概念密度」。這表示，藉由評估自傳內容，可以預測六十年後是否得到阿茲海默症，準確度高達 80％～90％。

「概念密度」取決於兩大因素：詞彙、閱讀理解力。而增加這兩項語文能力最佳方式，就是從小唸書給孩子聽。

當焦慮的家長們問 David Snowdon 博士：「是否該讓孩子早早開始使用電腦？或是禁止他們看電視？」他總是回答：「唸書給你的孩子聽。」在智慧型手機年代，孩子都低著頭。孩子們除了容易出現網路成癮，在通訊軟體上寫的文字錯字連篇、訊息十分片段、甚至不知所云。他們更沒有耐心

閱讀字數稍多的文章，願意看課外書的寥寥無幾，遑論進行深度思考。

孩子們的語言表達與理解能力明顯變弱，能夠在二十二歲時寫出海倫修女風格的自傳都很難了，更何況是愛瑪修女的程度？可以大膽預測：未來阿茲海默症罹患率將逐年增加。

在阿茲海默症病理中，海馬迴細胞是受損最嚴重的部位。要預防阿茲海默症，就從這裡開始。

如何刺激海馬迴細胞生長呢？《自然：神經學回顧》指出，能夠促進海馬迴細胞生長的方式包括認知刺激（譬如：開計程車、準備醫師國家考試、音樂訓練）、攝取DHA、白藜蘆醇、正念冥想、運動、抗憂鬱治療（電痙攣治療、抗憂鬱劑、鋰鹽）等 [11]~[14]。

學習第二種或以上的語言，也是重要的認知刺激策略。《神經學》的兩篇重要研究指出，學習第二種或以上的語言，能夠延後失智症達四點五到五點一年，包括阿茲海默症、額顳葉失智症、血管型失智症。其機轉可能在於，增加大腦神經細胞間更多的連結（突觸），提高「認知庫存」；以及雙語能提升專注力、執行功能 [15]、[16]。

高運動量也能預防失智症。銀髮族若每週進行一點三小時的高強度運動（慢跑、有氧舞蹈），或二點三小時的中強度運動（騎自行車、健行、爬山、游泳、打網球），或四小時的輕度運動（散步、園藝、跳舞、打高爾夫球、打保齡球、騎馬），再配合地中海飲食，能明顯降低阿茲海默症發生機率達35％ [17]。

開發大腦的潛能，需要一輩子努力。預防失智症，則是每分每秒不能鬆懈。大腦具有「神經可塑性」，透過以上方式，持續訓練你的大腦，將可為自己打造截然不同的命運。

若你真的懶到不行，可以考慮常洗三溫暖（蒸氣浴）。芬蘭長達二十年的追蹤研究發現，和每週只洗一次三溫暖的人相比，每週洗二到三次，未來得到失智症機率降低了22％；每週洗四到七次，降低達66％。得到阿茲海默症的機率，則分別降低20％與65％ [18]。這可能是透過改善心血管健康的機轉，改善了大腦功能。因此，「對心臟好的，對大腦也好」。

修女研究也顯示，長壽的關鍵是健康老化，健康老化的關鍵在於避免

得到腦中風（腦血管疾病），以及阿茲海默症[19]。

抗老的自然養生處方

張醫師的處方箋

☞ 要正向

　　在修女研究中，什麼能夠預測長壽？答案還是：自傳。二十二歲時的自傳中，若出現快樂、愛、希望、感激、心滿意足、迫不及待、熱衷等字眼，會被界定為表達正向情緒。結果發現，自傳中最少正向情緒字眼的修女們，平均壽命為八十六點六歲，而充滿正向情緒的修女們，平均年齡達到九十三點五歲。

　　這實在太驚人了，正向情緒能帶來六點九歲的壽命！不只如此，前者在任何年齡，死亡風險都是後者的兩倍。這讓我想到九十五歲香港知名喜劇演員侯煥玲，人稱「周星馳御用阿婆」，跟周星馳、劉德華、周潤發、張艾嘉合作拍戲，九十一歲還在演鬼片。最令人驚奇的，她六十七歲才「出道」，這是大多數人已經「退休」的年紀。

　　她本來是一位鐘點女傭，六十七歲那年，因生病請假一個月，在老人中心認識了臨時演員的領班，面試進電影公司，從女傭成為臨時演員，拍攝過一百多部電影，終於成為「甘草皇后」。

　　她經歷抗日戰爭，全家逃難從香港逃難至內地，在那邊父母去世，八個兄妹相依為命，她和哥哥一起照顧年幼的弟妹。回到香港後，她做過女傭、服務員、管家，賺錢養活全家、供弟弟讀書，終身未婚。

　　侯煥玲女士是正向情緒的典範。在她身上，我看到正向情緒的本

質，就是對於生活、生命與世界的熱情。熱情帶來長壽。

☞ 多讀書

美國耶魯大學公共衛生學院研究團隊追蹤三千六百三十五名退休民眾（至少五十歲），詢問其閱讀習慣，包括讀書、雜誌或報紙，並了解其健康狀態，追蹤達十二年之久。27.4%平均在九點五年過世。

統計分析發現，和讀雜誌或報紙的人相比，讀書的人竟然多了二十三個月的壽命。而且在十二年間，讀書的人降低了20%的死亡率。以往認為教育程度愈高，愈不容易得阿茲海默症。但這研究中，教育程度並未帶來任何影響。

讀書能長壽，原因可能是讀書的人有較好認知功能。閱讀每天三十分鐘，可說是「每天一章」（A chapter a day），內容以小說為主。研究建議我們，減少閱讀雜誌或報紙，改成多讀書[20]！

☞ 少熱量

「熱量限制」可以讓大腦年輕化，避免大腦萎縮、認知衰退、代謝症候群、糖尿病、老化相關疾病，以及皮膚老化[21]。

《細胞》最新回顧文章也證實，「熱量限制」是達到長壽的代表性做法，能夠：

- **減少內臟脂肪**：降低促發炎激素分泌、避免胰島素阻抗、肥胖與糖尿病。
- **誘導「細胞自噬」**（Autophagy）：控制胞器品質、支持幹細胞活性、改善免疫功能、抑制癌化，避免動脈硬化、神經退化、脂肪肝、第二型糖尿病。
- **維護端粒活性**：透過促進 SIRT1 活動。
- **抗發炎反應**：釋放適當的皮質醇、增加酮體（如 β-羥基丁酸）、抑制發炎體反應。

- **防止伴隨老化的組織纖維化**：透過促進 SIRT3 活動。
- **促進腦源神經生長因子（BDNF）分泌**：增強突觸可塑性、刺激神經新生、阻止神經細胞死亡、調節食欲、強化周邊葡萄糖代謝、改善自律神經對心血管、腸胃系統的調控、延緩神經退化、促進神經生長因子分泌。
- **增加抗氧化能力** [22]。

　　研究也發現，「熱量限制」在改善神經退化上的效果，類似「細胞自噬」帶來的益處。因此，兩者關係可能比科學家想像中更緊密。「熱量限制」以需求熱量的 70％ 為目標熱量，但不造成營養缺乏。另一個替代的做法是「間歇性斷食」（Intermittent fasting），隔一天進行 70％ 熱量限制，通常不會影響體重。

☞ 不要胖

　　肥胖，特別是腹部內臟脂肪，能夠加速所有已知的老化機轉，包括：基因體不穩定、染色體端粒耗損、表觀遺傳學變化、喪失蛋白質恆定、營養訊息失調、粒線體功能失調、細胞老化、幹細胞耗竭、細胞間溝通改變等 [22]。當端粒因為耗損而愈來愈短，壽命也愈短 [22]。

　　現代人為何常出現肥胖？幾乎是西式生活型態（Westernized lifestyle）所導致，其特點是：超高熱量飲食、攝取過多脂肪、過多蛋白質、缺乏健康營養素、環境毒素、久坐不動。眾多實驗與臨床研究證實：西式飲食與生活方式是不折不扣的「老化加速器」（Aging accelerator）[22]。減重，就從現在開始！

☞ 常運動

　　運動和長壽的關係十分緊密。運動能夠扭轉多種神經傳導物質的失調、促進細胞自噬作用、粒線體自噬作用、改善代謝機轉、刺激 PGC-1α 而保護粒線體、增加血液中的菸鹼醯胺與 β-羥基丁酸，達到

抗衰老作用[22]。

最受推薦的運動方式是有氧運動，在抗老化的效果較伸展運動佳，頻率是每週三次、每次三十分鐘。

☞ 好睡覺

美國加州大學洛杉磯分校研究團隊發現，銀髮族若失眠，周邊血液單核球端粒會縮短。沒失眠的人端粒長度（T/S）為0.78，失眠者為0.59，縮短24％。此外，隨著年紀增加（六十至八十八歲），沒有失眠的人，端粒縮短不明顯，但有失眠的人，端粒明顯逐年縮短。研究顯示，銀髮族睡眠障礙可能加速細胞老化，增加老化相關疾病的機會[23]。

針對四十五到七十七歲的成年人，也同樣發現到若睡眠品質不佳，端粒容易因為年紀增加而明顯縮短。能夠睡到七小時以上的銀髮族，其端粒長度甚至比一樣睡到七小時以上的中年人還長！在銀髮族，主觀睡眠品質愈佳，細胞老化狀況愈不明顯，改善睡眠是抗老化重要的策略[24]。

大腦透過睡眠排毒

杜克—國立新加坡大學認知神經科學中心發現，對於五十五歲以上的人來說，每減少一小時的睡眠，每年腦室體積增加0.59％，這代表大腦正在萎縮，認知功能分數減少0.67％[25]。五十到七十歲的中年族群，主觀報告有睡眠障礙者，得到失智症或阿茲海默症的機率，分別增加33％、51％。若七十歲有睡眠障礙者，得到失智症或阿茲海默

症的機率，分別增加114%、192% [26]。

為什麼睡眠不足會導致大腦老化呢？2009年《科學》研究發現，清醒的時候，大腦組織間液中的 β 類澱粉最多，若睡眠剝奪（睡眠不足）、或注射清醒素（Orexin，又稱為食欲素）， β 類澱粉顯著增加。相反地，進入睡眠、或注射清醒素拮抗劑， β 類澱粉顯著減少。實驗證實：睡醒節律與清醒素，和阿茲海默症的病理有關 [27]。

2013年《科學》研究進一步發現，在睡眠期間，腦脊髓液會出現「對流」現象，流向大腦組織間隙，導致組織間隙空間增大60%，其生理功能是將 β 類澱粉帶往靜脈而排出大腦，證明了睡眠能夠移除神經毒性廢物，這些是清醒愈久、累積愈多的大腦垃圾，包括 β 類澱粉、 α 突觸核蛋白、Tau蛋白（神經纖維纏結）等變性蛋白，可以直接導致神經退化疾病，如阿茲海默症與巴金森氏症 [28]。

這是個大發現！以前認為大腦根本沒有淋巴系統，但卻無法解釋：大腦要如何處理它的代謝廢物呢？

原來，大腦中有個由膠細胞調控的「膠淋巴系統」（Glymphatic system），和周邊組織的淋巴系統一樣，能夠排除細胞間隙中的代謝廢物。當這個排毒系統，因為睡眠不足而運作不良，大腦老化是當然。睡眠帶來修復作用，對於大腦抗老化實在太重要了。以前，養生祕訣告訴你：「睡覺可以排毒」，你還半信半疑，這下真的可以相信了。

參考書目

① Morris MC. Nutrition and risk of dementia: overview and methodological issues. Ann N Y Acad Sci. 2016;1367(1):31-37.

② Luciano M, Corley J, Cox SR, et al. Mediterranean-type diet and brain structural change from 73 to 76 years in a Scottish cohort. Neurology. 2017 Jan 4 [Epub ahead of print]

③ Xu W, Tan L, Wang HF, et al. Meta-analysis of modifiable risk factors for Alzheimer's disease. J Neurol Neurosurg Psychiatry. 2015;86(12):1299-1306.

④ Kerti L, Witte AV, Winkler A, Grittner U, Rujescu D, Floel A. Higher glucose levels associated with lower memory and reduced hippocampal microstructure. Neurology. 2013;81(20):1746-1752.

⑤ Kesse-Guyot E, Fezeu L, Jeandel C, et al. French adults' cognitive performance after daily supplementation with antioxidant vitamins and minerals at nutritional doses: a post hoc analysis of the Supplementation in Vitamins and Mineral Antioxidants (SU.VI.MAX) trial. Am J Clin Nutr. 2011;94(3):892-899.

⑥ Wahl D, Cogger VC, Solon-Biet SM, et al. Nutritional strategies to optimise cognitive function in the aging brain. Ageing Res Rev. 2016;31:80-92.

⑦ Ogle WO, Speisman RB, Ormerod BK. Potential of treating age-related depression and cognitive decline with nutraceutical approaches: a mini-review. Gerontology. 2013;59(1):23-31.

⑧ Molino S, Dossena M, Buonocore D, et al. Polyphenols in dementia: From molecular basis to clinical trials. Life Sci. 2016;161:69-77.

⑨ Varteresian T, Lavretsky H. Natural products and supplements for geriatric depression and cognitive disorders: an evaluation of the research. Curr Psychiatry Rep. 2014;16(8):456.

⑩ Liddelow SA, Guttenplan KA, Clarke LE, et al. Neurotoxic reactive astrocytes are induced by activated microglia. Nature. 2017 Jan 18. [Epub ahead of print]

⑪ Maguire EA, Gadian DG, Johnsrude IS, et al. Navigation-related structural change in the hippocampi of taxi drivers. Proc Natl Acad Sci U S A. 2000;97(8):4398-4403.

⑫ Fotuhi M, Do D, Jack C. Modifiable factors that alter the size of the hippocampus with ageing. Nat Rev Neurol. 2012;8(4):189-202.

⑬ Erickson KI, Voss MW, Prakash RS, et al. Exercise training increases size of hippocampus and improves memory. Proc Natl Acad Sci U S A. 2011;108(7):3017-3022.

⑭ Groussard M, La Joie R, Rauchs G, et al. When music and long-term memory interact: effects of musical expertise on functional and structural plasticity in the hippocampus. PLoS One. 2010;5(10).(pii):e13225.

⑮ Alladi S, Bak TH, Duggirala V, et al. Bilingualism delays age at onset of dementia, independent of education and immigration status. Neurology. 2013;81(22):1938-1944.

⑯ Craik FI, Bialystok E, Freedman M. Delaying the onset of Alzheimer disease: bilingualism as a form of cognitive reserve. Neurology. 2010;75(19):1726-1729.

⑰ Scarmeas N, Luchsinger JA, Schupf N, et al. Physical activity, diet, and risk of Alzheimer disease. JAMA. 2009;302(6):627-637.

⑱ Laukkanen T, Kunutsor S, Kauhanen J, Laukkanen JA. Sauna bathing is inversely associated with dementia and Alzheimer's disease in middle-aged Finnish men. Age Ageing. 2016:7.

⑲ Tyas SL, Snowdon DA, Desrosiers MF, Riley KP, Markesbery WR. Healthy ageing in the Nun Study: definition and neuropathologic correlates. Age Ageing. 2007;36(6):650-655.

⑳ Bavishi A, Slade MD, Levy BR. A chapter a day: Association of book reading with longevity. Soc Sci Med. 2016;164:44-8.

㉑ Colman RJ, Anderson RM, Johnson SC, et al. Caloric restriction delays disease onset and mortality in rhesus monkeys. Science. 2009;325(5937):201-204.

㉒ Lopez-Otin C, Galluzzi L, Freije JM, Madeo F, Kroemer G. Metabolic Control of Longevity. Cell. 2016;166(4):802-821.

㉓ Carroll JE, Esquivel S, Goldberg A, et al. Insomnia and Telomere Length in Older Adults. Sleep. 2016;39(3):559-564.

㉔ Cribbet MR, Carlisle M, Cawthon RM, et al. Cellular aging and restorative processes: subjective sleep quality and duration moderate the association between age and telomere length in a sample of middle-aged and older adults. Sleep. 2014;37(1):65-70.

㉕ Lo JC, Loh KK, Zheng H, Sim SK, Chee MW. Sleep duration and age-related changes in brain structure and cognitive performance. Sleep. 2014;37(7):1171-1178.

㉖ Benedict C, Byberg L, Cedernaes J, et al. Self-reported sleep disturbance is associated with Alzheimer's disease risk in men. Alzheimers Dement. 2015;11(9):1090-1097.

㉗ Kang JE, Lim MM, Bateman RJ. et al. Amgloid-beta dynamics are regulated by orexin and the sleep-wake cycle. Science. 2009;326(5955):1005-1007.

㉘ Xie L, Kang H, Xu Q, et al. sleep drives metabolite clearance from the aduls brain. Science 2013;342(6156):373-377.

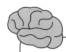 附錄一

營養素的食物來源

（一）脂肪酸

種類	最豐富來源	作用
ω-9系列脂肪酸：油酸	• 苦茶油（82%）、橄欖油（73%）、酪梨油（68%）、芥花油（62%） • 堅果：榛果、夏威夷豆、杏仁、開心果、腰果	單元不飽和脂肪酸，具抗發炎特性，在常溫下為液態，維持細胞膜流動性
ω-3系列脂肪酸：DHA、EPA	秋刀魚、黑鮪魚、蒲燒鰻、鮭魚、鯛魚、土魠魚、鯖魚、鱈魚	多元不飽和脂肪酸，具抗發炎特性，組成神經髓鞘，以及所有細胞膜
ω-3系列脂肪酸：α次亞麻油酸（ALA）	紫蘇油（64%）、亞麻仁油（57%）、荏胡麻油（56%）（又稱紫蘇籽油）	多元不飽和脂肪酸，具抗發炎特性，可轉化為DHA、EPA，組成神經髓鞘，以及所有細胞膜
ω-6系列脂肪酸：亞麻油酸	葡萄籽油（73%）、葵花油（68%）、玉米油（58%）、大豆沙拉油（54%）、芝麻油（45%）	產生促發炎的花生四烯酸（AA）或抗發炎的花生油酸；ω-6／ω-3比例不應該超過4/1
ω-6系列脂肪酸：γ次亞麻油酸（GLA）	月見草油、琉璃苣油、黑醋栗油	產生抗發炎的花生油酸、前列腺素E1

（二）胺基酸

種類	最豐富來源	作用
麩胺酸	• 麥片、黃豆、蓮子、芝麻、葵花子 • 堅果：腰果、杏仁、花生	提供大腦能量、提升認知功能；代謝氨而合成左旋麩醯胺酸，促進組織修復，特別是腸道黏膜；合成GABA，穩定自律神經
苯丙胺酸	• 肉、魚貝、雞蛋、起司、小魚乾、干貝 • 花生、馬鈴薯、芝麻、黃豆、黑豆	必需胺基酸，合成多巴胺、正腎上腺素、腎上腺素，提升活力、專注力、抗壓力、樂趣、預防憂鬱、減輕疼痛
色胺酸	• 起司、牛奶、蛋黃 • 深海魚肉：白帶魚、秋刀魚、鮪魚 • 瘦肉：火雞肉、豬後腿瘦肉、雞胸肉、牛腱 • 黃豆、香蕉 • 穀類：糙米、五穀米、全麥、麥片 • 核果：南瓜子、白芝麻、黑芝麻、杏仁、花生	必需胺基酸，合成血清素，改善自律神經失調，帶來快樂、放鬆、預防憂鬱、減輕疼痛；合成褪黑激素，促進睡眠、預防癌症、改善代謝症候群、抗老化
精胺酸	• 牛肉、雞肉、牛奶、干貝、蝦子、小魚乾 • 玄米、燕麥、全麥 • 核果：葵花籽、芝麻、南瓜子、花生 • 黃豆、葡萄乾	在孩童為必需胺基酸，協助合成生長激素，提升活力、免疫力、代謝脂肪、增強肌肉、抑制食欲；協助合成一氧化氮，放鬆血管
其他必需胺基酸：支鏈胺基酸（BCAA：白胺酸、異白胺酸、纈胺酸）、甲硫胺酸、離胺酸、蘇胺酸	• 雞蛋、雞肉、魚、貝、肝臟 • 脫脂牛奶、乳清蛋白 • 大豆蛋白、全麥	構成肌肉、內臟、免疫細胞與化學激素、能量代謝、肝臟功能、維持所有生理機能
其他非必需胺基酸：酪胺酸、胱胺酸、半胱胺酸、脯胺酸、組胺酸、天門冬胺酸、絲胺酸、丙胺酸、牛磺酸	• 雞蛋、雞肉、魚、貝、肝臟 • 脫脂牛奶、乳清蛋白 • 大豆蛋白、全麥	構成甲狀腺荷爾蒙、黑色素、促進傷口癒合、肝臟解毒（包括：重金屬、自由基、氨）、正常發炎、能量代謝、增進活力

（三）維生素

種類	最豐富來源	作用
葉酸 （維生素B$_9$）	• 肉：肝臟、小魚乾、扇貝 • 蔬菜：油菜花、毛豆、芥菜、玉米、茼蒿、菠菜、蘆筍、高麗菜、小白菜、綠色蔬菜 • 水果：草莓、榴槤、酪梨、木瓜 • 豆：四季豆、綠豆、紅豆、扁豆	協助製造蛋白質與核酸（DNA、RNA）、促進細胞分裂與發育；新生兒神經、大腦與脊髓發育必要物質；改善情緒；產生抗體；製造紅血球
維生素B$_{12}$	• 肝臟、奶酪、雞蛋、牛奶、優格 • 魚貝：牡蠣、秋刀魚、蜆蛤、魚乾、鯖魚、扇貝	協助製造神經細胞內蛋白質與核酸；改善情緒；利用葉酸；製造紅血球；維持生理時鐘
維生素B$_6$ （吡哆醇）	• 魚：鰹魚、鮪魚、鮭魚、秋刀魚、鯖魚、沙丁魚 • 肉：肝臟、雞肉、牛肉 • 蔬果：香蕉、地瓜、髮菜 • 穀：麥片、小麥胚芽	代謝蛋白質；製造血清素、多巴胺、正腎上腺素、GABA的必要輔酶；製造紅血球；製造抗體；協助合成胰島素；抗過敏；預防經前症候群；減輕害喜；新生兒神經、大腦與脊髓發育必要物質
維生素B$_3$ （菸鹼酸）	• 肝臟、豬里肌、雞胸肉 • 魚貝：鰹魚、鮪魚、旗魚、鯖魚、土魠魚、秋刀魚 • 花生、玄米、舞菇、麥片	維持神經運作、協助合成胰島素、降血脂、改善心血管疾病、分解酒精
維生素B$_1$ （硫胺素）	• 豬肉、肝臟 • 魚貝：蒲燒鰻、鮭魚、鯖魚 • 豆：黃豆、蠶豆、豌豆、紅豆、毛豆 • 堅果：花生、腰果、開心果 • 穀：玄米、胚芽米、小麥胚芽、燕麥	分解葡萄糖產生能量、減少乳酸產生、改善疲勞、維護中樞與周邊神經功能、預防腳氣病
肌醇 （維生素B$_8$）	• 蔬果：柳橙、西瓜、哈密瓜、葡萄柚、地瓜、高麗菜、番茄、 • 穀：小麥胚芽、啤酒酵母 • 牛奶	細胞膜磷脂質重要組成之一、使脂肪與膽固醇被利用、預防脂肪肝、維持神經運作、有助於血清素形成
維生素B$_2$ （核黃素）	• 肉：肝臟、豬肉、牛肉 • 魚貝：蒲燒鰻、土魠魚、秋刀魚、鯖魚、鱸魚 • 牛奶、優酪乳、雞蛋 • 蔬果：納豆、杏仁、酪梨、香菇	促進細胞生長、幫助脂質代謝、去除過氧化脂肪、保護黏膜、預防口腔潰瘍

種類	最豐富來源	作用
維生素B₅ （泛酸）	• 肉：肝臟、牛肉、豬肉 • 魚貝：比目魚、蒲燒鰻、鮭魚、沙丁魚 • 蔬果：納豆、酪梨、地瓜、香菇 • 雞蛋	促進腎上腺素分泌、強化免疫力、增加好膽固醇、穩定自律神經、維護皮膚毛髮
膽鹼 （膽素）	• 肉：肝臟、牛肉、豬肉 • 蛋黃、牛奶 • 蔬果：黃豆、地瓜、玉米	製造神經細胞膜卵磷脂的原料；製造乙醯膽鹼，這是十分重要的神經傳導物質，和記憶力、自律神經功能有關；預防脂肪肝與肝硬化；阻止膽固醇沉積於血管壁、預防動脈硬化；擴張血管
維生素C	• 水果：櫻桃、芭樂、草莓、橘子、柿子、奇異果、葡萄柚、柑橘、柳丁、柚子、哈密瓜、芒果、木瓜、檸檬、地瓜 • 蔬菜：紅甜椒、油菜花、高麗菜、芥菜、苦瓜、菠菜、豌豆、地瓜、番茄、馬鈴薯	合成膠原蛋白，增強血管、皮膚、黏膜、骨骼；強力抗氧化、消除自由基、抗過敏；提升免疫力、抗癌、抗病毒；解毒；協助合成腎上腺素；抑制黑色素形成；幫助鐵、銅吸收；降低膽固醇
維生素D	• 魚貝：鮭魚、沙丁魚、秋刀魚、蒲燒鰻、旗魚、鮪魚、鯖魚、小魚乾 • 雞蛋、維生素D強化牛奶 • 黑木耳、秀珍菇、香菇 • 曬陽光（紫外線催化合成）	由膽固醇合成，幫助吸收鈣、磷，強化骨骼與牙齒，預防骨質疏鬆；協調骨骼釋放鈣質與腎臟再吸收、維持血鈣濃度；改善情緒
維生素E	• 魚貝：蒲燒鰻、香魚、鯛魚、鱒魚 • 核果：杏仁、榛果、葵花籽、花生 • 油脂：葵花油、玉米油、大豆油、美乃滋 • 蔬菜：酪梨、蘿蔔葉、紅甜椒、小麥胚芽、油菜花	強力抗氧化、清除自由基；抑制過氧化脂質產生、預防動脈硬化；改善血液循環；協助製造黃體酮、預防更年期症狀；抗老化
維生素A	• 肝臟、蛋黃 • 魚貝：蒲燒鰻、鱈魚、烏賊、鮪魚 • 蔬菜：南瓜、紅蘿蔔、茼蒿、明日葉、菠菜、地瓜、青江菜 • 水果：西瓜、杏桃、柿子、橘子	維護眼球視力與辨色力、負責皮膚與黏膜細胞分化、抗氧化、抑制癌症發生

（四）礦物質

種類	最豐富來源	作用
鋅	• 肉：牛肉、羊肉、肝臟、雞肉、豬肉 • 魚貝：牡蠣、魷魚、蒲燒鰻、扇貝、文蛤 • 蠶豆、腰果、蕎麥	製造DNA與蛋白質、促進細胞分化；增強免疫力以預防感冒；協助膠原蛋白合成、幫助傷口癒合、維持皮膚、毛髮、指甲健康；維持味覺與嗅覺、協助合成胰島素、消化酵素；改善情緒；保護攝護腺健康、提升精子品質、維持性功能與生育力、被譽為性的礦物質
鎂	杏仁、腰果、黃豆、花生、玄米、海帶芽、蝦米、牡蠣、納豆、菜豆、玉米、鰹魚、魚乾、海苔、芝麻、紅豆、菠菜	穩定自律神經傳導；放鬆骨骼肌、避免痙攣、肌肉痠痛；預防鈣沉積於血管與軟組織、預防動脈硬化、心臟病、腎結石；預防心律不整；放鬆血管平滑肌而降低血壓；調節皮質醇分泌；放鬆情緒
鐵	• 肉：肝臟、牛肉 • 海產：鰹魚、海藻、小魚乾、蝦米、沙丁魚、牡蠣 • 蔬果：黃豆、黑木耳、納豆、蘿蔔葉、油菜花、菠菜	構成血紅素、運送氧氣至大腦與其他組織；維持大腦功能；構成肌紅素、讓肌肉運用氧氣
鋰	• 海產：小魚、蛤蠣 • 穀：小麥胚芽、全穀 • 蔬菜 • 飲用水（須為未過濾礦物質）	降低花生四烯酸、減少腦部發炎、穩定自律神經、增加白血球、降低血壓
鈣	• 起司、牛奶 • 魚貝：小魚乾、蝦米、沙丁魚、鮭魚 • 蔬菜：黃豆、蘿蔔葉、小松菜、油菜花、昆布、海帶 • 堅果：芝麻、杏仁、開心果	形成骨骼、牙齒、預防骨質疏鬆；穩定自律神經、改善情緒、助眠；促進血液凝固；收縮肌肉、維持心臟跳動
銅	• 肉：肝臟、鵝肝、 • 海產：烏賊、蝦、牡蠣、蝦米、魷魚、櫻花蝦 • 蔬果：納豆、黃豆、可可 • 堅果：腰果、杏仁、開心果	將多巴胺轉換成正腎上腺素與腎上腺素；協助形成血紅素；催化酪胺酸酶以製造黑色素；合成肝臟解毒酵素SOD；協助合成膠原蛋白、彈性蛋白、強化骨骼與血管壁
鉻	• 蔬菜、葡萄汁、全穀、麥麩 • 蛋黃、起司 • 海產、魚、肉	又被稱為葡萄糖耐受因子，能強化胰島素功能、調節醣類代謝、預防糖尿病；促進脂肪代謝、調整三酸甘油脂、膽固醇濃度、預防動脈硬化與高血壓

種類	最豐富來源	作用
碘	• 海產：昆布、海帶、沙丁魚、鯖魚、鰹魚、海苔	是甲狀腺荷爾蒙的主成分、促進生長與大腦發育；刺激交感神經、提升細胞基礎代謝功能、代謝醣類、脂質、蛋白質；預防甲狀腺腫大
硒	• 肉：牛肉 • 海產：沙丁魚、比目魚、鱈魚、扇貝、牡蠣 • 蔬果：玄米、蔥、大蒜、洋蔥、番茄、南瓜	強力抗氧化礦物質、構成抗氧化酵素、分解過氧化脂肪、消除重金屬毒性；抑制癌細胞增生；促進產生抗體、提升免疫力；形成精子

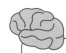 附錄二

日常食物熱量表

肉魚蛋類	單位	熱量（大卡）	蔬菜類	單位	熱量（大卡）
水煮蛋	一顆	75	紅蘿蔔	72公克	30
茶葉蛋	一顆	132	白菜	100公克	40
滷蛋	一顆	186	菠菜	180公克	40
雞胸肉	76公克	160	高麗菜	145公克	30
瘦豬肉	56公克	150	番薯	114公克	160
肥豬肉	78公克	305	番茄	135公克	25
沙朗牛排	85公克	330	香菇	70公克	20
鮭魚	19.8	224	玉米	100公克	346
鯛魚	19.4	100			
小魚乾	66.6	319			
螃蟹	15	65	**水果類**	**單位**	**熱量（大卡）**
花枝	10.9	51	蘋果	一顆	55
草蝦	22	98	香蕉	一根	40
奶類	**單位**	**熱量（大卡）**	荔枝	四粒	45
全脂牛奶	244公克	150	西瓜	120公克	40
脫脂牛奶	245公克	85	芒果	一顆	100

豆、堅果	單位	熱量（大卡）	零食	單位	熱量（大卡）
黃豆	100公克	325	冰棒	133公克	270
豆腐	100公克	70	起司蛋糕	75公克	250
紅豆	100公克	310	起司麵包	92公克	260
綠豆	100公克	320	蛋塔	一個	305
腰果	100公克	533	冰淇淋	173公克	375
花生	100公克	583	甜甜圈	193公克	270
穀物類	單位	熱量（大卡）	布丁	260公克	320
白飯	205公克	225	泡麵	100公克	470
炒飯	一盤	665	金莎巧克力球	40公克	233
麵線	100公克	330	洋芋片	30公克	171
餛飩麵	一碗	560	蘇打餅	30公克	155
牛肉麵	一碗	470	可口可樂	350公克	178
義大利麵	248公克	330	珍珠奶茶	500公克	240
壽司	5個	435	葡萄汁	216公克	395
小籠包	5個	600	甜豆漿	500公克	290
水餃	10個	535	麥香堡	一個	520
白吐司	25公克	75	麥克雞塊	6個	299

註：公克數為該食物一般份量單位，如：一個、一片、一碗等。

國家圖書館出版品預行編目（CIP）資料

大腦營養學全書：減輕發炎、平衡荷爾蒙、
優化腸腦連結的抗老化聖經／張立人著
— 初版．— 臺北市：商周出版：家庭傳媒
城邦分公司發行, 民106. 03
　　面；　　公分 —
ISBN 978-986-477-200-1（平裝）
1.健康飲食　2.營養　3.健腦法

411.3　　　　　　　　　　　　　106002560

大腦營養學全書

減輕發炎、平衡荷爾蒙、優化腸腦連結的抗老化聖經

作　　　者／張立人
責 任 編 輯／張曉蕊
特 約 編 輯／謝淑雅
校　　　對／魏秋綢
版　　　權／吳亭儀、江欣瑜、顏慧儀
行 銷 業 務／周佑潔、林秀津、林詩富、吳藝佳

總 編 輯／陳美靜
總 經 理／彭之琬
事業群總經理／黃淑貞
發 行 人／何飛鵬
法 律 顧 問／台英國際商務法律事務所
出　　　版／商周出版
　　　　　　臺北市南港區昆陽街16 號4樓
　　　　　　電話：（02）2500–7008　　傳真：（02）2500–7759
　　　　　　E-mail：bwp.service@cite.com.tw
發　　　行／英屬蓋曼群島商家庭傳媒股份有限公司　城邦分公司
　　　　　　臺北市南港區昆陽街16 號8樓
　　　　　　電話：（02）2500–0888　　傳真：（02）2500–1938
　　　　　　讀者服務專線：0800–020–299　　24小時傳真服務：（02）2517–0999
　　　　　　讀者服務信箱：service@readingclub.com.tw
　　　　　　劃撥帳號：19833503
　　　　　　戶名：英屬蓋曼群島商家庭傳媒股份有限公司　城邦分公司
香港發行所／城邦（香港）出版集團有限公司
　　　　　　香港九龍土瓜灣土瓜灣道86號順聯工業大廈6樓A室
　　　　　　電話：（852）2508–6231　　傳真：（852）2578–9337
　　　　　　E-mail：hkcite@biznetvigator.com
馬新發行所／城邦（馬新）出版集團
　　　　　　Cite (M) Sdn Bhd
　　　　　　41, Jalan Radin Anum, Bandar Baru Sri Petaling, 57000 Kuala Lumpur, Malaysia.
　　　　　　電話：（603）9057-8822　　傳真：（603）9057-6622
　　　　　　E-mail：cite@cite.com.my

內 文 排 版／黃淑華
印　　　刷／鴻霖印刷傳媒股份有限公司
總 經 銷／聯合發行股份有限公司
　　　　　　電話：（02）2917–8022　　傳真：（02）2911–0053

■ 2017年（民106）3月初版
■ 2024年（民113）5月30日10.1刷
ISBN 978-986-477-200-1

城邦讀書花園
www.cite.com.tw